U0309086

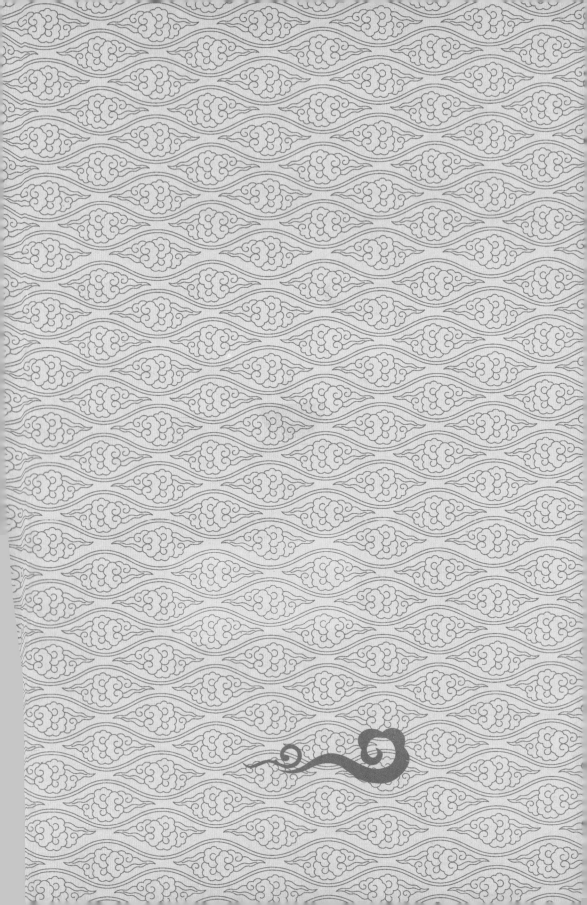

餐桌上的中药

宋敬东◎编著

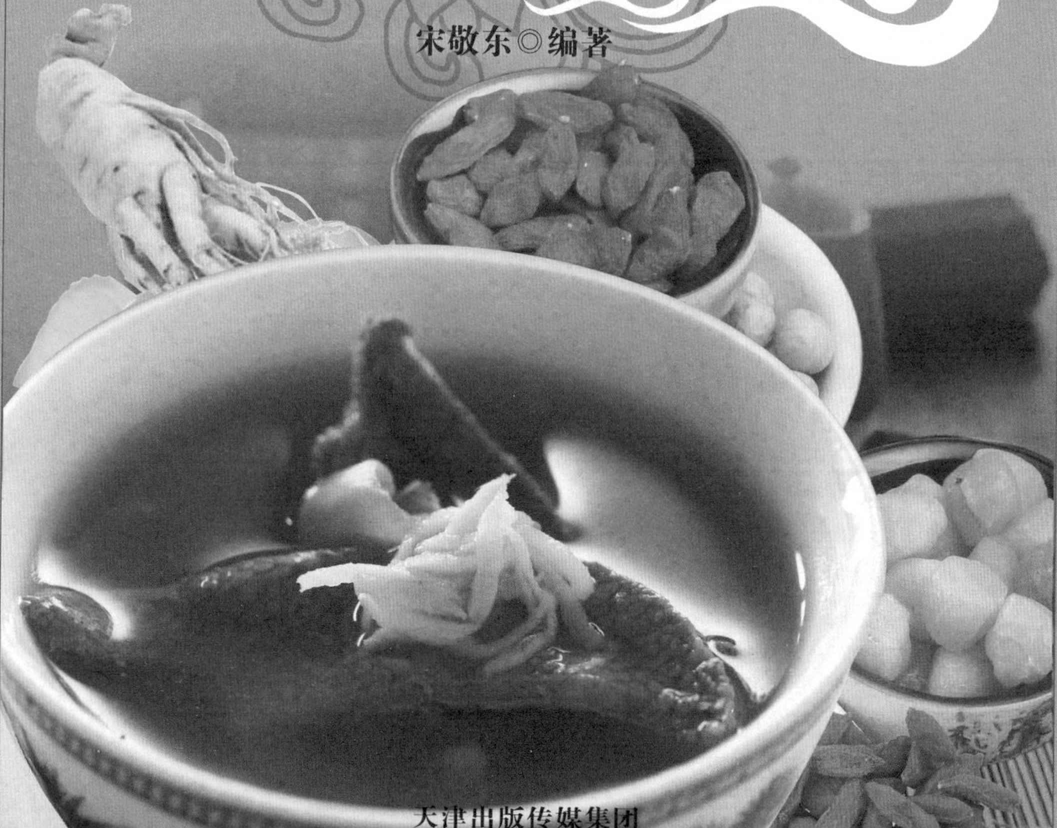

天津出版传媒集团

天津科学技术出版社

图书在版编目（CIP）数据

餐桌上的中药 / 宋敬东编著 . —天津：天津科学
技术出版社 , 2014.9（2023.4 重印）

ISBN 978-7-5308-9226-8

Ⅰ.①餐… Ⅱ.①宋… Ⅳ.①中药材—基本知识
Ⅳ.① R282

中国版本图书馆 CIP 数据核字（2014）第 234986 号

餐桌上的中药

CANZHUO SHANG DE ZHONGYAO

策划编辑：刘丽燕　张　萍

责任编辑：孟祥刚

责任印制：兰　毅

出　　版：天津出版传媒集团
　　　　　天津科学技术出版社

地　　址：天津市西康路 35 号

邮　　编：300051

电　　话：（022）23332490

网　　址：www.tjkjcbs.com.cn

发　　行：新华书店经销

印　　刷：三河市万龙印装有限公司

开本 720×1020　1/16　印张 24　字数 460 000

2023 年 4 月第 1 版第 3 次印刷

定价：55.00 元

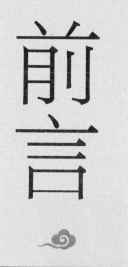

古人云，"民以食为天"，"药补不如食补"。近年来，随着人们的生活水平不断提高，对中医药的认识也不断完善，越来越多的人选择把中草药作为食品摆上餐桌，制成各种各样的美味药膳。

药膳既能将药物以为食用，又可以赋予食物以药力，二者相辅相成，相得益彰。使得菜品既具有较高的营养价值，又可强身健体、防病治病、延年益寿。所以，从这个角度说，中国传统药膳的制作和应用，不仅是一门科学，更是一门艺术。就连"药王"孙思邈都在其《备急千金要方》中指出"夫为医者，当须先洞晓疾源，知其所犯，以食治之，食疗不愈，然后命药"，而将食疗列为医治疾病诸法之首。

传统药膳讲究辨证论治，合理施食，要运用中医理论分析疾病症候、病理变化，再根据个人体质、年龄、季节等具体情况综合判断，以选择适当药物或食物进补。现代药膳在传统医学的基础上，又吸取了营养学及烹饪学的精华，保证了营养的全面摄入及菜肴的色、香、味，从而真正做到"寓医于食"，将药物作为食物，又借用食物辅以疗效，最终达到防病治病、保健强身、延年益寿的功效。

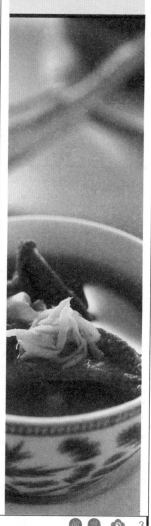

现代药膳涉及的药材种类非常繁多，在中药材中可供作滋补和食疗的药材达 500 多种。很多药材已经从药店走进了超市、农贸市场，面对种类繁多、功效各异的药材，人们往往都感到无从下手。

本书综合考虑各方面因素，精心挑选出了 20 种保健功效显著、入馔味道好、应用广泛且餐桌上较为常见的中药材整合成集，图文并茂，方便辨识，全面实用。书中对每一种药材从来源药性、营养价值、选购贮藏等方面进行了详实的介绍和说明。并挑选了近 600 种美味药膳的制作食谱，包括养生汤粥、可口小菜、美味甜点、茶饮补酒等，希望可以帮助读者结合自身实际，科学地使用中草药，在家就能享受到自制药膳带来的美味与健康。

值得注意的是，药膳是预防和治疗疾病的辅助手段，但不可完全依靠药膳治疗疾病。"食疗需有方"，如果读者针对自身疾病进补药膳，建议先前往医院检查，对自己所患疾病确诊后再进补，切不可盲目食用或过度依赖药膳的辅助疗效，以免产生反作用甚至耽误治疗。

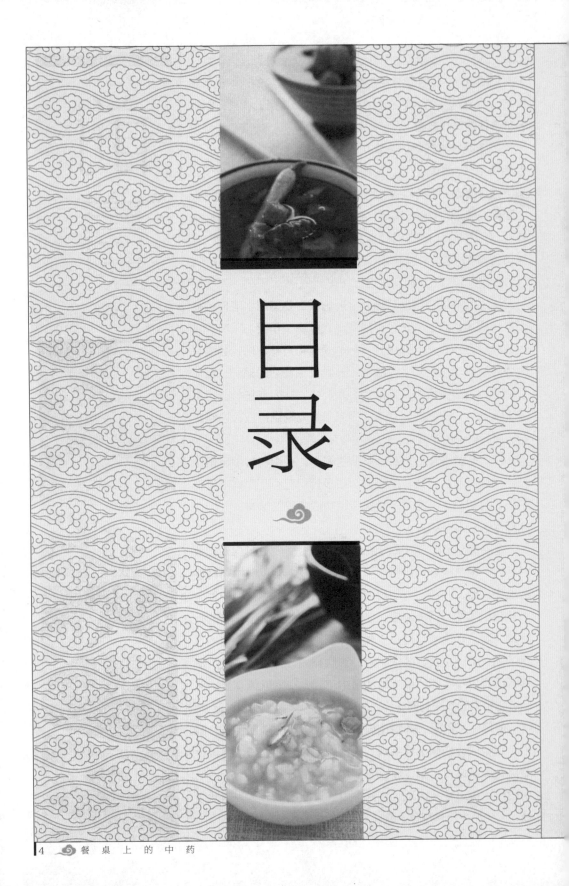

目录

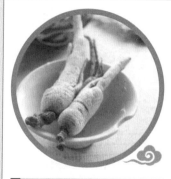

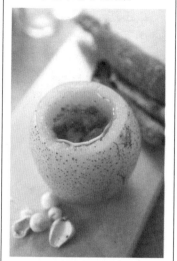

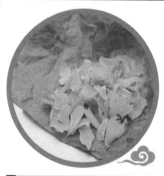

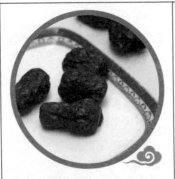

红枣

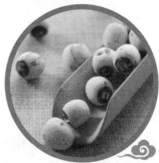

莲子

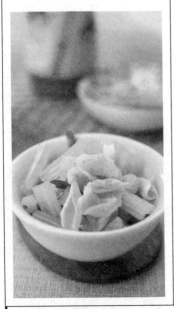

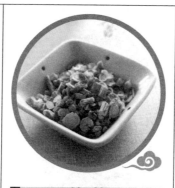

黄 芪

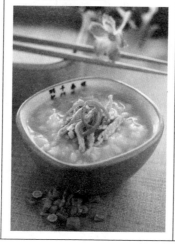

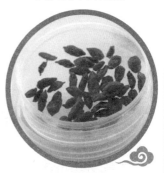

枸杞

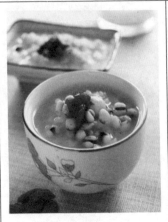
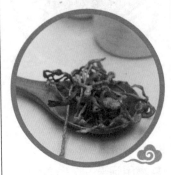
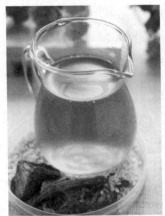

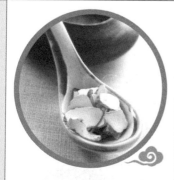

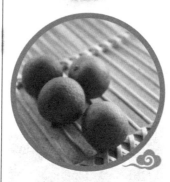

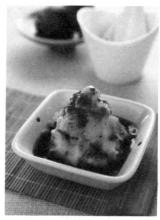

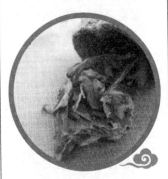

当归

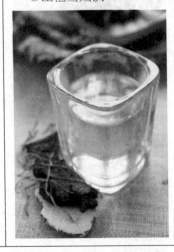

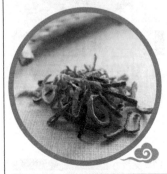

陈皮

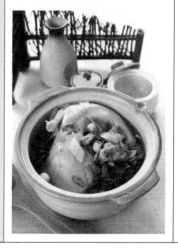

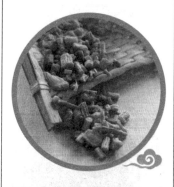

党 参

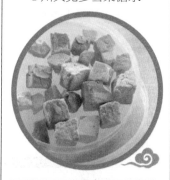

茯 苓

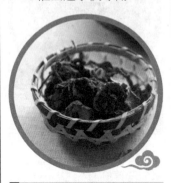

山楂

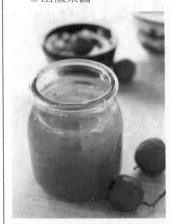

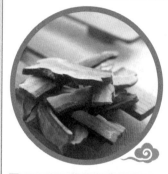

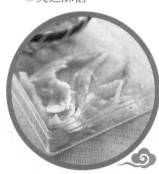

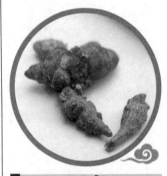
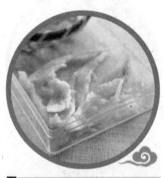

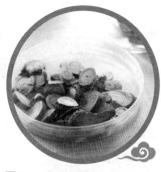

人参

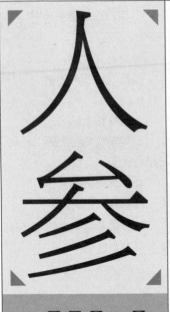

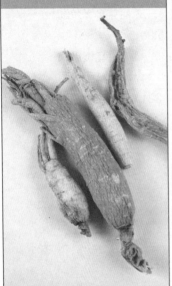

【别名】人衔，山参，园参，鬼盖，黄参等。

【科目】五加科。

【药用部位】根。

【性味归经】性平，味甘，微苦，微温。归脾、肺、心经。

《本草纲目》记载："治男妇一切虚证，发热自汗，眩晕头痛，反胃吐食，痎疟，滑泄久痢，小便频数，淋沥，劳倦内伤，中风，中暑，痿痹，吐血，嗽血，下血，血淋血崩，胎前产后诸病。"

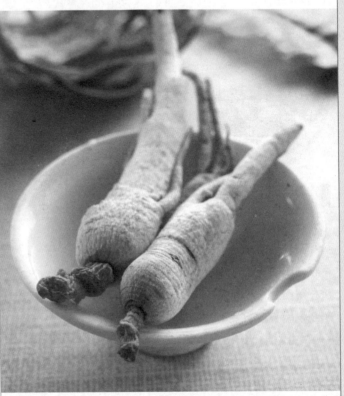

【中医功效与主治】

大补元气，补脾益肺，复脉固脱，生津养血，安神益智。用于劳伤虚损、食少、倦怠、反胃吐食、大便滑泄、虚咳喘促、自汗暴脱、惊悸、健忘、眩晕头痛、阳痿、尿频、消渴、妇女崩漏、小儿慢惊及久虚不复，一切气血津液不足之症。

【现代医学药理作用】

对机体免疫力有增强作用；对骨髓的造血功能有保护和刺激的作用；能改善高血脂，降低胆固醇与动脉硬化指数，保护心肌；抗休克、耐低氧、抗肿瘤等。

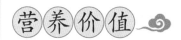

营养价值

人参的营养成分	含量（每100克）
◎总人参皂苷：从红参、生晒参或白参中共分离出三十余种人参皂苷，称为人参皂苷-RX，为人参生理活性的物质基础。	3~4克
◎水分	12克
◎人参蛋白质	1.6克
◎人参多糖	10克
◎挥发油：β-榄香烯、人参炔醇、人参环氧炔醇、人参炔三醇、人参炔B、C、D、E以及α-人参烯、β-人参烯、γ-榄香烯、α-古韵烯、α-新丁香三环烯、α-芹子烯、γ-芹子烯、石竹烯等。	50毫克
◎灰分	.5克

适用人群分析

◎久病体弱或化疗后体虚不复的人

人参中含有多种可以增强身体抵抗力的物质，对于抵抗癌细胞的扩散和转移有一定帮助。久病体弱的患者经常食用人参制成的药膳，能补元气、复血脉，具有很好的食疗功效。若家中有接受化疗的患者，以人参入馔配合治疗，能减少化疗辐射对患者脾脏等免疫器官的伤害。

◎长期在外应酬、爱饮酒的人

人参对乙醇的解毒作用十分明显。建议应酬较多或是长期饮酒的人身上常备一些西洋参片，每天不拘时间含服数片，长此以往，对肝脏能起到很好的保护作用。酒后或宿醉后的清晨，慢慢饮用一杯泡有人参须的茶水，也能快速将酒精产生的有毒物质代谢出体外，从而有效地缓解身体代谢压力。

◎患有心脑血管疾病的中老年人

经常服用人参或者人参制剂，可以降低心肌耗氧量，增加缺血心肌的血液供给，降低血液黏稠度和血脂，适宜冠心病、心律失常等症的中老年患者长期进补。同时，人参还能增加身体的适应性，有一定的抗衰老作用，可以提高老年人的身体应激能力，有效防治老年痴呆症等。

◎应考生

由于备考压力较大，应考生常常会出现失眠、记忆力减退等现象。人参对神经系统有积极的影响作用，既能安神，又能益智。因此，家中有应考生的，可以用西洋参或红参做一些基础的药补膳食，对考生很有帮助。但需要注意的是，年龄较小的孩子不宜过度进补，最好使用药性较为平和的西洋参，且用量不宜过大。

◎ 工作压力较大的上班族

人参中含有可以调节人体物质代谢的成分，具有抗疲劳的功效。对于生活节奏快、工作压力较大的都市上班族来说，不规律的作息往往导致了新陈代谢的紊乱，而进补人参则能使代谢过程逐渐正常化，并促进消化液分泌，降低胃病发生的可能性。另外，人参还可以增强身体免疫力，有效地缓解压力等。

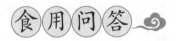
食用问答

Q：市面上有很多"红参""高丽参""生晒参"等，它们都是人参吗？

A：人参按照种植方式分为山参（野生人参）和园参（人工栽培人参）；按照加工保存方式可以分为生晒参（洗净后晒干保存的人参）和红参（洗净后蒸3小时左右再取出晒干或烘干的人参）。"高丽参"是产于朝鲜半岛的种植人参，经过蒸制，属于红参。

生晒园参多呈纺锤形或圆形，长3~15厘米；生晒山参则主根短粗，长2~10厘米，多有两支根呈八字形或圆柱形。生晒参表面呈淡黄棕色，有不规则纵皱纹和细横纹，表面有小疣突起，支根下部有细根。

红参的侧根大多已被除去，一般呈纺锤形或圆柱形，长3~10厘米，根茎长1~2厘米，上有数个凹窝状茎痕，有的带1~2条完整或折断的不定根，呈红棕色、半透明或土黄色、不透明，气味微香而特异，味甘，微苦。

Q：如何挑选人参？

A：在挑选人参时要注意，第一，勿选抽沟严重（即参体部分的纵纹或浅沟非常严重，甚至出现纵向断裂的）、坚而不实的人参产品。这很可能是参龄短或加工不当造成的参体褶皱、变形，以至于参体上出现不规则的纵纹或浅沟。这样的产品不仅营养价值大打折扣，而且在潮湿的环境中易吸潮变软、发霉变质。第二，勿选参根破肚开裂，参根形体碎小，无光泽的人参。参根破肚开裂会导致浆液外溢，营养成分流失；外生内熟、有生心，在潮湿的环境中也非常容易吸潮变

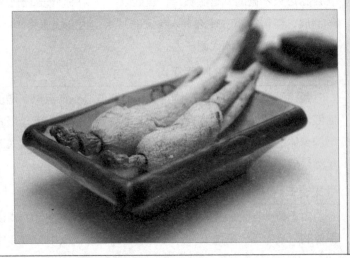

软，不利于保存。尤其对红参来说，营养价值取决于参根形状的大小和色泽的好坏。因此，在购买时一定要选择参根较大、参形完整、有光泽的产品。

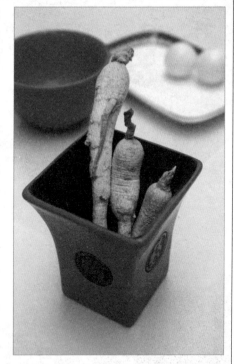

其中生晒参以体轻饱满、深土黄色或黄白色、皮细、无破疤者为佳；红参以体质坚实、条粗、无黄皮及破疤者为佳。有研究数据表明，生晒山参的根须中人参皂苷的含量甚至超过参体部分，因此在挑选生晒山参时，以根须足而密者为佳。

Q：如何食用与贮藏人参？

A：人参吃法多样，煲汤、煮粥、炒菜皆宜，还可以搭配不同材料做成茶品，合理饮用可以强身健体、延年益寿。短期保存可放入密闭干燥的玻璃瓶中，置于冰箱中冷藏；长存可放入炒米中用瓶子密封好。另可取一只小缸或罐等密封性好的容器，底部铺洒生石灰，再将人参用纸袋包好放入，置于阴凉干燥处，此法注意生石灰不宜过多，并避免生石灰与人参直接接触。

Q：什么人都适合吃人参吗？什么时候吃最好？

A：由于人参成分复杂，不可盲目进补，长期大量服用人参，有可能出现副作用，主要表现为心情亢奋、烦躁忧虑、失眠等类似皮质类固醇中枢神经兴奋和刺激症状，因此，进补前需要听取医生意见，根据个人情况食用。

患有精神病、狂躁症、思觉失调、严重失眠、肾功能衰竭、肝炎、便秘、化脓性炎症或发热的患者，均不宜服用人参；准备进行器官移植的患者，最好术前一年都不要服用人参；实证、热证而正气不虚者忌服人参。

此外，由于人参具有抗心律失常、抗心肌缺血等作用，因此冠心病、心绞痛等患者是可以服用的，但对于高血压未得到控制的患者来说，不宜服用红参。心脏病、高血压患者在大剂量服用人参之前，应该询问中医的意见。

服用人参的最理想时期应该是冬季。出现气虚、疲劳、出虚汗、肠胃功能差、食欲不振等症状的患者适宜进补生晒参；心血管疾病、大病初愈的患者宜进补红参。

Q：人参不能与萝卜同服是真的吗？服用人参还需要其他忌口吗？

A：并没有科学证据表明人参与萝卜不可同服，甚至有不少医师还将莱菔子（萝卜种子）与人参一并入药。但服用人参期间，宜少食寒凉蔬菜，如菠菜、白菜、荠菜等；更不宜食用或饮用浓茶、咖啡和其他冷冻、油腻的食品，以免影响功效。

粥品

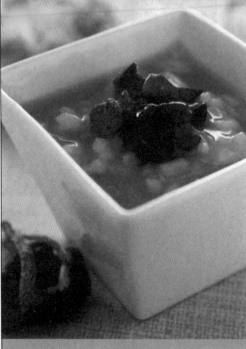

◎ 人参鸡肝粥 ◎

功效：益气护肝，养血安神。

材料：大米 100 克，鸡肝 1 个，当归 15 克，熟地黄 10 克，大枣 4 颗，人参 2 克，盐适量。

做法：

❶ 当归、熟地黄、大枣、人参分别洗净，大枣去核，人参磨成粉末备用。

❷ 将当归、熟地黄入锅，加 300 毫升水浸泡 30 分钟，用大火煮沸，转小火煮至汁浓；另取一个碗，隔渣取汁。

❸ 将剩余的药渣再加入水，同上步骤一样煎取一次药汁；将两次所得的药汁混合备用。

❹ 鸡肝汆水切碎，大米淘洗干净备用。

❺ 将大米入锅，加入混合后的药汁、大枣、鸡肝及适量水大火煮沸，转小火熬煮 1 小时，成浓稠米粥后加入人参粉搅拌，下盐调味即可。

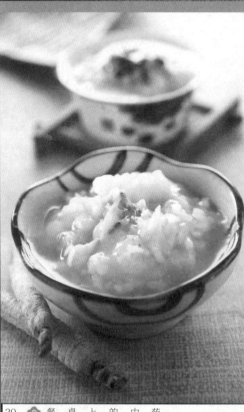

◎ 人参鱼肉粥 ◎

功效：补虚养血。

材料：大米 100 克，鱼肉 50 克，人参须 5 克，小葱、姜、胡椒粉、盐各适量。

做法：

❶ 人参须洗净；小葱、姜分别洗净，切成姜末和葱花；大米淘洗干净。

❷ 鱼肉洗净，放入沸水中稍微焯一下至半熟，去除腥味，取出沥干水分，切碎备用。

❸ 将人参、姜末和大米一同放入锅中，加适量水，大火煮沸后，转小火熬煮 30 分钟至粥黏稠，期间注意搅拌，避免粘锅。

❹ 放入鱼肉碎，继续用小火熬煮 3 分钟至鱼肉熟透，放一小勺盐和少量胡椒粉调味，最后撒葱花拌匀即可。

| 小贴士 | 挑选人参的时候，稍微尝一尝，先甜后苦，味道持久的最好。 |

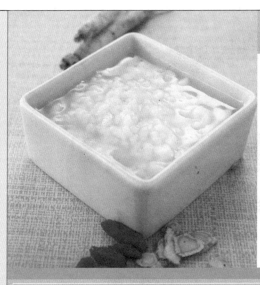

◎ 人参枸杞粥 ◎

功效：补肾助阳，防癌抗癌。

材料：大米 100 克，人参片 3 克，枸杞 10 克，油适量。

做法：

❶ 枸杞放入清水中浸泡 10 分钟；大米淘洗干净，沥干水分，加入少量油充分拌匀备用。

❷ 将人参片、枸杞小火煎煮 30 分钟，用网筛隔去药渣，留药汁备用。

❸ 将大米放入砂锅中，加入人参枸杞药汁，用大火煮沸后，转小火熬煮 30 分钟，期间注意不停搅拌，直至粥成即可。

◎ 人参玉米粥 ◎

功效：益气健脾。

材料：玉米 2 根，人参须 5 克，姜、盐各适量。

做法：

❶ 人参须、生姜分别洗净，生姜切片；人参须掰成小段。

❷ 玉米洗净，去玉米须，沥干水分，用窄刀刮下玉米粒，再次淘洗干净，放入搅拌机内加入一小杯水搅打成玉米浆。

❸ 将玉米浆倒入砂锅中，放进人参须、姜片，加适量水，大火煮沸后，转小火熬煮 45 分钟，期间注意不停搅拌，待粥浓稠时，加盐调味即可。

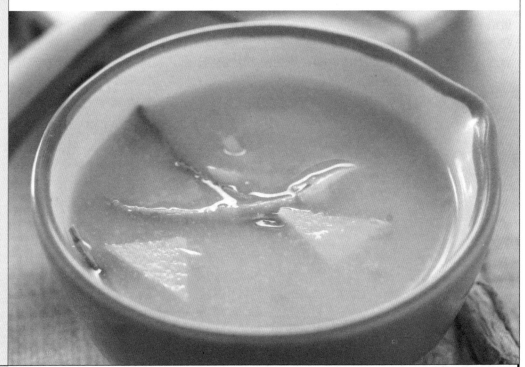

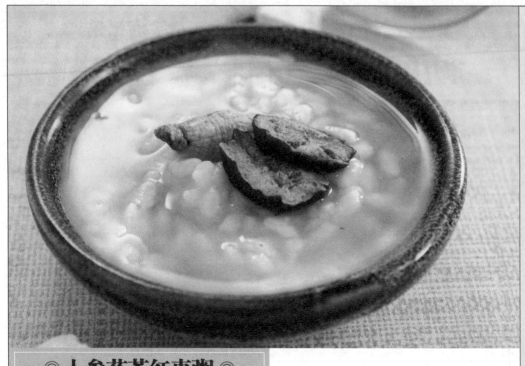

◎人参茯苓红枣粥◎

功效：补气养血，养心安神。

材料：大米50克，茯苓30克，人参3克，大枣4颗，砂糖适量。

做法：

❶ 大米淘洗干净，沥干水分备用；人参洗净，若为人参须则掰成小段；大枣洗净，从中间切开，去核；茯苓洗净，沥干水分，放入料理机打成粉末。

❷ 大枣放入锅中，加适量水煮至枣肉软黏，捞出枣肉沥干，煮枣水也留下备用。

❸ 在煮枣水中放入大米及人参，大火煮沸后，转小火熬煮1小时，期间注意不断搅拌，至浓稠时，放入枣肉、茯苓粉及砂糖拌匀，继续用小火稍煮5分钟即可。

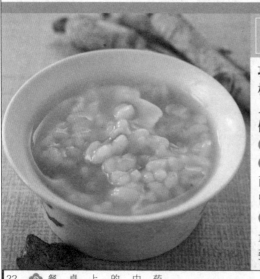

◎人参黄芪粥◎

功效：补正气，疗虚损，抗衰老。

材料：大米100克，黄芪20克，白术10克，人参5克，砂糖适量。

做法：

❶ 将黄芪切成小块，备用。

❷ 将黄芪、白术、人参一并放入锅中，加两碗水小火煎煮40分钟，用网筛隔去药渣，留药汁备用。

❸ 将大米放入砂锅中，倒入药汁，再加入适量水，大火煮沸后，转小火熬煮1小时，至粥黏稠时，加入适量砂糖拌匀即可。

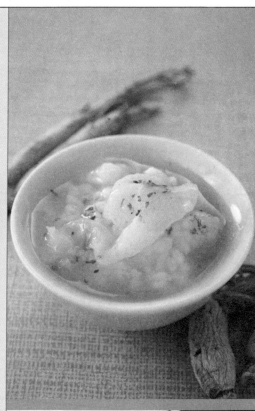

◎ 人参雪耳粥 ◎

功效：补气养血，嫩肤养颜。

材料：大米 50 克，雪耳 10 克，人参 3 克，冰糖、桂花糖各适量。

做法：

❶ 人参洗净，沥干水分，放入料理机中磨成粉末。

❷ 雪耳提前用清水充分泡发，去蒂，漂洗干净后捞出沥干，撕成小朵，放入小碗中火隔水蒸制 30 分钟至雪耳完全熟透。

❸ 大米淘洗干净，放入锅中，加适量水，大火煮沸后，转小火熬煮 1 小时，期间注意搅拌，待粥黏稠时，放入人参粉、银耳和冰糖继续用小火熬煮 10 分钟，再调入桂花糖，待粥再次煮沸时即可。

小贴士 挑选雪耳的时候不要贪图色白，白中带微黄是最好的。如果雪耳泡发后体积变化不大，要注意是否出现变质的情况。提前蒸熟，是为了雪耳口感更佳黏糯。

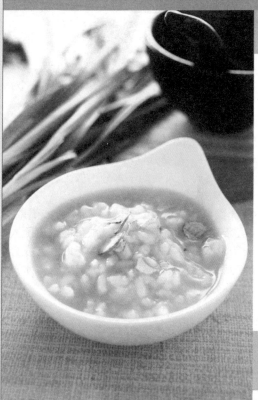

◎ 人参蜂蜜粥 ◎

功效：调中补气，润肠通便，丰泽肌肤。

材料：粳米 100 克，人参片 3 克，生姜汁、韭菜汁各 1 匙，蜂蜜适量。

做法：

❶ 人参片洗净，提前放入一小碗清水中浸泡一夜，泡参水也一并留下备用。

❷ 粳米淘洗干净，沥干水分。

❸ 将粳米、人参及泡参水一并倒入砂锅中，大火煮沸后，转小火熬煮 1 小时，期间注意搅拌，避免粘锅。

❹ 待粥黏稠时，往锅内放入一勺生姜汁、一勺韭菜汁充分调匀，继续用小火熬煮 5 分钟至完全入味后盛出，待粥稍凉时依据个人口味放入适量蜂蜜调匀即可。

小贴士 生姜汁、韭菜汁做法即将生姜、韭菜洗净、切碎，分别放入半碗水中浸泡 2 小时以上，用干净纱布或网筛滤渣即可。

小菜

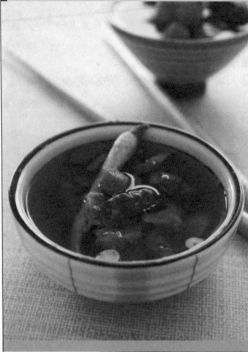

◎ 人参煮羊肉 ◎

功效：益气补虚，温中暖下，补肾壮阳。

材料：羊肉 500 克，鲜人参 1 支（约 50 克），黄芪 10 克，枸杞、当归各 5 克，老姜 50 克，干辣椒 10 枚，米酒、麻油、胡椒粉、盐各适量。

做法：

❶ 黄芪、枸杞、当归洗净；鲜人参洗净切片；老姜洗净拍碎；羊肉洗净，汆烫切块。

❷ 炒锅烧热，放入麻油，爆香姜碎，加入羊肉翻炒 8 分钟。

❸ 将羊肉及麻油、姜碎一并装入炖盅，放入人参、枸杞、当归、黄芪、干辣椒、米酒，加水盖过所有材料，撒胡椒粉，用保鲜膜封口，盖上盖，隔水用大火煮沸后，转中火继续炖煮 4 小时，每小时加一次水，最后下盐调味即可。

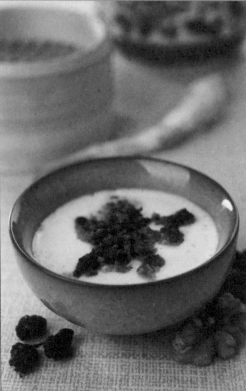

◎ 人参蒸鸡蛋 ◎

功效：养血润燥，补肝养肾，生津止渴。

材料：桑葚 25 克，鸡蛋 2 个，核桃 2 个，人参 2 克，麻油、盐各适量。

做法：

❶ 核桃去壳取仁，核桃仁去皮，剁成蓉。

❷ 将桑葚、人参分别洗净；桑葚放入碗中，用小勺捣碎；人参沥干水分，放入料理机中研磨成粉末。

❸ 鸡蛋打入大碗中，加入人参末、核桃末、桑葚碎，沿着固定方向搅打成蛋液，再倒入一碗温水，放入一小勺盐、少量麻油，充分拌匀后，将鸡蛋羹碗放入蒸笼，大火隔水蒸制 15 分钟即成。

小贴士　使蒸蛋嫩滑的两个小诀窍：掺水时尽量使用温水，水温以比体温略高为宜；蒸制时蒸锅中水煮沸后再放入，锅盖留缝隙。

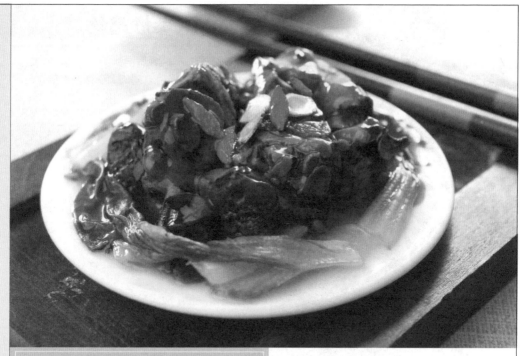

◎ 清蒸人参鸡 ◎

功效：大补元气。

材料：乌鸡1只，小白菜（上海青）1棵，枸杞10克，人参5克，姜、蚝油、生抽、绍酒、盐各适量。

做法：

❶乌鸡去除内脏、指甲，洗净，斩块备用。

❷人参、枸杞子分别洗净，人参用清水浸软切片，枸杞子放入清水中浸泡10分钟，捞出沥干；生姜洗净切细丝；小白菜洗净，整棵放入沸水中焯熟，捞出沥干摆盘。

❸把乌鸡块放入大碗中，加蚝油、生抽、绍酒各一匙，再放入姜丝、盐，拌匀，腌5分钟。

❹把腌好的乌鸡块放入蒸锅，铺上人参片、枸杞，大火蒸15分钟取出摆盘即可。

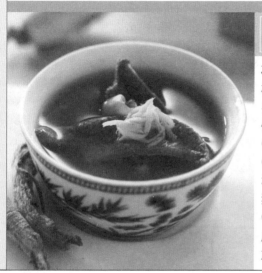

◎ 人参炖猪肝 ◎

功效：补肾养肝。

材料：猪肝半块（约500克），人参6克，葱、姜、砂糖、生粉水、酱油、盐各适量。

做法：

❶人参切片，猪肝切大块，葱姜切末。

❷将猪肝与人参片放入锅中，加适量水漫过材料，大火煮沸后，转小火炖1小时，捞出猪肝、人参片沥干，汤汁保留；猪肝切薄片。

❸取猪肝汤汁加酱油、砂糖、盐、生粉水搅拌成芡汁。油锅烧热，爆香葱、姜末，放入猪肝片，加芡汁炒匀，大火收至汁黏稠，下盐即可。

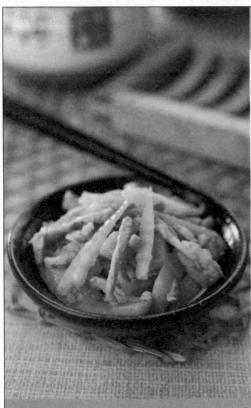

◎ 人参炒鸡丝 ◎

功效：补气生津，清热消痰。

材料：鲜竹笋 500 克，鸡肉 200 克，人参 3 克，酒、盐、砂糖各适量。

做法：

❶ 鲜竹笋剥去外皮，清洗干净，放入锅中，加适量水，中火滚煮 10 分钟，捞出放入凉水中浸泡 1 小时，沥干水分，切成长条备用。

❷ 人参清洗干净，放入小碗中，加半碗水浸泡 30 分钟，连泡参水一并备用；鸡肉洗净，沥干水分，切成粗而长的肉丝备用。

❸ 炒锅中放适量油烧热，加入鸡丝翻炒至变色，盛出沥油。

❹ 锅内留底油，放入笋丝，略微翻炒后放酒、人参、泡参水，转小火，盖上盖焖 10 分钟，放入鸡丝，大火翻炒收汁，加糖、盐调味即可。

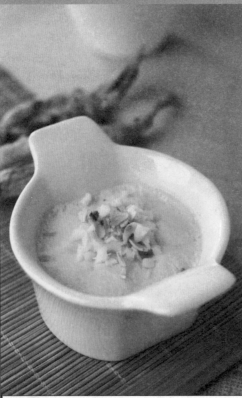

◎ 人参鲜百合蒸蛋 ◎

功效：益气养阴，润肺止咳，清心安神。

材料：鸡蛋 2 个，鲜百合 30 克，人参 3 克，盐、胡椒粉各适量。

做法：

❶ 人参洗净，沥干水分，放入料理机中打成碎末；鲜百合择洗干净，去除根须、带黑黄瓣的茎片，分瓣、切碎。

❷ 将鸡蛋打入大碗中，加入人参粉、百合碎，沿着固定方向搅打成蛋液，加入一碗温水，放一勺盐和少量胡椒粉调匀。

❸ 蒸锅中放入适量水，大火煮沸后，上蒸笼架，放入盛蛋羹的碗，继续用大火隔水蒸制 10 分钟即可。

小贴士

人参或人参片购买回来以后，为了料理和进补方便，可以取一部分洗净、烘干，用料理机打成粉末，置于干燥洁净的玻璃瓶中密封保存，随时取用。

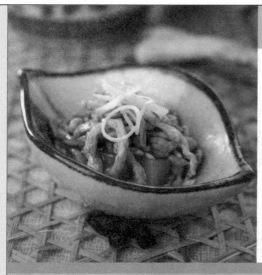

◎ 人参里脊丝 ◎

功效：敛肺滋肾，益气生津。

材料：猪里脊肉 250 克，五味子 6 克，人参 3 克，葱、姜、蒜、酱油、酒、砂糖、生粉水、盐各适量。

做法：

❶ 五味子、人参磨成粉；葱、姜切丝，蒜切片。

❷ 里脊肉切丝，放入碗中，加入酱油、酒各一匙和少量砂糖、一匙生粉水调匀，腌 5 分钟。

❸ 热油锅爆葱丝、姜丝、蒜片，放入猪里脊肉丝，炒 1 分钟，放五味子粉、人参粉，炒 2 分钟，加生粉水，大火收汁，待汁浓稠加盐。

◎ 人参生鱼 ◎

功效：健脾益气，安神生津，补血渗湿。

材料：生鱼 1 条（约 400 克），淮山、黄芪各 15 克，人参 10 克，姜、盐各适量。

做法：

❶ 人参、淮山、黄芪分别洗净，沥干水分，人参用清水浸软，切薄片；姜洗净，切薄片。

❷ 生鱼去鳞、鳃、内脏，洗净，沥干水分。

❸ 烧热油锅，爆香生姜，放入生鱼，小火煎至两面金黄，盛出沥干，用厨房纸吸去表面油分。

❹ 将清水倒入瓦锅大火煮沸，放入人参、淮山、黄芪和煎好的生鱼，转小火炖煮 1 小时 30 分钟，大火收汁后下盐调味即可。

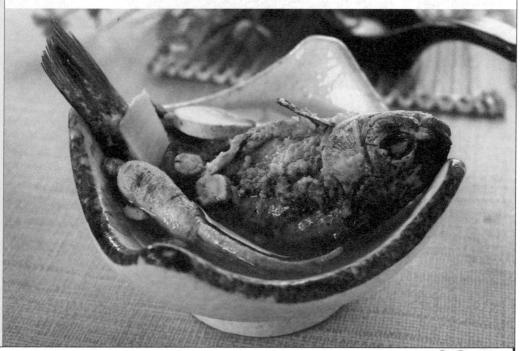

汤羹

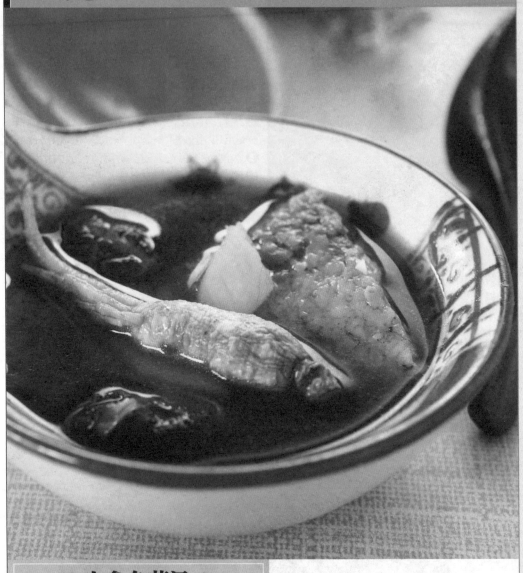

◎ 人参冬菇汤 ◎

功效：益气补虚。

材料：鱼尾1段（约150克），冬菇10朵，人参片3克，姜、盐各适量。

做法：

❶ 冬菇放入清水中浸软，去除菇柄和蒂，仅留盖洗净，沥干水分，在表面划十字花刀；人参片洗净；姜洗净，切薄片；鱼尾去鳞、洗净，沥干水分。

❷ 烧热油锅，下姜片稍炒，放入鱼尾煎至两面微黄，连姜片一并取出，沥干，用厨房纸吸去鱼尾表面油分。

❸ 将冬菇、人参片及姜片放入砂锅中，加适量水，小火煮沸后，放入鱼尾，继续用小火炖煮1小时，下盐调味即可。

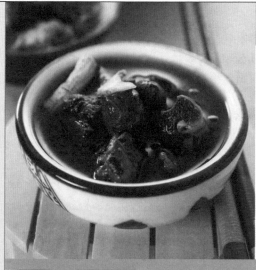

◎ 人参乌鸡汤 ◎

功效：大补气血，生津止渴。

材料：乌鸡 1 只（约 500 克），桂圆肉 5 颗，玉竹 10 片，人参 3 克，盐适量。

做法：

❶ 乌鸡去除内脏、指甲，清洗干净，斩成大块，放入沸水中焯尽血污，捞出沥干，备用。

❷ 桂圆肉放入清水中浸泡 5 分钟。

❸ 取一只砂锅，依次放入乌鸡、桂圆肉、玉竹、人参，加适量水漫过材料。将砂锅置于大火上，煮沸后盖上盖，转小火炖煮 1 小时 30 分钟，至鸡肉熟烂，放入盐调味即可。

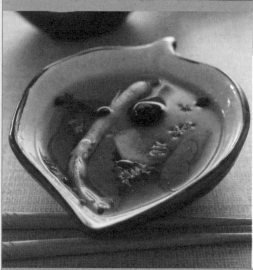

◎ 人参炖猪心 ◎

功效：大补气血，生津止渴。

材料：猪心 1 个（约 400 克），酸枣仁、柏子仁 10 克，桂圆肉 6 粒，人参 3 克，葱、姜、黄酒、酱油、盐各适量。

做法：

❶ 猪心洗净，去除脂肪及白膜，划开一小口，将桂圆肉、酸枣仁、柏子仁填入猪心内。

❷ 将猪心放入锅内，加葱、姜、黄酒、盐、酱油及清水，大火煮沸后撇去浮沫，放入人参，转小火炖煮 1 小时 30 分钟，弃去葱姜即可。

❸ 猪心可以取出切片，与汤分开食用。

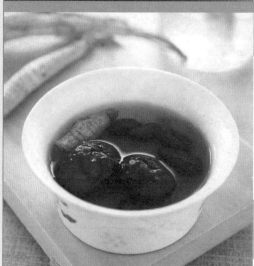

◎ 参枣花生汤 ◎

功效：养血补脾。

材料：红衣花生 100 克，人参 10 克，大枣 8 颗。

做法：

❶ 红衣花生用清水浸泡 5 分钟；人参浸软后切成薄片；大枣从中间切开，去除枣核。

❷ 将大枣、红衣花生、人参一并放入锅中，加适量水漫过所有材料，小火炖煮 30 分钟即可。

| 小贴士 | 红衣花生指的是去壳后的带衣花生。花生补血止血的功效就是"红衣"的功劳，因此吃花生的时候不去"红衣"更好。 |

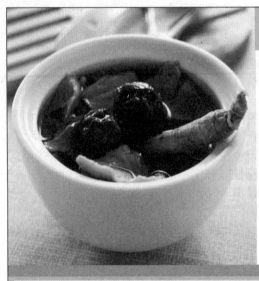

◎ 人参桂圆瘦肉汤 ◎

功效：养身安神。

材料：猪瘦肉 100 克，桂圆肉 5 粒，人参 5 克，盐适量。

做法：

❶ 猪瘦肉清洗干净，切成大片。

❷ 桂圆肉清洗干净，放入清水中浸泡 5 分钟，捞出沥干；人参洗净，沥干水分。

❸ 取一个砂锅，将猪瘦肉、桂圆、人参一并放入锅中，放入适量水将所有食材充分浸泡住，砂锅盖上盖，大火煮沸后，转小火炖煮 1 小时，下盐调味即可。

◎ 人参煲猪肚 ◎

功效：补脾益肺，滋养补虚。

材料：猪肚 250 克，排骨 100 克，人参一支（约 50 克），红枣 5 颗，姜、葱、上汤、胡椒粉、绍酒、盐各适量。

做法：

❶ 人参洗净，用小刀轻轻刮去表面沟纹中的杂质，尽量保持根须完整；排骨洗净，斩段；红枣泡透，洗净，切开去枣核；姜洗净切片，葱洗净捆成卷。

❷ 猪肚余烫去腥，取出切片；排骨加水用中火煮至血水焯尽，捞出沥干。

❸ 取瓦煲，放入猪肚、排骨、人参、红枣、葱、姜，倒入适量上汤及开水，加胡椒粉、绍酒，盖上盖，小火炖煮 2 小时；取出葱、姜，下盐调味，续煮 15 分钟即可。

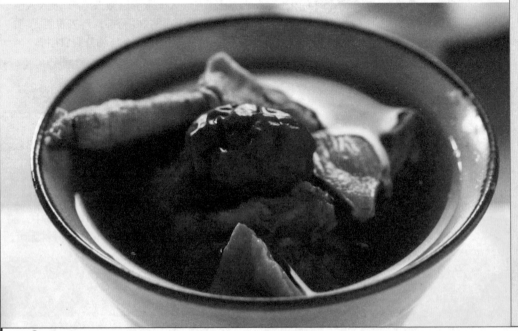

茶酒

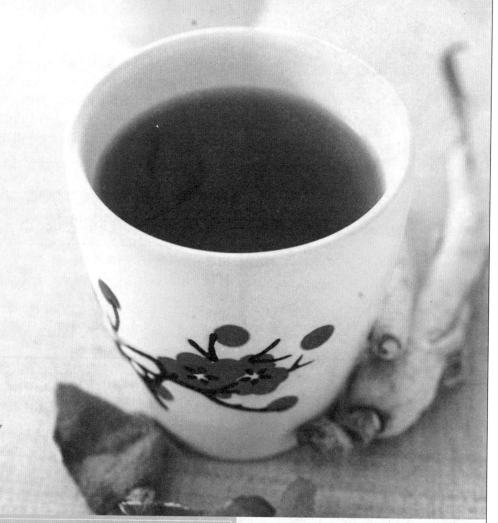

◎ 人参陈皮茶 ◎

功效：益气健脾。

材料：人参、陈皮、紫苏叶各3克，砂糖适量。

做法：

① 人参洗净，若为人参须则掰成小段；陈皮用温水浸软，清洗干净；紫苏叶洗净，注意择去变色、变质的叶片。

② 将人参、陈皮、紫苏叶一并放入锅中，加适量水漫过材料，用小火煎煮30分钟左右。

③ 用网筛隔去药渣，依据个人口味往药汁内加适量砂糖调味即可。

| 小贴士 | 食用紫苏叶和含紫苏叶的制剂、饮品的时候，不要食用鲤鱼，否则可能会引起食物中毒。 |

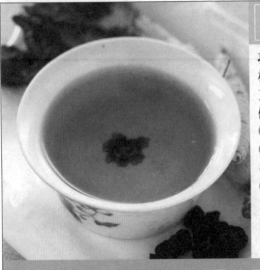

◎五味子人参茶◎

功效：生津止渴，补精益气。

材料：五味子50克，紫苏叶10克，人参5克，砂糖适量。

做法：

❶ 五味子洗净，人参洗净，紫苏叶洗净。

❷ 将五味子、人参、紫苏叶一并放入砂锅中，往砂锅内加满水，将药材浸泡30分钟。

❸ 浸泡药材至水明显变色以后，开中火煎煮至茶浓，用网筛隔去药渣，依据个人口味往药汁中加入砂糖调匀即可。

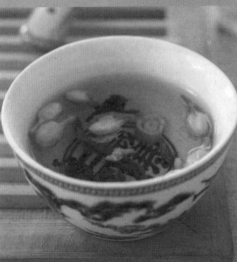

◎人参茉莉花茶◎

功效：补气宁心，振奋精神。

材料：茉莉花5克，黄芪5克，人参3克，绿茶3克。

做法：

❶ 茉莉花洗净；黄芪洗净，改切成小片；人参洗净，若为人参须则掰成小段。

❷ 取一只500毫升左右容积的大水杯，将绿茶、茉莉花、黄芪、人参一并放入杯中。

❸ 茶材放好后往杯中注入适量沸水，盖上杯盖闷5分钟左右即可饮用。

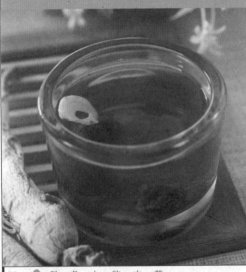

◎人参桂圆饮◎

功效：益气养血，宁心安神。

材料：桂圆肉10粒，人参片5克，砂糖适量。

做法：

❶ 人参片洗净；桂圆肉用温水洗净。

❷ 将人参片、桂圆肉放入大碗中，加温水至碗内三分之二处，依个人口味加入适量砂糖调匀，并将大碗封盖。

❸ 蒸锅内放入适量水，大火煮沸后置蒸架，将步骤2的大碗置于蒸架上，转中火隔水蒸制40~50分钟即可。

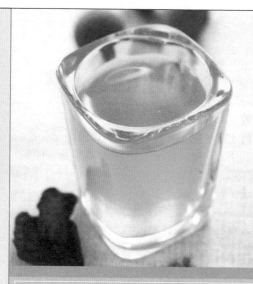

◎ 补心酒 ◎

功效：滋阴益气，养血安神。

材料：麦冬 30 克，生地黄 20 克，柏子仁、茯苓、当归各 15 克，桂圆肉 8 粒，人参 10 克，白酒 1500 毫升。

做法：

❶ 将麦冬、柏子仁、桂圆肉分别淘洗干净，晾干备用；将生地黄、茯苓、当归、人参分别洗净，用温水浸软，切成碎末，晾干备用。

❷ 将上述药材一并装入纱布袋中，密封备用。

❸ 将白酒注入大容器中，放入上述纱布袋，密封置于阴凉处，浸泡七日以上即可饮用。

◎ 天麻人参酒 ◎

功效：益气补肾，祛风活血。

材料：杜仲 20 克，人参 15 克，田七 10 克，天麻 3 克，白酒 1000 毫升。

做法：

❶ 将天麻、人参、田七、杜仲洗净，晒干，研成粗末，装入纱布袋中，并将纱布袋密封好，备用。

❷ 将步骤 1 中的药材纱布袋放入容器中，注入白酒，密封置于阴凉处。

❸ 将药酒静置 7 日后，取出药材纱布袋，将纱布袋吸收的酒液榨出，并与药酒混合，再静置至二者完全融合即可饮用。

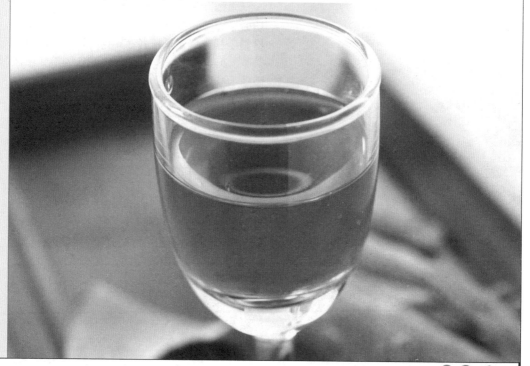

糕点小吃

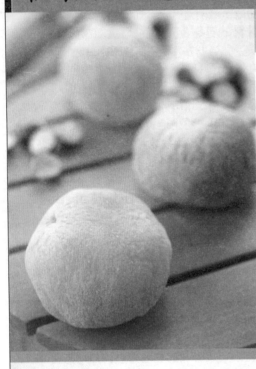

◎ 人参淮山糕 ◎

功效：补益心脾，安神催眠。

材料：糯米粉、米粉各500克，淮山、茯苓、芡实各10克，莲子5克，人参3克，砂糖150克。

做法：

❶ 人参、莲子、淮山分别洗净，莲子去心，与人参和淮山一并放入温水中浸泡片刻，捞出沥干，用料理机研磨成粉末；茯苓、芡实洗净、沥干，磨成粉末。

❷ 将糯米粉、米粉、砂糖混合，加入水揉制成面团。

❸ 往步骤2的面团中混入步骤1中的所有药粉，拌匀后均匀揉搓成小团。

❹ 将蒸笼用纱布铺底，逐一放入步骤3中的粉团，大火蒸制30分钟即可。

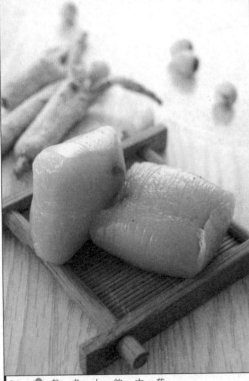

◎ 人参陈皮糕 ◎

功效：健脾和胃，补益元气。

材料：糯米粉、米粉各300克，陈皮、淮山、茯苓、芡实各10克，白莲子5克，人参3克，砂糖100克。

做法：

❶ 人参、白莲子分别洗净，放入温水中浸泡片刻，捞出沥干；淮山、茯苓、芡实分别洗净；陈皮浸软，刮去瓤后洗净。

❷ 将步骤1中的所有材料混合放入料理机研磨成粉末。

❸ 将糯米粉、米粉、砂糖混合，加入适量水揉成面团。

❹ 往步骤3的面团内放入步骤2中的所有药材粉末，揉匀后搓成粉团，放入蒸笼，大火隔水蒸制25分钟即可。

小贴士 以上两种糕点中的米粉可以自制，将大米放入锅中小火炒到微微泛黄，盛出放入料理机研磨成粉末即可。

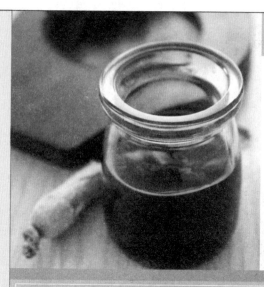

◎ 人参葡萄膏 ◎

功效：滋阴生津，补益气血。

材料：新鲜葡萄 1000 克，人参 10 克，蜂蜜 200 克。

做法：

❶ 人参磨成粉末；葡萄榨成汁备用。

❷ 将葡萄汁倒入锅内，用慢火煮 30 分钟并不停搅拌至葡萄汁呈膏状，加入蜂蜜、人参粉搅拌均匀。

❸ 待葡萄膏冷却后倒入干净无水的瓶中，密封置于冰箱内冷藏；食用时可以用勺子舀适量葡萄膏用水溶化饮用，也可直接食用。

◎ 人参川贝炖雪梨 ◎

功效：滋阴润肺，止咳化痰。

材料：雪梨 1 个，川贝 10 克，人参 5 克，冰糖适量。

做法：

❶ 川贝洗净，晾干水分；人参洗净，晾干水分。

❷ 将人参、川贝分别放入料理机中研磨成粉末。

❸ 雪梨洗净，从底部挖去核，往雪梨内放入人参粉、川贝粉和冰糖。

❹ 将雪梨盅放入小碗中，往雪梨心内加适量水，置于蒸锅内，中火隔水炖煮 1 小时即可食用。

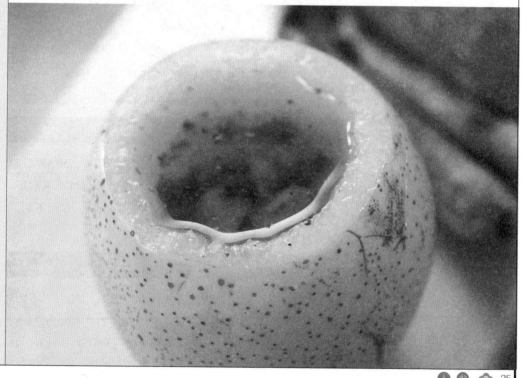

百合

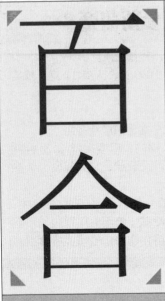

《神农本草经百种录》记载："补中，甘能补脾。益气。肺主气，补肺则气益矣。此以形为治也，百合色白而多瓣，其形似肺，始秋而花，又得金气之全者，故为清补肺金之。"

【别名】重迈，中庭，夜合花，白花百合，白百合，卷丹等。

【科目】双子叶植物药百合科植物。

【药用部位】百合科同属植物鳞茎的鳞叶；部分百合花、百合子也供药用。

【性味归经】性味甘，微寒；归肺、心经。

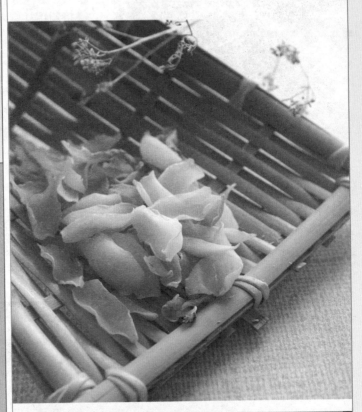

【中医功效与主治】

润肺养阴，清心安神，补中益气，健脾和胃，清热解毒。用于肺热久咳，痰中带血，劳热咯血，心悸怔忡，失眠多梦，烦躁不安，心痛，喉痹，胃阴不足之胃病，二便不利，浮肿等症。

【现代医学药理作用】

具有增强身体免疫功能的作用；镇静、催眠的作用；能抗应激性损伤、增强皮肤新陈代谢、抑制肿瘤细胞生长；抗疲劳、抗过敏等。

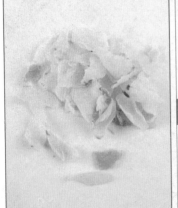

营养价值

鲜百合营养成分	含量（每100克）	鲜百合营养成分	含量（每100克）
◎蛋白质	3.2 克	◎维生素 B_2	0.04 毫克
◎脂肪	0.1 克	◎维生素 C	18 毫克
◎碳水化合物	37.1 克	◎钾	510 毫克
◎膳食纤维	1.7 克	◎钙	10 毫克
◎淀粉	11.46 克	◎镁	43 毫克
◎蔗糖	10.39 克	◎铁	1 毫克
◎果胶	5.61 克	◎锌	0.5 毫克
◎维生素 B_1	0.02 毫克	◎磷	61 毫克

适用人群分析

◎痛风患者

百合含有丰富的秋水仙碱，可以用于痛风发作关节痛的辅助治疗。痛风患者可以经常食用百合，无论是干百合煮粥、熬汤，或是鲜百合炒菜佐餐，常食均可。与此同时，保持清淡饮食，注意忌口，一段时间后，能有明显地减少尿酸盐沉积、减轻痛风炎症、缓解痛风疼痛的作用。

◎更年期妇女

更年期妇女经常会阴虚内热，进而导致失眠多梦、烦躁不安等症状，此种状况下，非常适宜用百合进补。百合有清心、安神的功效，这是由于百合中的百合苷具有镇静、催眠的作用。更年期妇女每晚睡前服用百合汤或百合热茶，能明显改善失眠的状况，提高睡眠质量。

◎胃溃疡患者

不良的饮食习惯、巨大的工作压力、长期吸烟等都可能导致胃、十二指肠溃疡。对于胃溃疡的患者来说，百合中的果胶及脂类物质可以有效保护胃黏膜，治疗胃病。在发现胃溃疡病症后，除了药物治疗、规律饮食之外，经常食用百合粥、百合汤等药补膳食，有明显的食疗效果。

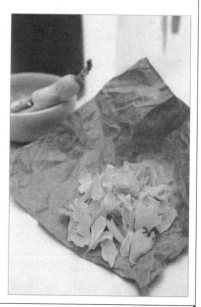

◎ 肺热咳嗽患者

　　鲜百合所含有的黏液质有润燥、清热的作用，可以润肺、止咳。因阴虚肺热而导致干咳、少痰的患者，非常适宜食用加入了鲜百合的药膳进行食疗，如百合炖雪梨等。建议患病期间每天服食 1～2 剂百合雪梨饮或百合川贝饮，疗效显著。如果将鲜百合蜜炙后再制作食用，则治疗效果会更好。

◎ 免疫力低下的人群

　　百合中含有丰富的蛋白质、氨基酸和多糖类成分，经常食用可以显著提高人体的免疫力。中老年人、久病初愈的患者等免疫力低下的人群，长期服用百合，能增强身体活力。此外，食用百合还有助于缓解放疗反应，提高癌肿患者的抗癌能力。

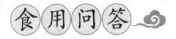

Q：百合通常与哪些药材配伍？有何功效？

A：百合常见的药材配伍与功效详见下表：

配伍	保健功效
贝母	清热润肺，化痰止咳；适用于痰热壅肺、肺失清肃、痰中带血等
茯苓	清热润燥，利水渗湿；适用于肺气壅滞、咳嗽气喘、小便淋涩等
石膏	清热宣肺平喘，润肺止咳；适用于热邪壅肺、喘促咯痰、烦热头疼
款冬花	滋阴润肺，止咳化痰；适用于肺热久咳伤阴，肺肾阴虚，劳嗽咯血等
麦门冬	润肺、止咳、养阴；适用于肺肾阴虚、痨嗽咯血等
滑石	滋阴润肺，清心除烦，清热利尿；适用于百合病、心烦口渴、小便赤涩
知母	养心润燥，滋阴降火；适用于热病伤阴、失眠多梦、虚烦惊悸等
鸡子黄	滋阴益胃，降逆除烦；适用于邪郁日久、心烦口渴、小便赤涩者
桔梗	清肺化痰，润肺下气止咳；适用于小儿咳嗽、胸中痰壅、咽喉不利，以痰多有热呼吸不利为主症者

Q：百合花是百合的花吗？也可以吃吗？

A：百合花通常指的是观赏百合的花蕾，百合常指代食用百合的鳞茎部分。二者都属于百合科植物，但并非同一个品种。百合品种繁多，有的具有一定毒性，并非所有百合都可以入馔，请勿随意采买和食用。

　　在中国，食用百合具有非常悠久的历史，其花、鳞状茎均可入药，是一种药食兼用的花卉。四季皆可食用，其中秋季为佳。

Q：怎么样选购百合？

A：按用途区分：药用百合以鳞片小、肉质厚、黄白色、无油片及黑片、味苦者为佳；食用百合以鳞片大、肉质厚、色乳白、质坚脆、味微苦者为佳。

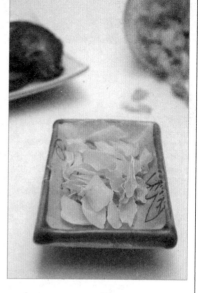

此外，鲜品百合与干百合选购时也有不同。鲜百合以鳞片均匀，鳞肉肥厚饱满，色黄白，质脆、硬，筋少，无黑片、油片，无异味，微苦为佳；干百合质地硬而脆，折断后断面呈角质样且光滑的为佳，颜色微黄或淡棕黄，如果遇到非常亮白的，要提防是经过硫黄漂白的产品，入药会有副作用。

Q：百合应当如何贮藏？

A：鲜百合的贮藏要遵循"干燥、通气、阴凉、遮光"的原则，用来贮藏的百合球一定要充分成熟、含水量低、无病无虫、没有伤痕，经过药剂消毒处理后贮藏的种球更不易腐烂。

干百合富含淀粉，容易遭到虫蛀或是受潮、生霉、变色，一旦吸潮，百合片表面会变为深棕黄色，质韧回软，手感润滑，敲打起来发声沉闷，有的还会出现霉斑。因此，有条件的情况下密封抽氧充氮贮藏最佳。少量贮藏时可以放入密封容器中，置于干燥通风处随时取用。贮藏期间发现包装内温度过高或出现霉变、虫蛀，应及时拆包晾晒、通风，如果虫害较为严重，可用磷化铝等药物熏杀。

Q：百合如何食用？有什么宜忌？

A：百合的食用方法非常多样，可以用于炖、烧、蒸、煮，做汤、煲粥、调馅儿，或用鲜品拌、炒等，味道鲜美，适宜搭配不同食材。

以下人群适合食用百合：体虚肺弱、慢性支气管炎、肺气肿、肺结核、支气管扩张、咳嗽、咯血患者；急性热病后期，神志恍惚、妇女更年期神经官能症、癔症、坐卧不安、神经衰弱、心悸怔忡、睡眠不宁、惊惕易醒者；肺癌、鼻癌及其化疗放疗后患者。

百合所含的秋水仙碱对肠胃有刺激作用，用量过多可能产生恶心、呕吐、食欲减退、腹泻等胃肠道反应。百合性微寒，故风寒咳嗽、脾胃虚弱、大便溏薄者不宜多食。

Q：中医处方中的生百合、炙百合、蒸百合有何区别？

A：中医处方中，有生百合、炙百合、蒸百合之分。

生百合是百合片洗净晒干后入药，性寒，以清心安神为主，主治热病后余热未清、虚烦惊悸、失眠多梦等。

炙百合又叫作蜜百合，是生百合片用蜂蜜拌匀翻炒至黏手时，取出晾干后入药的，润肺止咳功效更好，多用于肺虚久咳、肺痨咳嗽、虚火上炎等。

蒸百合是鲜百合片蒸熟后晒干入药的，其寒性略减，兼归胃经，适合养阴润肺、益肺。

粥品

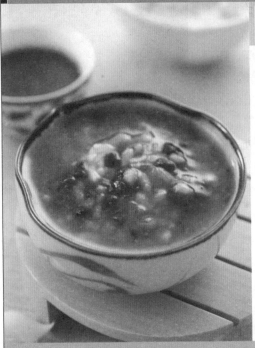

◎ 紫薯百合粥 ◎

功效：健脾益气，润燥养胃。

材料：大米、糯米各 30 克，紫薯 50 克，干百合 30 克，砂糖适量。

做法：

❶ 干百合用温水泡软，清洗干净，刮去有黑黄斑的部分。

❷ 紫薯清洗干净，去皮，切成滚刀块；大米、糯米分别淘洗干净，用网筛沥干水分，备用。

❸ 将干百合、紫薯一同放入锅中，加入适量水漫过材料，大火煮沸后，往锅内放入大米和糯米，转成小火熬煮 30 分钟至粥黏稠。

❹ 待粥将熟时，用勺子将粥中的紫薯捣烂成薯泥，搅拌均匀，依个人口味放入适量砂糖调味即可。

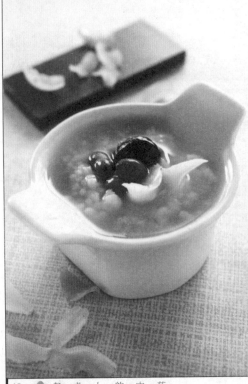

◎ 百合阿胶粥 ◎

功效：益气补血，养阴润燥。

材料：阿胶、大米、小米各 30 克，干百合、花生仁各 20 克，大枣、桂圆肉各 5 颗，红糖适量。

做法：

❶ 桂圆肉洗净，大枣洗净，去除枣核；花生仁、干百合分别洗净，干百合用温水浸泡 10 分钟，捞出沥干备用；阿胶放入小碗中捣成碎块，备用；大米、小米分别淘洗干净，沥干水分。

❷ 将大米、小米、干百合、花生仁、大枣、桂圆一并放入锅中，加适量水漫过所有材料，大火煮沸后，转小火熬煮 30 分钟至粥黏稠。

❸ 待粥将熟时，放入捣碎的阿胶搅拌均匀，用小火续煮 10 分钟，加入红糖调匀即成。

小贴士　脾胃虚弱、呕吐泄泻、腹胀便溏、咳嗽痰多等症状的患者不适合食用百合阿胶粥。

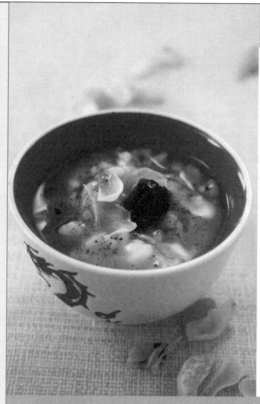

◎ 百合芝麻粥 ◎

功效：补肾养阴，益气养血。

材料：大米100克，干百合30克，黑芝麻15克，大枣10颗，砂糖适量。

做法：

❶ 黑芝麻洗净，用网筛隔干水分。

❷ 取一只干净的铁锅，小火烧热后放入黑芝麻，继续用小火翻炒至黑芝麻熟透后取出，用料理机研成粉末。

❸ 干百合、大米分别淘洗干净，干百合用温水浸泡10分钟；大枣用清水清洗干净，切开去除枣核。

❹ 将黑芝麻粉、干百合、大米、大枣一并放入锅中，加适量水漫过所有材料。

❺ 将锅置于火上，大火煮沸后，转小火熬制30分钟，期间不停搅拌，至粥将成时，放入砂糖调匀即可。

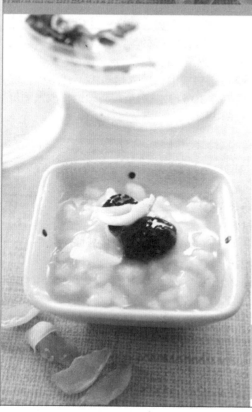

◎ 百合红枣粥 ◎

功效：健脾益肾，养心安神。

材料：大米100克，干百合30克，红枣10颗，砂糖适量。

做法：

❶ 干百合用温水泡软，刮去有黑黄斑的部分，清洗干净，沥干水分。

❷ 红枣清洗干净，切开成两半，去除枣核；大米淘洗干净，用网筛沥干水分，备用。

❸ 将大米、干百合、红枣一并放入锅中，加适量水漫过所有材料，大火煮沸后，转小火熬煮30分钟。

❹ 熬煮至粥黏稠时，依据个人口味加入适量砂糖，继续用小火熬煮5分钟即可。

小贴士　烹饪时间充裕的情况下，煮粥之前将大米用清水浸泡30分钟以上，可以使米粒更容易煮烂，熬出的粥口感更佳。

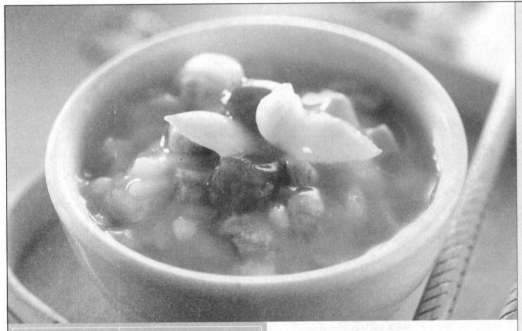

◎ 百合干贝瘦肉粥 ◎

功效：健脾和中，益气养阴。

材料：猪瘦肉 150 克，粳米 50 克，干贝（瑶柱）5 粒，干百合 20 克，盐适量。

做法：

❶ 干贝清洗干净，用清水浸泡至变软，撕成细丝。

❷ 猪瘦肉清洗干净，沥干水分，切成 1 厘米见方的肉丁。

❸ 干百合清洗干净，用清水浸泡 30 分钟；粳米淘洗干净。

❹ 将百合、干贝、粳米一并放入锅中，加适量水漫过所有材料，大火烧开后，转小火慢慢熬至米粒开花、粥将黏稠。

❺ 待粥将成时，放入猪瘦肉丁，用小火继续熬煮 10 分钟左右至猪肉熟透，放入适量盐调味即可。

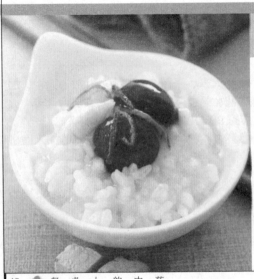

◎ 山楂陈皮百合粥 ◎

功效：健脾开胃、帮助消化。

材料：大米 100 克，山楂、陈皮、干百合、茯苓各 30 克，红枣 10 颗，砂糖适量。

做法：

❶ 陈皮切丝；大枣与山楂去核；大米用清水浸泡 30 分钟，干百合用温水浸泡 10 分钟。

❷ 将干百合、陈皮、茯苓、山楂、红枣一并放入砂锅中，加适量水，大火煮沸。

❸ 放入大米，盖上锅盖转小火熬煮 20 分钟，揭开锅盖，一边不停搅拌一边熬煮 10 分钟至粥黏稠，放糖调味即可。

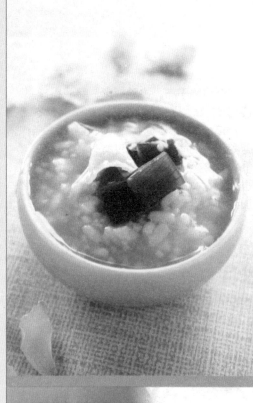

◎ 百合海带粥 ◎

功效：散结降脂，养阴降压。

材料：大米、小米各50克，干百合30克，海带20克，盐适量。

做法：

❶ 海带淘去泥沙，用盐搓洗干净，彻底冲去盐分，沥干水分，切成2厘米见方的小块。

❷ 干百合清洗干净，用清水浸泡片刻，捞出沥干，备用；大米、小米分别淘洗干净。

❸ 取一只砂锅，将大米、小米、干百合、海带块一并放入锅中，加适量水漫过所有材料，用大火烧开后盖上锅盖，小火焖煮20分钟。

❹ 揭开锅盖，继续用小火熬煮10分钟，不停搅拌至粥黏稠，依据个人口味放入适量盐调味即可。

小贴士	脾胃虚弱、呕吐泄泻、腹胀便溏、咳嗽痰多等症状的患者不适合食用百合海带粥。

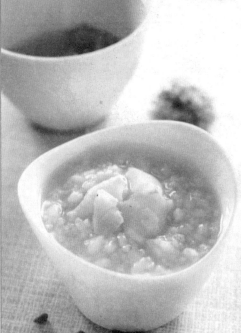

◎ 决明百合菊花粥 ◎

功效：疏风清热，降脂养心。

材料：大米、小米各30克，干百合20克，决明子10克，干菊花5克，冰糖适量。

做法：

❶ 决明子清洗干净，放入清水中浸泡至稍微变软。

❷ 干百合、大米、小米、菊花分别淘洗干净；干百合放入清水中浸泡10分钟，沥干水分。

❸ 将决明子与菊花放入锅内，加一碗水煎煮5分钟，用网筛隔去药渣，留取药汁备用。

❹ 将干百合、大米、小米放入锅中，加入步骤3的药汁，再加入适量清水漫过所有材料。

❺ 开大火煮沸，转小火熬煮30分钟至粥黏稠时，放入冰糖拌匀即可。

小贴士	由于决明子性微寒，容易腹泻、胃痛的人不宜食用此粥，同时也不宜食用其他含有决明子的药膳食品。

小菜

◎ 百合焖鸡腿 ◎

功效：健脾益气，清心润燥。

材料：鸡腿 300 克，鲜百合 100 克，冬菇 2 朵，生抽、老抽、冰糖、盐各适量。

做法：

❶ 鸡腿清洗干净，斩成小块，放入碗中，用适量生抽、老抽拌匀，腌制 30 分钟。

❷ 冬菇清洗干净，用温水浸泡至变软，去蒂；鲜百合清洗干净，去除根须，掰成小瓣。

❸ 炒锅内放入适量油烧热，将鸡腿、冬菇、百合瓣一并放入锅中，大火翻炒片刻至鸡腿变色，加适量沸水漫过所有材料。

❹ 锅内的汤汁用大火煮沸后盖上锅盖，转小火焖煮 20 分钟，离火不揭盖，闷 5 分钟；加冰糖和少许盐，中火收汁即可。

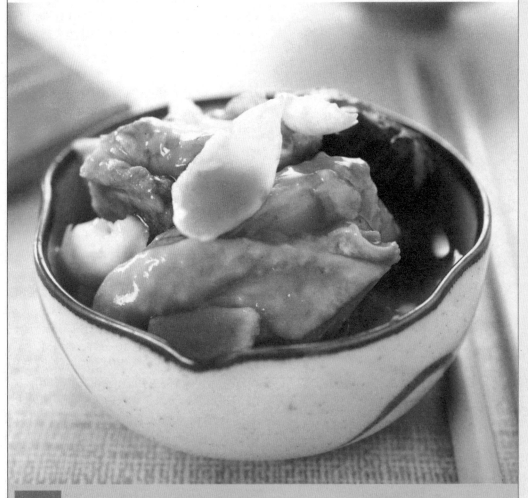

小贴士 鲜百合最外层与泥土直接接触的叶片不易洗净，可以用软毛刷轻轻刷洗，其他的叶片放入淡盐水中浸泡片刻再取出洗净，就非常干净了。

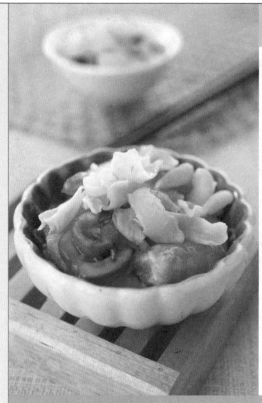

◎百合炒虾仁◎

功效：强心，降脂。

材料：鲜虾200克，鲜百合100克，核桃2个，山楂10克，姜、葱、盐各适量。

做法：

❶ 鲜百合清洗干净，刮去黑黄斑的部分，除去根须，掰成小瓣；核桃去壳，取出核桃仁；山楂洗净、去核；葱、姜分别洗净，姜切片，葱切段。

❷ 鲜虾剥皮去头尾，用牙签挑去肠线，放在冷水中稍微浸泡5分钟，捞出用少许盐抓匀稍微腌5分钟。

❸ 炒锅放油烧热，放入核桃仁，小火稍炸至出香味，盛出沥干。

❹ 锅内留底油，下姜片、葱段爆香，放虾仁、百合瓣、山楂片，大火快速翻炒，至虾仁变色后改中火，放核桃仁翻炒片刻，下盐炒匀即可。

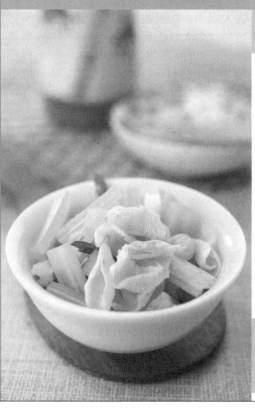

◎百合炒芹菜◎

功效：养心安神，健胃降压。

材料：芹菜500克，鲜百合200克，干红辣椒2枚，葱、姜、砂糖、盐各适量。

做法：

❶ 鲜百合清洗干净，刮去黑黄斑的部分，除去根须，掰成小瓣；葱、姜分别洗净，剁蓉。

❷ 芹菜清洗干净，去除根和老叶，氽水至七成熟，捞出沥干，切成3厘米左右的小段。

❸ 干红辣椒去蒂去子，用干布将表皮擦拭干净，剪成细丝，备用。

❹ 锅内放少量油烧热，放入葱蓉、姜蓉、干红辣椒丝爆炒至出香味，倒入百合、芹菜快速翻炒，至百合、芹菜完全熟透放入少量糖、盐调味即可。

小贴士　在选购芹菜的时候要注意，新鲜幼嫩的芹菜叶片平整，菜梗生脆易断，反之不新鲜的、老的芹菜叶子尖端会翘起，菜梗也不易折断。

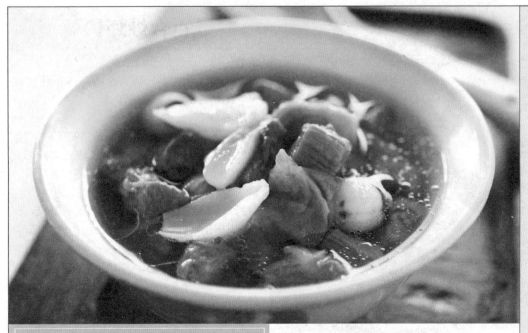

◎ 百合莲子焖肉 ◎

功效：益气养阴，养心安神。

材料：猪瘦肉 250 克，鲜百合 100 克，莲子 30 克，上汤、葱、盐各适量。

做法：

❶ 鲜百合清洗干净，去除根须、黑黄斑部分，掰成小瓣；莲子清洗干净，去除莲心；葱清洗干净，剁成葱蓉。

❷ 猪肉清洗干净，切成 3 厘米见方的小块，放入沸水中焯去血污，捞出洗净沥干。

❸ 取一只砂锅，将猪肉、莲子、百合一并放入锅中，加入适量上汤及清水漫过所有材料，大火煮沸后盖上锅盖，转中火煮至肉熟软，加入葱蓉、盐调味。

❹ 将所有材料连同汤汁转至炒锅中，用小火继续炖煮 15 分钟，下盐调味即可。

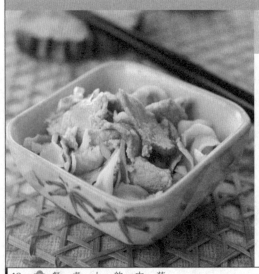

◎ 百合炒肉片 ◎

功效：养阴益气，润肺止咳。

材料：梅头肉 100 克，鲜百合 200 克，葱、姜、米酒、生抽、砂糖、生粉、盐各适量。

做法：

❶ 鲜百合去根须，掰成小瓣；葱、姜剁成蓉。

❷ 梅头肉洗净，切成小片，放入碗中，加米酒、生抽、砂糖、生粉各适量，拌匀腌 10 分钟。

❸ 烧热油锅，爆香葱蓉、姜蓉，放肉片大火翻炒至肉片变色，关火，盛出沥油备用。

❹ 锅内留底油，放入百合、米酒翻炒至百合熟透，放入熟肉片，加盐，翻炒几下拌匀即可。

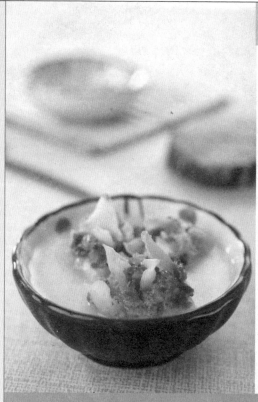

◎百合肉圆◎

功效：清热去火，养心安神。

材料：鲜百合250克，猪肉馅100克，鸡蛋1个，葱、姜、十三香、盐、生粉、绍酒、高汤各适量。

做法：

❶鲜百合洗净，将百合心剁成蓉，剩余百合瓣备用；葱、姜分别清洗干净，剁蓉。

❷将猪肉馅、鸡蛋、盐、生粉、十三香、葱姜蓉、百合蓉、绍酒放入大碗中，用筷子顺着一个方向搅打上劲。

❸用小勺取指头大小肉馅，挑较小的百合瓣两片裹住，再在百合表面糊薄薄一层肉馅，挑稍大的百合瓣包裹，依此法反复两三次至成球状，形似完整百合球茎。

❹将包好的肉圆置于碗中，浇两匙高汤，大火隔水蒸10分钟即可。

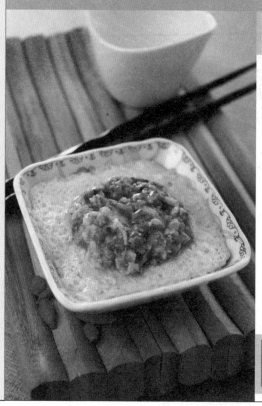

◎清蒸八宝豆腐◎

功效：益气养血，补钙安神。

材料：嫩豆腐200克，鸡胸肉50克，熟核桃仁4个，干百合、枸杞、熟莲子各15克，大枣4颗，鸡蛋1个，盐、米酒、姜蓉、生粉水、上汤各适量。

做法：

❶鸡蛋取蛋白；豆腐洗净捣碎，加入蛋白、生粉水搅拌成糊状。

❷鸡胸肉洗净切碎；大枣洗净去核，压成碎末；干百合、枸杞、熟莲子、熟核桃仁分别洗净，沥干，全部研成碎末。

❸深盘底部涂油，放豆腐蓉摊平，均匀地撒上步骤2中所有材料的碎末，中火蒸10分钟。

❹炒锅内放上汤煮沸，加入盐、生粉水，滚成芡汁，浇在豆腐上即可。

小贴士	嫩豆腐可以事先放盐腌到出水，挤干水分后再捏碎搅拌，可以使蒸出来的豆腐泥口感更好，也更便于入味。

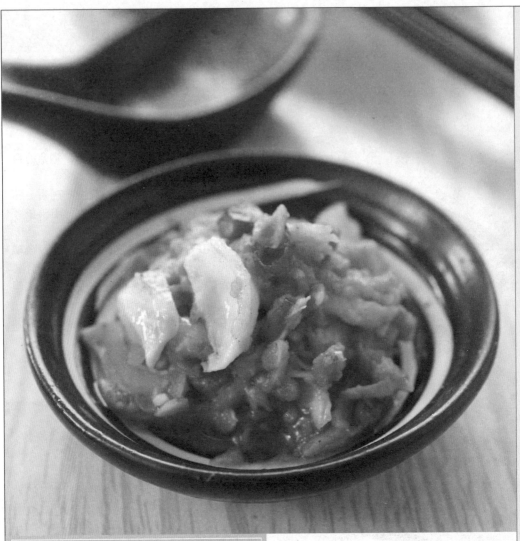

◎金沙百合◎

功效：益气健脾。

材料：鲜百合200克，咸鸭蛋2个，蒜、干红辣椒、盐各适量。

做法：

❶鲜百合清洗干净，刮去黑黄斑的部分，除去根须，掰成小瓣；蒜洗净，剁蓉。

❷咸鸭蛋剥壳去蛋白，留取蛋黄掰碎；干红辣椒去蒂去子，擦干净，剪成辣椒圈。

❸炒锅放适量油，中火烧至油热，放入蒜蓉、干辣椒圈爆炒至蒜蓉焦黄、辣椒呈暗红色。

❹放入咸蛋黄碎，中火炒至起泡，期间用锅铲压碎蛋黄，至蛋黄完全压碎后放入百合瓣，翻炒3分钟。

❺百合断生后加2汤匙水，继续翻炒至水分完全挥发，蛋黄碎均匀粘裹在百合瓣上，放少量盐调味即可。

小贴士 金沙百合是一道咸香补益、风味独特的地方菜，同样的做法还可以将百合替换成其他食材如新鲜玉米粒、西葫芦、南瓜等。

汤羹

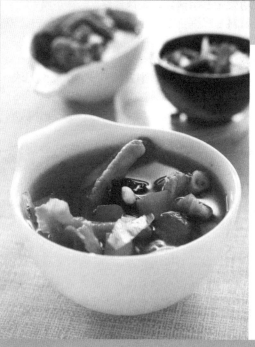

◎ 川贝百合安神汤 ◎

功效：润肺养阴，化痰止咳。

材料：猪瘦肉250克，鸡爪100克，胡萝卜50克，干百合30克，川贝20克，蜜枣5颗，姜、盐各适量。

做法：

❶ 干百合、川贝分别洗净，用清水浸泡片刻；鸡爪洗净去除趾甲；胡萝卜、瘦肉分别洗净切成3厘米见方的小块；生姜清洗干净，切薄片。

❷ 取一只汤锅加适量水大火煮沸，放入瘦肉、鸡爪充分焯去血污，捞出再次洗净，沥干水分。

❸ 取一只砂锅，将瘦肉、鸡爪、胡萝卜块、干百合、川贝、蜜枣、姜片一并加入砂锅中，加适量水，大火煮沸后继续用大火滚煮10分钟，盖上盖，转小火炖煮1小时，下盐调味即可。

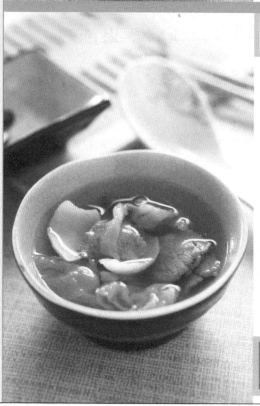

◎ 百合银耳滋阴汤 ◎

功效：养阴清热，生津止渴。

材料：猪瘦肉200克，干百合20克，银耳15克，姜、盐各适量。

做法：

❶ 干百合清洗干净，刮去带黑黄斑的部分，用清水浸泡10分钟，取出沥干；银耳用清水提前充分泡发，去蒂，撕成小朵；姜清洗干净，切片。

❷ 猪瘦肉洗净，切成大片；锅内放水煮沸，将猪肉片置于沸水中充分焯去血污，捞出沥干水分。

❸ 取一只瓦煲，将干百合、银耳、瘦肉、生姜一并放入煲内，加适量水漫过所有材料，大火煮沸后盖上盖，转小火炖煮1小时，下盐调味即可。

小贴士 银耳撕成小朵后放入碗中，大火隔水蒸20分钟再与其他材料一并炖煮，可以使银耳口感更加软滑，汤头更加浓稠。

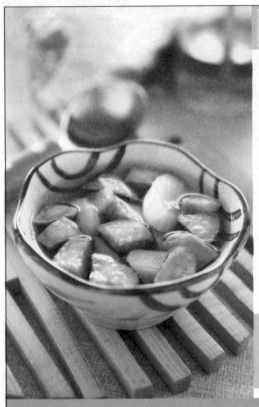

◎ 百合丝瓜汤 ◎

功效：养阴清热，疏风通络。

材料：鲜百合100克，丝瓜50克，葱白、砂糖各适量。

做法：

❶ 丝瓜清洗干净，刮去丝瓜皮，切成滚刀块；鲜百合拣去杂质，去除根须，将黑黄斑部分刮洗干净，掰成小瓣；葱白清洗干净，切成3厘米左右的小段。

❷ 取一只砂锅，加入适量水，大火煮沸后，放入百合，盖上锅盖，转小火炖煮15分钟。

❸ 至百合完全熟透后，揭开锅盖，加入丝瓜、葱白继续煮约5分钟至丝瓜熟软，依据个人口味加入适量砂糖拌匀即可。

小贴士 丝瓜容易氧化发黑，所以要用不锈钢的刀和锅来操作，避免用铁锅、铁刀等，并且要在使用前切块，缩短放置时间。

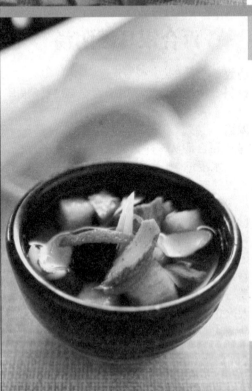

◎ 玉合苹果汤 ◎

功效：滋阴益气，止咳安神。

材料：猪瘦肉250克，苹果2个，玉竹、干百合各30克，蜜枣5颗，陈皮5克，盐适量。

做法：

❶ 陈皮、玉竹、干百合分别洗净，陈皮、干百合分别用清水浸泡至变软，捞出沥干水分；苹果洗净，去除果核，切成大块；蜜枣稍微用水轻轻冲洗表面，去除枣核。

❷ 猪肉放入沸水中焯去血污，捞出清洗干净，切成3厘米见方的小块。

❸ 将玉竹、干百合及苹果放入砂锅中，加适量水漫过所有材料，大火煮沸后，放入猪肉，转小火炖煮2小时，下盐调味即可。

小贴士 苹果在用于煮汤时可以保留果皮，但是一定要去除果核，否则汤底容易变酸。

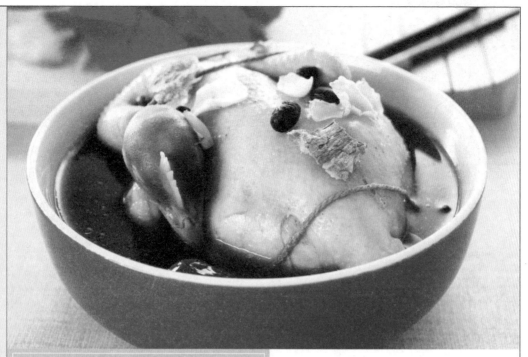

◎ 黑豆百合鸡汤 ◎

功效：养血润肤，乌须黑发。

材料：老母鸡 1 只，黑豆 150 克，干百合 50 克，大枣 10 颗，姜、盐各适量。

做法：
❶ 将黑豆放入铁锅中小火干炒至豆皮裂开，盛出用水清洗干净，沥去水分，晾干备用。
❷ 老母鸡去内脏、指甲、肥油，放入沸水中焯去血污，捞出洗净；干百合清洗干净，用清水浸泡 10 分钟，捞出沥干备用；姜洗净，拍块；大枣清洗干净，去除枣核。
❸ 取一只瓦煲，加适量水，大火煮沸后，依次放入黑豆、干百合、大枣、老母鸡和姜块，再次煮沸，盖上锅盖转小火炖煮 2 小时，加盐调味即可。

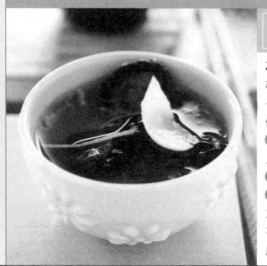

◎ 冬菇黑木耳百合汤 ◎

功效：益气养阴。

材料：虾米 20 克，冬菇、黑木耳、干百合各 10 克，葱、姜、蒜、麻油、盐各适量。

做法：
❶ 将冬菇切片，木耳撕成小朵；干百合洗净后用清水稍微浸泡 10 分钟，捞出沥干。
❷ 葱剁成蓉；姜切丝；蒜切成薄片。
❸ 取一只砂锅，放入适量水，加入虾米、黑木耳、冬菇、百合，中火炖煮 20 分钟至所有材料熟软，放入盐、葱蓉、姜丝、蒜片、麻油拌匀，继续炖煮 10 分钟即可。

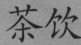

茶饮

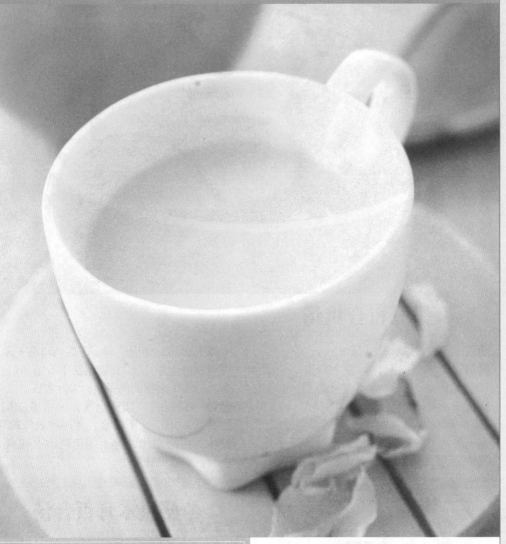

◎ 百合鲜奶露 ◎

功效： 健脾养心，补钙润燥。

材料： 纯牛奶 500 毫升，干百合 50 克，砂糖、生粉各适量。

做法：

❶ 将干百合清洗干净，用清水浸泡 10 分钟至变软。

❷ 将百合取出放入大碗中，倒入半杯水，放入蒸锅内用中火隔水蒸 30 分钟。

❸ 往杯中加入砂糖调匀，盖上盖继续蒸 10 分钟，待百合完全软熟时取出，用勺子稍微压碎。

❹ 取一只干净的煮锅，中火加热数秒后倒入半杯纯净水，再放入一匙砂糖，转小火一边搅拌一边煮沸后倒入牛奶和百合碎，煮至牛奶微微沸腾，放入生粉水勾芡拌匀即可。

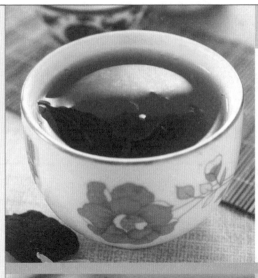

◎ 百合生地茶 ◎

功效：润肺滋阴，养心安神。

材料：干百合 10 克，生地 6 克，绿茶 1 克。

做法：

❶ 干百合放入温水中浸泡 10 分钟至百合瓣开始变软；生地清洗干净，沥干水分。

❷ 取一只小煮锅，将百合、生地放入锅内，加适量水漫过药材，小火煎煮 5 分钟，用纱布隔去药渣留取药汁备用。

❸ 将煎煮干百合、生地后的药汁再次煮沸，杯中放入绿茶叶，将煮沸的药汁倒入杯中，盖上杯盖稍微闷泡片刻即可饮用。

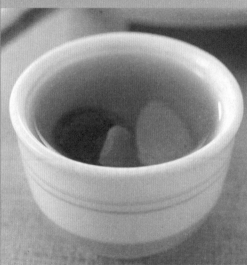

◎ 百合桂圆水 ◎

功效：养心安神，健脾补血。

材料：干百合 30 克，桂圆肉、大枣各 10 颗，冰糖适量。

做法：

❶ 干百合放入温水中浸泡 10 分钟至变软。

❷ 桂圆肉用温水淘洗干净；大枣清洗干净，切开，去除枣核。

❸ 取一只砂锅，将干百合、大枣、桂圆肉一同放入砂锅中，加适量水漫过所有材料，大火煮沸后，盖上锅盖，转小火炖煮 1 小时，依据个人口味加少量冰溶化调匀即可。

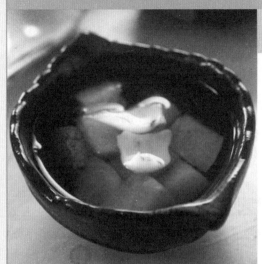

◎ 雪梨百合饮 ◎

功效：养心安神，降低尿酸。

材料：雪梨 1 个，干百合 30 克，冰糖适量。

做法：

❶ 干百合清洗干净，刮去黑黄斑，放入水中浸泡 10 分钟，捞出沥干。

❷ 雪梨清洗干净，去除梨蒂、梨核，留梨皮，切成 4 厘米见方的小块备用。

❸ 取一只砂锅，将干百合、雪梨一同放入砂锅中，加适量水漫过所有材料，大火煮沸后，放入冰糖调匀，盖上锅盖，转小火炖煮 2 小时即可。

甜品

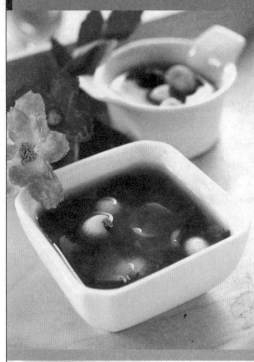

◎ 红豆莲子百合冰 ◎

功效：健脾和胃，养心安神，利水除湿。

材料：红豆 60 克，莲子、干百合各 30 克，冰糖、冰块各适量。

做法：

❶ 莲子用牙签去除莲子心，清洗干净；红豆、干百合分别洗净。

❷ 将红豆、莲子、干百合一并放入大碗中，加入清水漫过所有材料，浸泡 2 小时以上。

❸ 将泡好的材料捞出沥干水分，放入锅中，倒入适量开水，大火煮开后改小火煮 1 小时至红豆开花，用勺子压碎成泥，加入适量冰糖继续用小火熬煮 10 分钟。

❹ 将煮好的百合莲子豆沙放入冰箱冷藏，食用时取冰块用刨冰机打碎，拌入冷藏后的百合莲子豆沙中即可。

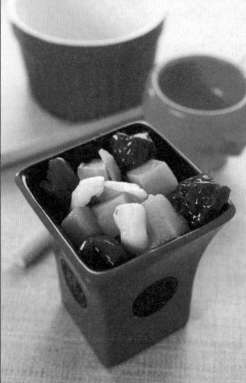

◎ 冰糖百合南瓜盅 ◎

功效：补气健脾，润肺。

材料：海南瓜 300 克，鲜百合 60 克，红枣 5 颗，蜂蜜、冰糖各适量。

做法：

❶ 鲜百合去除根须，将有黑黄斑的部分刮洗干净，分成小瓣；红枣清洗干净，去除枣核；南瓜清洗干净，去除瓜瓤，切成大块备用。

❷ 取一只炖盅，将鲜百合、红枣、南瓜及冰糖放入炖盅内，用保鲜膜封口，盖上盖，放入外锅，隔水炖煮 1 小时。

❸ 取出炖盅，揭开盖子，待盅内材料稍凉后淋入蜂蜜，拌匀即可。

小贴士

如果不太喜欢吃过于甜的食物，可以将配料中的蜂蜜或者冰糖任意减去一种，南瓜本身带有微微的甜味，因此冰糖和蜂蜜都不需要放太多。

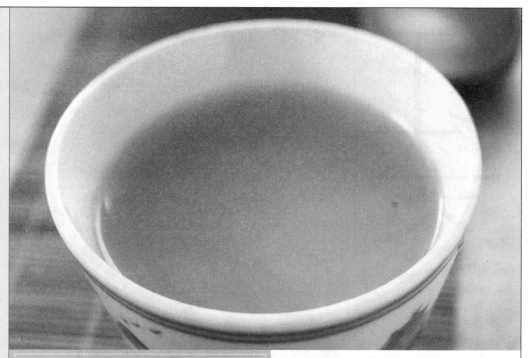

◎甜香百合南瓜露◎

功效：补气健脾。

材料：南瓜 250 克，鲜百合 50 克，牛奶 250 毫升，蜂蜜适量。

做法：

❶ 鲜百合去除根须，刮去表皮的黑黄斑，清洗干净后分成小瓣，掰碎；南瓜削去瓜皮、去除瓜瓤，切成 4 厘米见方的小块备用。

❷ 取一只大碗，将鲜百合和南瓜一并放入碗中，置于蒸锅内隔水蒸 30 分钟。

❸ 将牛奶倒入奶锅内，小火加热至微微沸腾，离火稍凉后调入蜂蜜拌匀。

❹ 取出蒸熟的南瓜和百合，放入榨汁机，倒入步骤 3 中的蜂蜜牛奶，搅打成浆盛出即可。

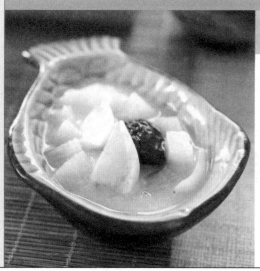

◎山药百合牛奶◎

功效：凝心安神，补脾益肺。

材料：山药（鲜淮山）200 克，牛奶 250 毫升，干百合 30 克，红枣 5 颗，砂糖适量。

做法：

❶ 干百合用清水浸泡至变软；山药去皮，切块；红枣切开成两半，去除枣核，切成细丝。

❷ 将干百合、山药、红枣放入大碗中，置于蒸锅内，大火蒸 20 分钟。

❸ 用小火加热牛奶，同时放入蒸制好的山药、百合、大枣，放砂糖拌匀，山药和百合可以用勺子压碎，待牛奶微沸腾时，离火即可。

红枣

《本草汇言》记载:"补中益气,壮心神,助脾胃,养肝血,保肺气,调营卫,生津之药也。"

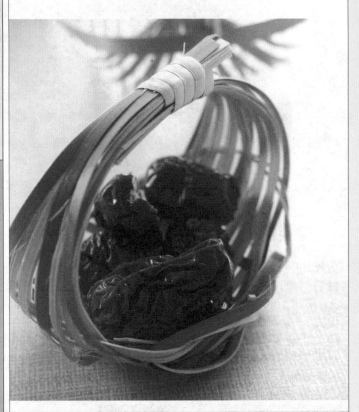

【别名】干枣,美枣,良枣,大枣等。

【科目】双子叶植物,鼠李科。

【药用部位】红枣植物的根、树皮、叶、果实、核均可入药。通常所说:"红枣"特指枣的干燥成熟果实。

【性味归经】红枣味甘、性温,归脾胃经;红枣树皮味苦、涩、性温;红枣根味甘、性温。

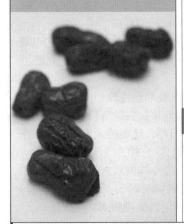

【中医功效与主治】

红枣有补中益气、养血安神、缓和药性、疏肝解郁的功效。用于血虚、面色萎黄、中气不足、脾胃虚弱、乏力便溏、妇女躁郁、心神不安等症,常与药性峻烈或有毒药物配伍,可缓解其毒烈之性,并有保护胃气的作用。

【现代医学药理作用】

提高身体免疫力;降低胆固醇,软化血管;增强肌力,防治骨质疏松;抗肝损伤;抗肿瘤,抗过敏等。

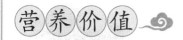
红枣的营养活性成分	所占比例（%）	红枣的营养活性成分	所占比例（%）
◎碳水化合物	72.8	◎纤维	3.1
◎水	19	◎灰分	1.4
◎蛋白质	3.3	◎脂肪	0.4

红枣营养成分	含量（毫克/100克）	红枣营养成分	含量（毫克/100克）
◎维生素 B_1	0.06	◎维生素 B_2	0.05
◎维生素 C	297	◎钾	127
◎钙	61	◎镁	25
◎磷	55	◎钠	7
◎铁	1.6	◎硒	1.02
◎锌	1.82	◎锰	0.34
◎胡萝卜素	0.01	◎核黄素	0.15

适用人群分析

◎中老年人

红枣富含钙和铁，可以增强骨密度，提高免疫力。与此同时，红枣中还含有大量维生素C，经常食用能减少皮肤黑色素的形成，延缓衰老，预防老年斑。因此，建议中老年人经常食用红枣，可以有效延缓衰老，并能够预防骨质疏松、皮肤老化等问题。

◎高血压、高血脂、高胆固醇人群

由于饮食结构不合理、工作压力较大等原因，现在中青年高血压、高血脂、高胆固醇的发病率都在增加。建议此类人群每天食用一定数量的红枣。红枣中富含维生素C和维生素P，对健全毛细血管、抗动脉粥样硬化等都有一定疗效。每天用红枣水代茶饮，长期坚持，能明显改善身体循环和心肌的代谢，增加心脏供血量，从而达到防治心血管疾病的作用。对于病症较为严重，在依靠药物治疗的患者来说，红枣也能起到辅助的食疗作用，有效防止并发心脏病的产生。

◎女性

红枣富含铁质，经常食用红枣对防治女性月经性贫血、缺铁性贫血都有重要的作用，产妇产后失血，也需要食用红枣进行滋补。红枣中还含有加快人体新陈代谢的物质，能增强骨髓的造血功能。另外，经常食用红枣还可以防止皱纹滋生，防治皮肤色素沉积。女性朋友每日食用红枣，能补血、养颜、抗衰老。

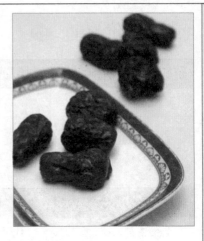

◎ 肝炎、肝硬化患者

红枣中含有大量的果糖、葡萄糖、低聚糖等酸性多糖，具有保护肝脏的作用。慢性肝炎、早期肝硬化患者经常食用红枣，或用红枣制成药膳代餐，能有效抑制肝炎病毒的活性。此类患者在治疗期间进补红枣，还可以减轻化学药物对肝脏的损害，具有一定的辅助治疗作用，也能增强身体抵抗力。

◎ 疲劳综合征患者

由于长期的工作压力或精神负担，一部分人群可能会患上疲劳综合征，表现为长时间的注意力不能集中、短期记忆力减退、肌肉酸痛、睡眠后体力不能恢复等。经常食用红枣，可以有效地提高身体的免疫力，畅通血脉，促进新陈代谢，从而阻绝慢性疲劳综合征对人体造成的种种损伤。

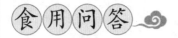

食 用 问 答

Q：如何挑选和贮藏红枣呢？

A：购买红枣时，可以"一看，二捏，三尝味"。"一看"，皮色深红，略有光泽，颗粒饱满，表皮不裂、不烂，皱纹少，痕迹浅的为佳；"二捏"，肉质厚细紧实，捏起来滑糯不松泡，枣身干爽为佳；"三尝味"，松脆香甜，核小的为佳。（注意：用舌尖轻舔枣皮有甜味的，是用糖水浸泡过的枣，质量不佳。）

用于贮藏的红枣，要干燥适度，没有破损、没有病虫，色泽红润、大小整齐。红枣含糖量高，具有较强的吸湿性和氧化性，因此贮藏期间应尽量降低贮藏温度和湿度。存储少量红枣的最佳办法是放入干净可密封的容器里置于冰箱冷藏。如果数量较多，则应该尽量选择干燥阴凉的地方，用麻袋码垛贮藏，由于墙壁多少有些湿气，要注意远离墙壁。

数量较多的情况下还可以使用稻壳灰贮藏法，即在地面上撒一层稻壳灰，摊一层红枣，再撒稻壳灰盖满红枣，以此类推。这种方法可以防潮、杀菌，尤其在潮湿的南方，也能有效保证红枣果肉的干燥和完整。

Q：如何食用红枣？有何禁忌？

A：红枣可以鲜食，可以烹入菜肴、泡酒，单独或与其他药材配合代茶饮以及制成干果、蜜饯等。在泡制茶饮时，宜选择果实比较大的红枣，撕开或切开泡制。其他方式则大小不限。

红枣虽然营养丰富，却也不是人人皆宜的。红枣含糖量非常高，又易助湿生热，因此，齿病疼痛、腹部胀满、肥胖患者以及脾胃功能较弱的儿童不宜多食，急性肝炎湿热内盛者及月经期间出现眼足浮肿等湿热现象的妇女忌食；糖尿病患者慎食。

Q：食用红枣有副作用吗？

A：大枣食用安全，临床未见中毒报道，但食用过多红枣，容易损害消化功能，引发便秘，或导致胃酸过多、腹胀、腹泻、生痰蕴热等。因此每日服用红枣不宜超过 20 颗，食用时要细细咀嚼，多喝水或食后漱口。

Q：红枣有哪些品种？

A：红枣根据产地分为甘肃出产的临泽小枣、新疆出产的楼兰红枣、陕西出产的板枣、河北黄骅地区出产的冬枣、山东及河北沧州出产的金丝小枣、河南新郑出产的新郑大枣、山西晋中出产的壶瓶枣、山东宁阳出产的宁阳大枣和河北行唐地区出产的行唐大枣等。

其中，宁阳大枣最为有名，因其果实肥大、果肉肥厚、清甜可口而闻名全国。其他如新郑大枣、楼兰红枣、板枣等也具有不错的品质。

Q：哪些食物不宜与红枣搭配？

A：葱是辛热助火的食物，与红枣同食，易使火气更大；鲶鱼和红枣同食，会导致头发脱落，能用蟹解毒；虾皮和红枣同食会中毒；大枣和动物肝脏也不宜同时食用，因为动物肝脏富含铜、铁等元素，容易妨碍人体对红枣维生素 C 的吸收；此外红枣还不宜与黄瓜、胡萝卜同食，因为胡萝卜含有维生素 C 酵酶，黄瓜含有维生素 C 分解酶，两种成分都可破坏大枣中的维生素 C，影响吸收。

Q：通常红枣都和哪些药材一起搭配入馔呢？

A：红枣常见配伍及功效如下表：

配伍	保健功效
党参、白术	补中益气，健脾胃、增食欲、止泻
生姜、半夏	缓解胃炎引起的胃胀、呕吐
甘草、小麦	养血安神、疏肝解郁、除烦养心
熟地黄、阿胶	治疗血虚萎黄
百合	宁神安眠
荷叶	消暑利气
黄芪、黄精	滋阴养血、健脾益气，适用于气虚体弱、倦怠乏力等
葶苈子	泻肺平喘、利水，而不伤肺气，开泄肺气之壅闭
当归	补脾胃、化精微、生营血

粥品

◎ 八宝粥 ◎

功效：滋阴养血，防癌降脂。

材料：黄豆、玉米各 50 克，雪耳、冬菇、莲子、枸杞各 30 克，红枣 8 颗，蜂蜜适量。

做法：

❶雪耳提前用清水充分泡发，去蒂，洗净，撕成小朵，捞出沥干水分。

❷冬菇洗净，放入温水中浸泡至变软，捞出沥干、去蒂，切成薄片。

❸红枣、莲子、枸杞子、黄豆、玉米分别淘洗干净，红枣切成两半，去除枣核，莲子用牙签去除莲子心。

❹将雪耳、黄豆、玉米、冬菇、莲子、枸杞、红枣一并放入锅中，加适量水漫过所有材料，大火煮沸后，转小火熬煮 1 小时至粥黏稠，离火稍凉后放入蜂蜜调匀即可。

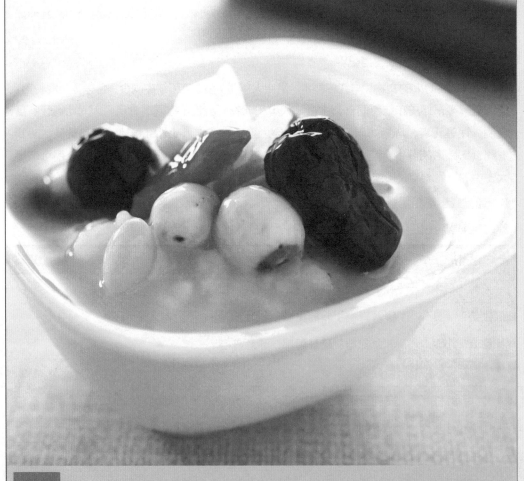

小贴士　煮粥的时候可以在转文火 10 分钟后往锅中滴入几滴色拉油，可以使成品粥色泽鲜亮，并且口感也更加鲜糯润滑。

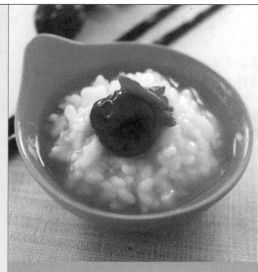

◎ 红枣枸杞粥 ◎

功效：养血益气，补肝益肾。

材料：粳米 100 克，枸杞 20 克，红枣 10 颗，砂糖适量。

做法：

❶ 枸杞放入水中浸泡 10 分钟，沥干备用。

❷ 红枣去除枣核；粳米浸泡 30 分钟，沥干。

❸ 将枸杞、红枣、粳米一并放入锅中，加适量水，大火煮沸后，转小火熬煮 30 分钟至粥黏稠，期间需要不停搅拌，避免粘锅。

❹ 待粳米开花、粥黏稠时，依据个人口味放入适量砂糖，调匀即可。

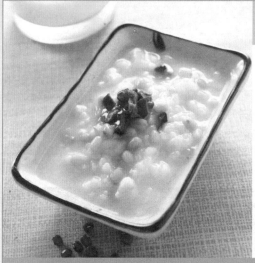

◎ 红枣牛奶粥 ◎

功效：补血生乳，适用于产妇。

材料：大米 100 克，去皮绿豆 50 克，纯牛奶 800 毫升，红枣 15 颗，白糖适量。

做法：

❶ 红枣去除枣核，切成小粒；绿豆、大米分别放入清水中浸泡 30 分钟，沥干水分备用。

❷ 取一只瓦煲，放入绿豆、大米，倒入牛奶，用小火熬煮 30 分钟左右至大米、绿豆熟透。

❸ 待瓦煲内的大米和绿豆都煮至开花的时候，加入红枣粒、适量白糖，用小火继续熬煮 10 分钟，调匀即可。

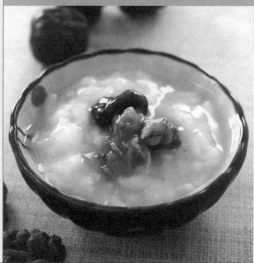

◎ 红枣核桃粥 ◎

功效：健脾益气，补脑健脑。

材料：粳米 100 克，红枣 15 颗，核桃 3 个，冰糖适量。

做法：

❶ 取核桃仁，将核桃仁放入料理机内捣成碎末，备用；红枣清洗干净，切开，去除枣核。

❷ 粳米用清水浸泡 30 分钟，捞出沥干备用。

❸ 将红枣、粳米和核桃仁碎末一同放入砂锅中，加适量水漫过所有材料。大火煮沸后转小火炖煮 1 小时，待粥黏稠时依据个人口味放入适量冰糖，用小火续煮 5 分钟，调匀即可。

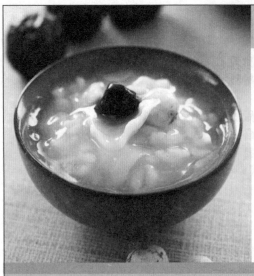

◎ 红枣莲子百合粥 ◎

功效：滋阴健脾，养心安神。

材料：粳米 100 克，莲子 30 克，干百合 25 克，红枣 10 颗，砂糖适量。

做法：

❶ 粳米放入清水中浸泡 30 分钟，捞出沥干。

❷ 红枣切成两半，去除枣核；莲子去除心。

❸ 干百合用清水浸泡 10 分钟，沥干备用。

❹ 取一只砂锅，将红枣、莲子、百合、粳米一并放入锅内，加适量水漫过所有材料，大火煮沸后转小火煮 40 分钟，待粥黏稠时加入砂溶化调味即可。

◎ 红枣茯苓糯米粥 ◎

功效：补血益气。

材料：糯米 100 克，茯苓、枸杞各 15 克，红枣 10 颗，冰糖适量。

做法：

❶ 糯米淘洗干净，放在清水中浸泡 1 小时，捞出用网筛沥干水分备用。

❷ 茯苓、枸杞分别淘洗干净；枸杞用清水浸泡 10 分钟，捞出沥干水分；红枣清洗干净，切开去除枣核，备用。

❸ 取一只砂锅，将红枣、茯苓、糯米一并放入锅中，加适量水漫过所有材料，大火煮沸后，转小火熬煮 40 分钟，至粥黏稠时放入枸杞、冰糖，小火续煮 10 分钟，调匀即可。

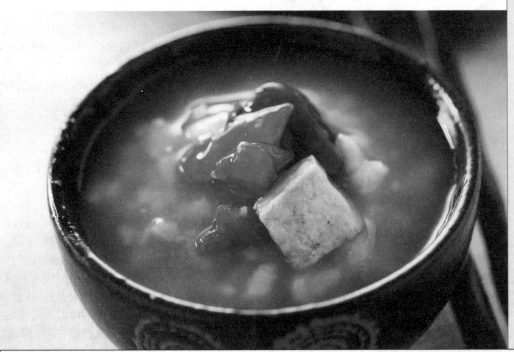

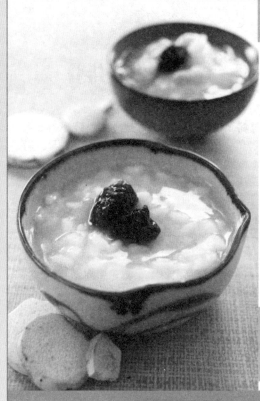

◎ 红枣淮山粥 ◎

功效：健脾益气，和胃止痛。

材料：粳米 100 克，淮山 30 克，红枣 10 颗，冰糖适量。

做法：

❶ 粳米淘洗干净，放入清水中浸泡 30 分钟，捞出过网筛沥干水分备用。

❷ 红枣清洗干净，切成两半，去除枣核；淮山洗净，沥干水分后放入料理机中捣碎成末。

❸ 取一只砂锅，将红枣、淮山粉末、粳米一并放入锅中，加适量水漫过所有材料。

❹ 将砂锅置于火上，大火煮沸后改小火熬煮 30 分钟至粥黏稠时，加入冰糖，用小火续煮 5 分钟，至冰糖完全溶化后，拌匀即可。

小贴士 红枣淮山粥也可以用新鲜淮山来制作，将淮山捣碎的环节改为鲜淮山洗净剥皮，放入蒸锅隔水蒸熟即可。蒸熟的淮山煮粥时可以用勺子压碎。

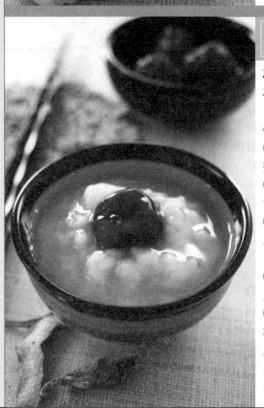

◎ 红枣当归粥 ◎

功效：活血止痛，补血调经。

材料：粳米 50 克，当归 15 克，红枣 8 颗，白糖适量。

做法：

❶ 粳米淘洗干净，放入清水中浸泡 30 分钟，捞出沥干水分。

❷ 红枣清洗干净，掏去枣核；当归清洗干净，切片备用。

❸ 取一只煮锅，将当归放入锅内，加一碗水，文火煎煮 10 分钟，用纱布隔去当归药渣，留取药汁备用。

❹ 取一只砂锅，将红枣、粳米放入锅内，加入当归药汁和适量清水漫过所有材料。

❺ 将砂锅置于火上，大火煮沸后转小火熬煮 30 分钟，熬煮至粳米开花、粥将浓稠时，调入白糖拌匀即可。

小菜

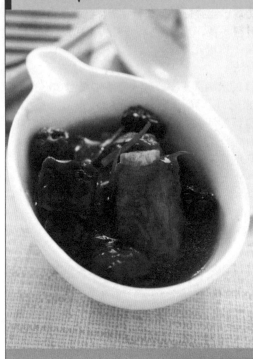

◎ 桂圆红枣烧排骨 ◎

功效：健脾益气，养血安神。

材料：猪排骨 400 克，桂圆肉、红枣各 5 颗，八角 2 枚，小茴香、花椒、生姜、葱、蒜、干红辣椒、酒、胡椒粉、盐、白糖各适量。

做法：

❶ 红枣、桂圆、葱、姜、蒜分别洗净；红枣去核；葱、姜切丝；蒜切片；干红辣椒去蒂去子，擦净，剪成细丝。

❷ 猪排骨洗净斩小段，用小茴香、花椒、八角、部分姜丝和葱丝、酒、盐腌制 30 分钟。

❸ 烧热油锅，爆香蒜片和剩余葱、姜，放排骨翻炒至排骨呈金黄色，加适量开水漫过排骨，中火煮 30 分钟。

❹ 放桂圆、红枣，翻炒 10 分钟，加白糖和盐调味、收汁，撒红辣椒丝，再稍微翻炒即可。

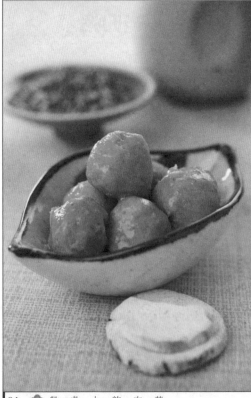

◎ 红枣牛肉丸 ◎

功效：健脾和胃，养肝益肾，强筋壮骨。

材料：牛肉 250 克，莲子、淮山、茯苓各 200 克，小茴香 50 克，红枣 3 颗，生抽、盐、糖各适量。

做法：

❶ 牛肉洗净，沥干水分，剁成肉碎，加生抽、糖、盐拌匀，腌制 20 分钟。

❷ 莲子洗净，用牙签去除莲子心；淮山、茯苓分别清洗干净，沥干水分。

❸ 将步骤 2 中料理好的 3 种材料和小茴香一并放入料理机中搅碎成细末；红枣清洗干净，切开去除枣核，改切成碎末。

❹ 将牛肉末、红枣碎末及步骤 2 中的粉末拌匀，搓成小丸，放入盘中，置于蒸锅内大火隔水蒸 30 分钟即可。

小贴士 如果要做口感劲道的牛肉丸，可以将牛肉用搅拌机打成肉泥，整团在案板上摔打数次以后再加入生粉揉匀即可。

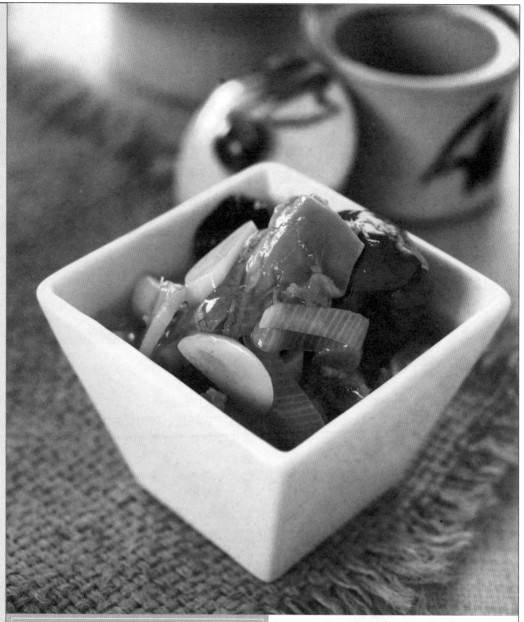

◎ 红枣栗子焖鸡 ◎

功效：补中益气，滋阴补肾。

材料：光鸡1只，栗子200克，红枣10颗，姜、蒜、葱、生抽、上汤、生粉水、盐、糖各适量。

做法：

❶ 鸡斩块，用生抽、盐、糖拌匀腌制30分钟。

❷ 栗子去壳、去衣，用开水煮熟，捞出沥干；红枣去枣核，姜、蒜切成末，葱切成小段。

❸ 烧热油锅，爆香葱、姜、蒜，放入鸡块、红枣和栗子，大火翻炒至鸡肉变色，加适量上汤，盖上盖，转小火焖煮10分钟。至鸡肉焖煮熟烂后，放入生粉水勾芡，转大火翻炒收汁即可。

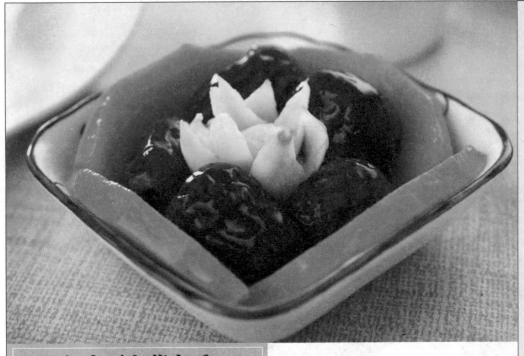

◎ 红枣百合蒸南瓜 ◎

功效：补中益气，润肺降脂。

材料：嫩南瓜 250 克，红枣 20 颗，干百合 20 克，冰糖适量。

做法：

❶ 嫩南瓜切成 4 厘米宽长条，再改切成厚片。

❷ 红枣清洗干净，去除枣核；干百合洗净，刮去黄黑斑，用清水浸泡 10 分钟，捞出沥干；冰糖捣碎备用。

❸ 取一只深盘，将南瓜片围放于深盘外缘，在盘中间放入红枣和百合码齐，表面均匀撒上冰糖。

❹ 蒸锅内放入适量水，大火煮沸后，将步骤 2 的食盘放入蒸锅中，转中火隔水蒸制 30 分钟即可。

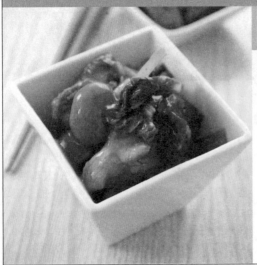

◎ 红枣银杏白菜 ◎

功效：补中益气，润燥定喘。

材料：小白菜 200 克，银杏 20 克，红枣 10 颗，麻油、上汤、胡椒粉、生粉水、盐各适量。

做法：

❶ 小白菜洗净，去根；红枣洗净，去核；银杏去衣，去心，清净，沥干水分备用。

❷ 烧热油锅，放入银杏，稍微翻炒片刻，加红枣和适量上汤，炖煮 5 分钟盛出备用。

❸ 净锅放油烧热，放入小白菜大火翻炒，加红枣和银杏及剩余上汤，转小火翻炒 3 分钟，下麻油、胡椒粉和盐拌匀，用生粉水勾芡即可。

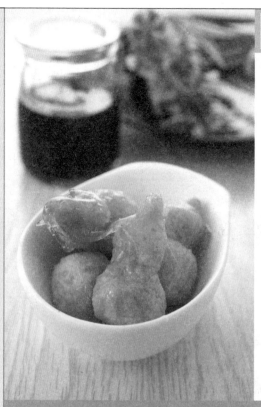

◎拔丝山药◎

功效：益气养胃。

材料：山药 350 克，小麦面粉 100 克，红枣 25 个，鸡蛋 2 个，芝麻、油、砂糖、精炼猪油各适量。

做法：

❶ 山药洗净蒸熟，去皮，压成细泥；红枣洗净去核，上笼蒸烂，去皮制成枣泥。

❷ 小麦面粉上笼蒸熟，过网筛筛细。

❸ 枣泥加入猪油，上锅炒熟，放白糖炒沸，再加入面粉翻炒成枣泥馅。

❹ 鸡蛋滤出蛋清，把蛋清、山药泥、熟面粉一并揉匀成面团，分成小份；在小面团中包入枣泥馅，捏成葫芦型，入五成热油锅中炸至呈金黄色时捞出。

❺ 锅中下白糖熬化，小火烧至呈浅茶水色时速下炸好的葫芦，撒上熟芝麻仁，待糖汁挂满葫芦出勺装盘即可。

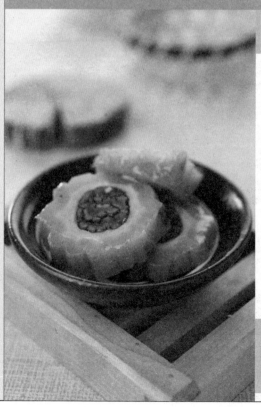

◎红枣酿苦瓜◎

功效：补中益气，降脂降压。

材料：苦瓜 300 克，红枣 10 颗，蜂蜜适量。

做法：

❶ 挑选 4~5 厘米长的大红枣，清洗干净，掏去枣核，切开一侧，使红枣可以摊开成厚片。

❷ 苦瓜清洗干净，切除两端，改切为 4~5 厘米长度的大段（具体参照所选红枣的长度），用小勺挖去苦瓜子，掏空心部，备用。

❸ 将切好的红枣卷起来塞入苦瓜的空心中，塞实压紧后将苦瓜红枣段改切为厚片。

❹ 取一只圆盘，将苦瓜红枣片铺在盘中，放入蒸锅内大火隔水蒸 5 分钟，取出放置至稍凉后淋蜂蜜即可。

小贴士

红枣酿苦瓜也可以卷好以后先蒸再改切片，切片的时候切得薄一些，可以融合甜味和苦味的口感，蜂蜜也可以依据个人口味改为桂花糖或者其他果酱。

◎红枣云耳蒸鸡◎

功效：养血益气，活血降脂。

材料：光鸡1只，黑木耳20克，红枣10颗，姜、葱、芫荽、生抽、麻油、生粉水、胡椒粉、糖、盐各适量。

做法：

❶鸡去除内脏和指甲，洗净，斩块，去头；放入碗中加酒、生抽、麻油、胡椒粉、糖、盐拌匀后腌制1小时。

❷红枣清洗干净，掏去枣核；葱洗净，切成4厘米左右长段；姜洗净，切成细丝。

❸将鸡块、红枣、黑木耳、姜丝放入蒸盘中拌匀，在表面铺上葱段，置于蒸锅内大火隔水蒸30分钟。

❹另取炒锅用生粉水勾芡，浇在蒸制好的鸡上，铺芫荽即可。

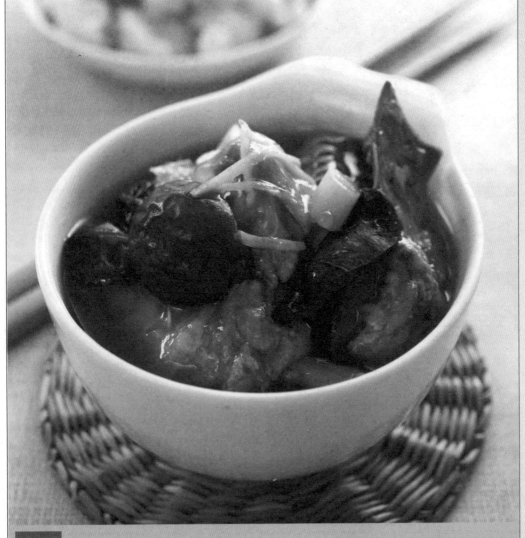

小贴士 蒸鸡的时间要根据鸡肉的用量及切块的大小来调整，一般为15~40分钟不等，可以提前腌制在冰箱中密封过夜，鸡肉会更加鲜嫩入味。

汤羹

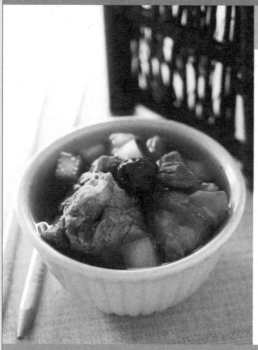

◎ 大枣萝卜猪蹄汤 ◎

功效：健脾补气，美容养颜。

材料：猪蹄 500 克，脊骨 250 克，白萝卜 300 克，瘦肉 100 克，红枣 10 颗，姜、盐各适量。

做法：

❶ 白萝卜洗净，去皮，切成滚刀块；生姜洗净，去皮，拍块；红枣洗净，去除枣核。

❷ 猪蹄、脊骨分别清洗干净，斩成 4 厘米左右小段；瘦肉洗净，切成大块；锅内加水煮沸，将猪蹄、脊骨、瘦肉全部放入锅中充分焯去血污；捞出沥干。

❸ 取一只瓦煲，将猪蹄、脊骨、瘦肉、生姜、红枣一并放入瓦煲内，加水漫过所有材料，大火滚煮 10 分钟，转小火炖煮 1 小时 30 分钟。

❹ 放入白萝卜，继续用小火炖煮 30 分钟，下盐调味即可。

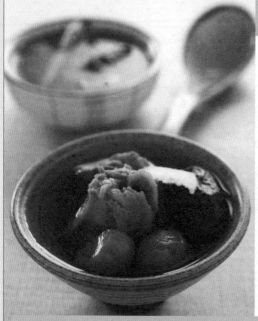

◎ 板栗红枣排骨汤 ◎

功效：健脾补肾，养血安神。

材料：排骨 500 克，板栗 100 克，红枣 20 颗，姜、盐各适量。

做法：

❶ 板栗用热水浸泡 20 分钟，捞出沥干，去皮、去衣，清洗干净；红枣清洗干净，掏去枣核；生姜洗净，切成薄片。

❷ 排骨洗净，斩成 4 厘米左右的小段，放入沸水中充分焯去血污，捞出沥干水分。

❸ 取一只瓦煲，放入板栗、红枣、排骨、生姜，加适量水漫过所有材料，大火煮沸后滚煮 10 分钟，盖上盖，转小火炖煮 1 小时至排骨完全熟烂后，下盐调味即可。

小贴士 生板栗除了用热水泡，还可以用微波炉加热去除板栗皮，即用剪刀将板栗外壳剪开一个小口，放入容器内置于微波炉中高温加热 30 秒，板栗皮和衣会自然脱落。

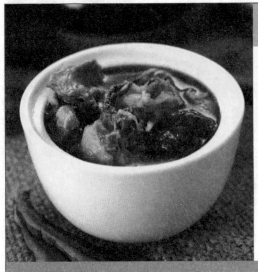

◎ 灵芝红枣鸡汤 ◎

功效：补血益气，安神定志，补中健胃。

材料：光鸡 1 只，灵芝 30 克，红枣 5 颗，葱、盐各适量。

做法：

❶ 鸡斩成大块，放入沸水中焯去血污，捞出沥干；红枣沉净，去核；葱洗净，切成小段。

❷ 灵芝片洗净，放入小锅中，倒入两碗水，小火煎煮 30 分钟，去药渣，留取药汁备用。

❸ 将红枣和鸡放入砂锅内，再加灵芝药汁及适量清水，大火煮沸后，盖上盖，改小火炖煮 2 小时，放入葱段，小火续煮 5 分钟，下盐调味。

◎ 桂圆红枣瘦肉汤 ◎

功效：补血益气，养血调经。

材料：猪瘦肉 100 克，桂圆肉、红枣各 5 粒，盐适量。

做法：

❶ 猪瘦肉清洗干净，去除白膜和肉筋，剁成碎末。

❷ 红枣清洗干净，切开成两半，去除枣核，再改切成丝；桂圆肉洗净，切成两半。

❸ 取一只砂锅，将桂圆、红枣、猪肉一并放入砂锅内，加适量水漫过所有材料，用大火煮沸后，盖上盖，转小火炖煮 1 小时，下盐调味即可。

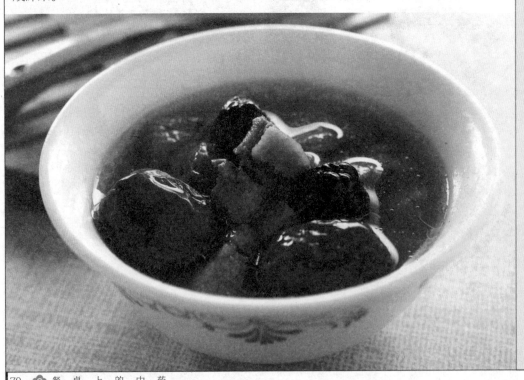

茶饮

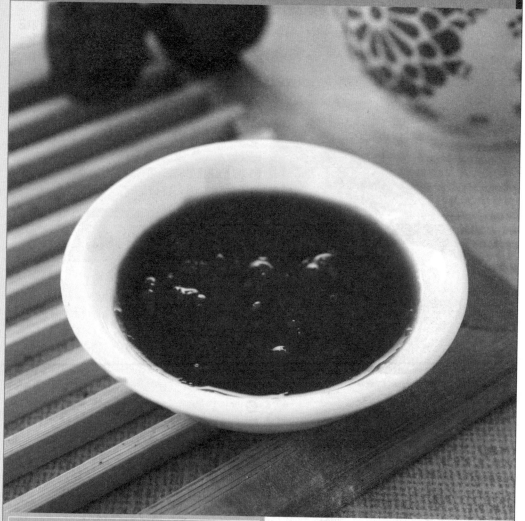

◎ 姜枣茶 ◎

功效：补血活血，降脂消炎。

材料：冰糖150克，生姜100克，红枣20颗。

做法：

❶ 红枣清洗干净，去除枣核，切成碎末；生姜清洗干净，刮去表皮，切成碎末。

❷ 将红枣末和生姜末放入砂锅中，加适量水漫过材料，大火煮开后，放入冰糖，转小火熬至酱状时离火，待冷却后放入干净容器密封冷藏。

❸ 每次取10~20克姜枣茶酱放入杯中，用沸水冲泡，代茶饮。

小贴士 红枣末和生姜末冷水下锅，能使生姜的气味更彻底地挥发，不仅增强药效，还能优化口感。

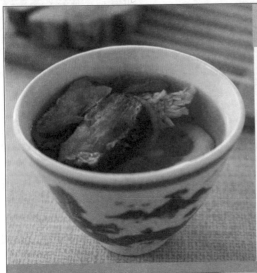

◎ 八宝花果茶 ◎

功效：补血、安神、明目。

材料：金银花、菊花、陈皮、决明子、枸杞子各3克，红枣2颗，鲜柠檬1个，蜂蜜适量。

做法：

❶ 鲜柠檬洗净，切片；红枣清洗干净，切成两半，去除枣核；枸杞子、陈皮、菊花、决明子、金银花分别淘洗干净。

❷ 将红枣、枸杞子、陈皮、菊花、决明子、金银花放入花茶壶中，注入沸水，再放入柠檬片。

❸ 盖上花茶壶盖，稍微闷10分钟左右，待茶水稍凉后调入蜂蜜即可。

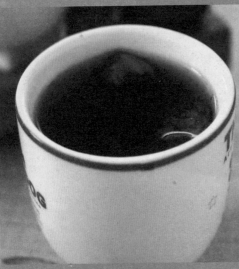

◎ 山楂红枣汤 ◎

功效：开胃健脾，补血，防癌；可以辅助治疗痛经。

材料：新鲜山楂3个（或干山楂8片），红枣5颗，姜、红糖各适量。

做法：

❶ 山楂洗净切片，去除山楂核（干山楂则直接洗净即可）；红枣去核，切片；姜切成薄片。

❷ 取一只砂锅，将红枣、山楂、姜一并放入锅中，加适量水漫过所有材料，大火煮沸后转小火煎煮15分钟，放入红糖，用小火续煮5分钟至红溶化调匀即可。

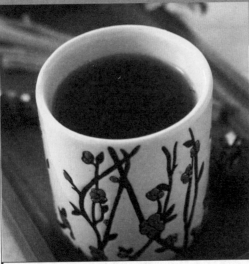

◎ 红枣芹菜饮 ◎

功效：补血益气，降压降脂。

材料：芹菜250克，红枣5颗，蜂蜜适量。

做法：

❶ 红枣清洗干净，去除枣核，切成小块；芹菜清洗干净，去除根部、择掉叶子，切成3厘米左右的小段。

❷ 取一只小锅，将红枣和芹菜一并放入锅中，加适量水漫过材料，小火煎煮30分钟，过网筛隔去红枣和芹菜渣，留取药汁，待药汁稍凉时，放入蜂蜜调匀即可。

糕点小吃

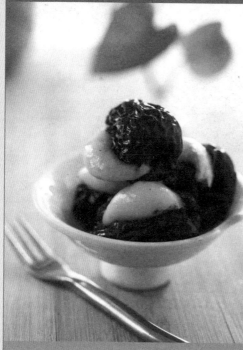

◎ 糯米红枣球 ◎

功效：益气补血。

材料：糯米粉 100 克，红枣 20 颗，砂糖适量。

做法：

❶ 红枣清洗干净，用清水浸泡 30 分钟左右，取出沥干，用小刀纵向切一个切口，但尽量不要切断，去除枣核。

❷ 将糯米粉和砂糖用少量温水和匀，揉成面团，搓成条状。

❸ 掐下合适大小的糯米团塞入步骤 1 的红枣的切口中；依次将所有红枣填上糯米粉。

❹ 将填好糯米馅的红枣放入深盘中，置于蒸锅内大火隔水蒸 10 分钟即可。

小贴士　糯米红枣球也可冷却后放入冰箱作为冰镇甜点食用，或者依据个人口味淋桂花糖、蜂蜜等。

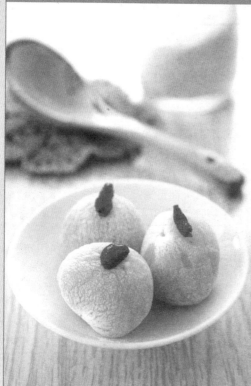

◎ 枣泥山药糕 ◎

功效：补血益气，健脾和胃。

材料：山药 500 克，糯米粉 50 克，红枣 20 颗，枸杞 15 克，白糖适量。

做法：

❶ 山药去皮洗净，切片，放入碗中，加适量白糖隔水蒸 25 分钟，取出冷却后捣成山药泥。

❷ 红枣洗净，去核，切丝，放入碗内，加少量白糖，大火隔水蒸 15 分钟，冷却后捣成枣泥作为馅料；枸杞子洗净，放入清水浸泡。

❸ 将山药泥放入大碗中，加糯米粉，搓成粉团后切小段，压成饼状，包入枣泥搓成丸，在表面薄薄裹一层糯米粉，置于盘中，上方放枸杞作为点缀，大火蒸 10 分钟即可。

小贴士　枣泥山药糕在制作山药粉团时还可以依个人口味加入牛奶或者炼乳，以提升糕点的香甜口感；有条件的情况下，山药泥和枣泥尽量过筛滤细。

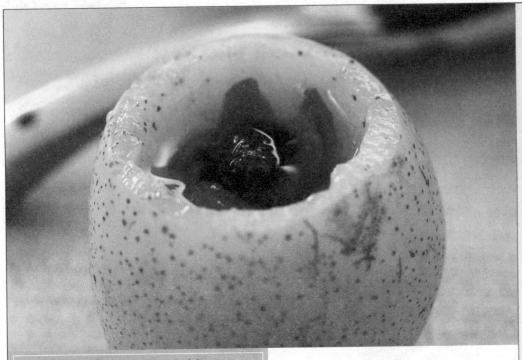

◎ 冰糖红枣雪梨 ◎

功效：清热化痰，生津润燥。

材料：雪梨 3 个，枸杞 15 克，红枣 6 颗，冰糖适量。

做法：

❶ 枸杞用清水浸泡 5 分钟，捞出洗净，沥干水分；红枣清洗干净，去除枣核，切成小块备用。

❷ 将雪梨清洗干净，从带梗处切下一块厚片作为雪梨盅的盖子，剩余部分用勺子剜去梨核，掏成碗状备用。

❸ 在梨碗里放入冰糖、大枣、枸杞，用带有梨梗的盖子盖好，放入小盘中，置于蒸锅内中火隔水蒸制 30 分钟即可。

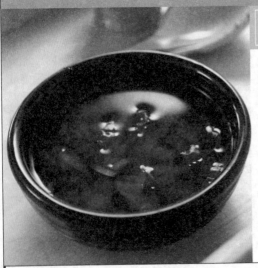

◎ 红枣银耳糖水 ◎

功效：益气补血，清凉去燥。

材料：银耳 15 克，红枣 10 颗，冰糖适量。

做法：

❶ 银耳泡发，去蒂，剪碎成小朵，捞出沥干水分。红枣清洗干净，去除枣核，切成细丝。

❷ 将银耳放入小碗中，置于蒸锅内隔水蒸制 20 分钟，取出备用。

❸ 取汤锅加适量水，放入红枣丝，大火煮沸。

❹ 往锅中放入步骤 2 中蒸制好的银耳，搅散后继续用大火煮沸 5 分钟，转小火炖煮 1 小时；放入冰糖，用小火续煮 5 分钟即可。

食材档案

《本草纲目》记载："石莲坚刚，可历永久，薏藏生意，藕复萌芽，展转生生，造化不息，故释氏用为引譬，妙理俱存；医家取为服食，白病可却。"

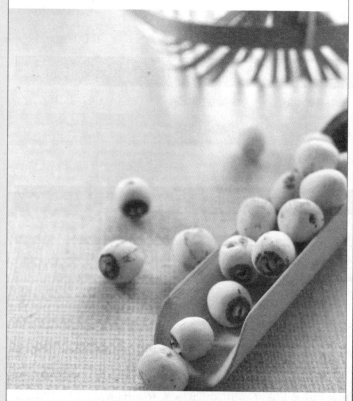

莲子

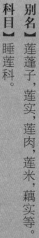

【别名】 莲蓬子，莲实，莲肉，莲米，藕实等。

【科目】 睡莲科。

【药用部位】 莲子是草本植物莲的果实部分，去皮晒干后为莲子，中有空隙，内有绿色莲子心，莲子和莲子心皆可入药。

【性味归经】 味甘、涩，性平，无毒；归脾、肾、心经。

【中医功效与主治】

益肾固精，止泻止带，健脾补胃。主治心虚或心肾不交引起的心悸、失眠多梦、肾虚遗精、尿频、久痢，脾虚引起的泄泻、妇女崩漏带下、食欲不振等。

【现代医学药理作用】

莲子具有促进新陈代谢的作用；抗衰老；增强记忆力；莲子心具有显著的强心作用，可以扩张外周血管，降低血压。

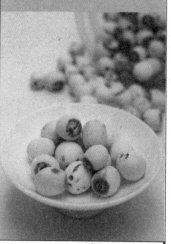

营养价值

莲子的营养活性成分	所占比例（%）	莲子的营养活性成分	所占比例（%）
◎淀粉	45.12~49.18	◎脂肪	2.4~2.58
◎糖	11.44~12.79	◎磷	0.75~0.79
◎水	7.24~9.36	◎铁	0.19~0.26
◎纤维	2.5~2.93	◎钙	0.008~0.012

莲子的营养成分	含量（毫克/100克）	莲子的营养成分	含量（毫克/100克）
◎氨基酸	13.181~18.468	◎维生素 B_2	0.041~0.077
◎维生素 C	4.74~5.44	◎维生素 B_6	0.016~0.087
◎维生素 B_1	0.12~0.126		

适用人群分析

◎儿童

莲子中含有丰富的钙、磷、钾以及多种维生素和微量元素，这些都是构成骨骼和牙齿的成分，因此，处于生长发育最关键时期的少年儿童，经常食用熟莲子制成的膳食，可以补充钙质和各种微量元素，对牙齿和骨骼的生长有重要帮助。

◎青少年男子

莲子中含有丰富的磷，对身体内蛋白质、糖类等代谢有重要作用，能维持体内酸碱平衡。青少年男孩在发育期间，会出现多梦、遗精频繁或滑精的现象，经常食用莲子及含有莲子的膳食、制剂等，能达到止涩固精的作用，同时，对精子的形成、性功能的发育都有益处。

◎心脑血管疾病患者

莲子心中含有莲心碱，能降低血管阻力，有效降低血压，还可以对抗心律不齐、心肌缺血，畅通血脉等。建议心脑血管疾病患者可以经常单独用莲子心泡水后代茶饮，每日不拘时饮用，坚持并养成习惯，可以有效预防心肌梗死，对高血压、冠心病等均有明显的辅助治疗作用。

◎鼻咽癌患者

莲子中含有一种名为氧化黄心树宁碱的物质，这种物质可以用来帮助抑制鼻咽癌。有鼻咽炎的患者在确诊后，经常食用莲子粥或饮用莲子茶等，可以有效防止病变细胞扩散，防治鼻咽癌。鼻咽癌患者经常食用莲子，也能抑制癌细胞，有明显的辅助治疗作用。

◎ 老年人

经常食用莲子，可以有效预防骨质疏松。对于老年人来说，莲子中的钙、磷、铁等都易于吸收，对提高免疫力、延缓衰老、调节代谢等都能有所帮助。建议有骨质疏松、脾虚气弱、心慌气短等症状的老年人定期进补莲子。

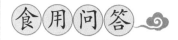

食用问答

Q：如何选购和贮存莲子？

A： 莲子有未去皮去种的"红莲"与去皮去种的"白莲"之分。

选购莲子时，以颗粒大、饱满、皮淡色红、皮纹细致、质地坚实、无皱者为佳，不要购买和食用变黄或者有发霉迹象的莲子。

真假莲子鉴别见下表：

	科目来源	外形	颜色	质地	味道
◎真莲子	睡莲科植物莲的成熟果实	椭圆形或类球形	浅黄棕色至黄棕色	表面有细纵纹或宽纹路	微苦
◎假莲子	豆科植物喙荚云实的种子	椭圆形或长圆形	乌黑色或黑棕色	横环纹或横裂纹	极苦

贮存方面，莲子受潮容易被虫蛀，受热则会导致莲心的苦味沁入莲子肉中。所以，为了避热防潮，可以把莲子放入袋子或罐子中密封，存放于干燥阴凉处。

Q：莲的其他药用部位药性如何？

A： 莲除了莲子以外，莲叶（荷叶）、荷梗、莲须、莲房、莲子心都可以入药。

荷叶：为莲的叶片，味苦涩、性平；有清暑利湿、升阳止血的功效；用于暑热病证、脾虚泄泻和多种出血症。

荷梗：为莲的叶柄及花柄，味苦、性平；有通气宽胸、和胃安胎的功效；主治外感暑湿、胸闷不畅、妊娠呕吐、胎动不安等。

莲须：为莲花中的花蕊，味甘、涩，性平；有清心固肾、涩精止遗的功效；主治遗精、滑精、带下、尿频等症。

莲房：为莲的成熟花托，味苦、涩，性平；具有化瘀止血的功效；用于崩漏、尿血、痔疮出血、产后瘀阻、恶露不尽等。

莲子心：为莲子中心的青嫩胚芽，味苦，性寒，

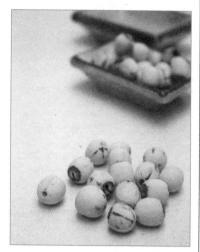

具有清心除热的功效；用于温病热入心包、神昏谵语、心火亢盛等。

Q：莲子的用量有规定吗？食用莲子有何禁忌？

A：一般来说，莲子的食用分量是每人每次6~20克。

以下人群请注意：大便干结难解或气滞腹胀者慎食；湿热、实邪所致的遗精、白浊、遗尿、白带、泄泻者慎食或遵医嘱食用；莲子忌与牛奶同食，容易加重便秘情况；此外，孕妇慎食，请遵医嘱。

Q：中医处方中的莲子与炒莲子分别是什么？有何异同？

A：中医处方中会用到"莲子肉"和"炒莲子肉"，其炮制方法与功效各有不同。

莲子肉：莲子原药，除去杂质，用温水浸软后剥开，去除莲子心即为莲子肉。莲子肉呈半椭圆形或半球形，中心有凹槽，外皮呈红棕色或黄棕色，肉白；有养心安神的功效，主治心肾不交、睡眠不宁等症状。

炒莲子肉：取干净的莲子肉，放入预热适度的净锅内，用文火炒至颜色加深，盛出凉凉后入药的即为炒莲子肉。炒莲子肉表面颜色较莲子肉深，略有焦斑和香气；有健脾止泻、补肾涩精的功效，多用于脾虚泄泻、肾虚遗精、妇女带下等症。

Q：莲子一般和什么药材搭配？有些什么作用呢？

A：莲子通常的配伍与保健功效见下表：

配伍	保健功效
人参、白术、茯苓、砂仁	用于脾胃虚弱，食少乏力，呕吐泄泻
补骨脂、肉豆蔻、五味子、人参	用于脾虚久痢不止
黄连、人参	清热毒，养胃止呕
益智仁、龙骨	用于小便白浊黄
酸枣仁	用于心慌不定、心悸，失眠等
白茯苓、丁香	用于产后咳逆
金樱子	用于肾虚失精
百合、薏米、沙参	用于心肾不交
芡实、沙苑蒺藜、龙骨	用于妇女带下
陈皮、白术、茯苓、炒麦芽	用于气弱易饱
白术、芡实	用于久泄久泻
淮山	用于脾胃虚弱引起的便溏泄泻
甘草	用于心经虚热、小便赤浊

粥品

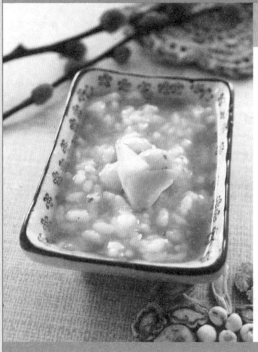

◎ 川贝百合莲子粥 ◎

功效：滋阴润肺，健脾化痰。

材料：粳米 100 克，莲子、川贝、熟地黄各 20 克，干百合 15 克，桔梗 6 克，砂糖适量。

做法：

❶ 莲子、川贝、百合分别洗净；莲子用牙签去除莲子心；川贝晒干后研成细末；干百合浸泡 10 分钟左右，捞出沥干水分。

❷ 熟地黄、桔梗分别洗净，放进纱布袋中封口，备用；粳米淘洗干净，用清水浸泡 30 分钟，捞出沥干水分。

❸ 取一只砂锅，将粳米、莲子、川贝、干百合和步骤 2 的药材纱布袋一并放入砂锅内。

❹ 放适量水漫过所有材料，大火煮沸后转小火熬煮 1 小时，取出纱布袋，加入砂糖，用小火续煮 5 分钟即可。

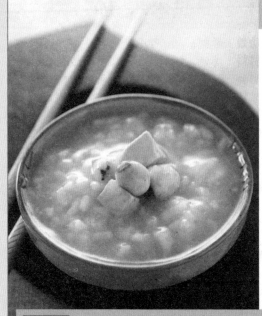

◎ 茯苓莲子粥 ◎

功效：健脾利湿，涩肠止泻。

材料：糯米 50 克，莲子、茯苓各 30 克，砂糖适量。

做法：

❶ 莲子、茯苓分别淘洗干净，莲子用牙签去除莲子心；茯苓沥干水分后放入料理机中打成碎末；糯米淘洗干净，用清水浸泡 30 分钟，捞出沥干水分，备用。

❷ 取一只砂锅，将莲子和糯米放入锅中，加入适量清水，大火煮沸后转小火熬煮 30 分钟，期间注意搅拌，避免粘锅。

❸ 煮至糯米开花、粥黏稠时，放入茯苓粉末拌匀，继续用小火熬煮约 10 分钟，放入砂糖调味即可。

小贴士　鲜莲子皮薄如纸，剥除很费时间，建议将莲子先洗一下，然后放入开水中，加入适量老碱，搅拌均匀后稍闷片刻，再倒入淘米箩内，用力揉搓，能很快去除莲子皮。

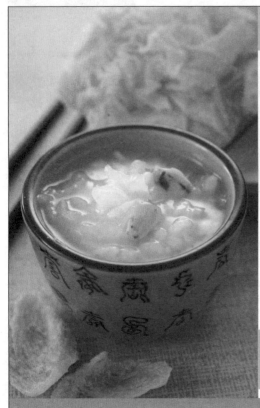

◎燕窝银耳莲子粥◎

功效：滋阴益气，润肺化痰。

材料：粳米50克，莲子、银耳各10克，燕窝5克，砂糖适量。

做法：

❶ 燕窝提前充分浸泡6小时左右，去除杂质、绒毛，洗净，用网筛沥干水分。

❷ 银耳提前充分泡发、洗净，去蒂，撕成小朵，放入碗中，置于蒸锅内隔水蒸半小时。

❸ 莲子清洗干净，去除莲子心；粳米淘洗干净，放入清水中浸泡30分钟，捞出沥干水分。

❹ 取一只砂锅，将莲子、燕窝、粳米一并放入锅内，加适量水漫过材料，大火煮沸后用小火熬煮40分钟；放入蒸制好的银耳，续煮30分钟，加入砂糖煮至溶化即可。

小贴士　银耳在泡发的时候宜使用温水，充分泡发后，除了去蒂以外，还要择除没有泡开、依然脆硬且呈淡黄色的部分。

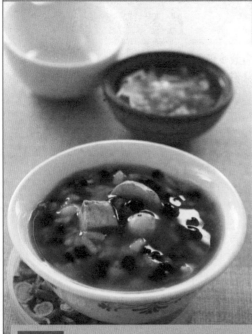

◎黑米八宝粥◎

功效：健脾祛湿，益气安神。

材料：黑米、粳米各50克，莲子、淮山、薏米、芡实、茯苓各15克，党参、白术各6克，砂糖适量。

做法：

❶ 莲子、淮山、薏米、芡实、茯苓、党参、白术分别洗净；莲子去除莲子心；党参、白术放入纱布袋内封口备用。

❷ 粳米、黑米分别淘洗干净，提前用清水浸泡2小时，捞出沥干水分。

❸ 取一只砂锅，将粳米、黑米和步骤1中的5种食材及药材纱布袋放入锅中。

❹ 加适量水盖过所有材料，大火煮沸后转小火熬煮1小时30分钟，取出药材包，放入砂糖，续煮10分钟，调匀即可。

小贴士　煮粥时间比较长，又不能一直搅拌的情况下，可以在煮粥前往锅底放一把非常耐热的汤匙，这样煮粥时即使不能时刻搅拌，也不会糊底。

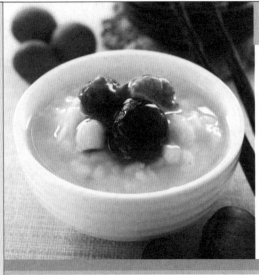

◎ 莲子桂圆核桃粥 ◎

功效：益肾固精，养心安神。

材料：粳米 50 克，莲子、栗子各 20 克，桂圆肉 4 粒，核桃 2 个。

做法：

❶ 粳米放入清水中浸泡 30 分钟，沥干备用。

❷ 莲子洗净，去心；桂圆肉清洗干净；栗子去壳、去衣，清洗干净；取核桃仁，切成小块。

❸ 取一只砂锅，加适量清水，大火煮沸后加入粳米、莲子、栗子、桂圆、核桃，再次煮开后，转小火熬煮 30 分钟，期间不停搅拌至粥黏稠即可。

◎ 莲子猪心粥 ◎

功效：健脾益心，安神健脑。

材料：猪心 1 个，粳米 100 克，莲子 30 克，金针菇 15 克，桂圆肉 4 颗，姜、盐各适量。

做法：

❶ 莲子、桂圆肉、姜分别洗净；莲子去除莲子心；姜切片；粳米淘洗干净，用水浸泡 30 分钟，捞出沥干水分。

❷ 猪心去白膜，洗净，切成薄片，在清水中充分浸泡出尽血污，捞出后再次洗净；金针菇切去根部，洗净备用。

❸ 取一只砂锅，将莲子、桂圆、粳米一并放入锅内，加入清水漫过材料，大火煮沸后改用小火续煮至粥稀烂。

❹ 粥将成时加入金针菇、姜片，续煮 5 分钟后放入猪心，中火煮至猪心熟透、粥黏稠，下盐调味即可。

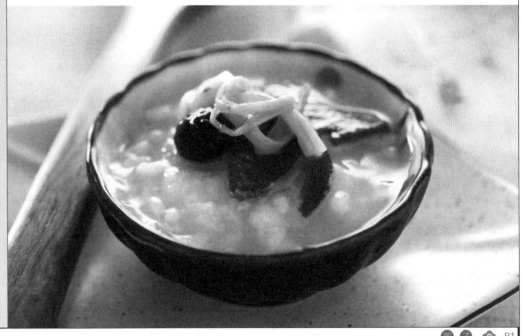

小菜

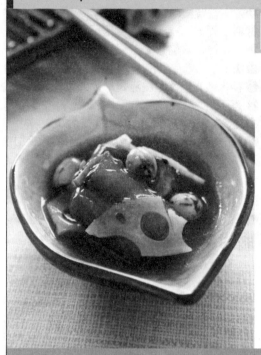

◎ 双莲炖排骨 ◎

功效：健脾补气。

材料：猪排骨 1000 克，莲藕 500 克，莲子 30 克，姜、蒜、绍酒、麻油、冰糖、生抽、盐各适量。

做法：

❶ 莲子、莲藕、姜、蒜分别洗净；莲子去心；莲藕切滚刀块；姜、蒜拍块。

❷ 猪排骨斩小段，放入清水中浸泡至血污完全渗出，取出沥干水分，盛入大碗中，放一勺绍酒、一勺生抽腌 1 小时。

❸ 烧热油锅，爆香姜、蒜，下冰糖炒至起泡，放排骨大火快速翻炒至发黄。

❹ 倒入开水没过排骨，转中火焖煮 30 分钟，放入莲子、莲藕，小火炖煮 1 小时，放入盐、麻油，大火翻炒收汁即可。

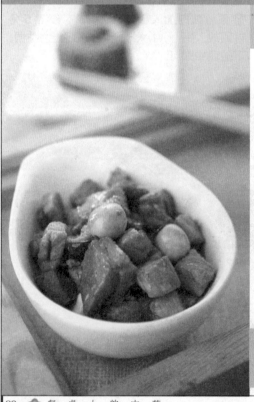

◎ 莲子鸭丁 ◎

功效：滋阴补血，健脾益肾。

材料：鸭肉 500 克，莲子 30 克，冬菇 5 朵，姜、葱、酒、上汤、麻油、盐、生粉水各适量。

做法：

❶ 莲子、葱、姜、冬菇分别清洗干净；葱切段；姜切片；冬菇用温水泡发，去蒂、切片；莲子去除莲子心，放入锅中焯熟捞出沥干。

❷ 鸭肉洗净，切成 1 厘米见方的小丁，放入沸水中稍微焯烫，捞出沥干后加姜、葱、酒、盐和清汤，隔水蒸 1 小时，取出备用。

❸ 油锅烧热，放入莲子、冬菇翻炒 5 分钟，再加入鸭肉丁稍微翻炒，用生粉水勾芡，大火收汁，淋麻油调味即可。

小贴士 选购鸭肉的时候要注意，鸭的体表光滑、不溢出油脂，颜色乳白，切开后切面呈玫瑰色的，是优质的鸭肉。

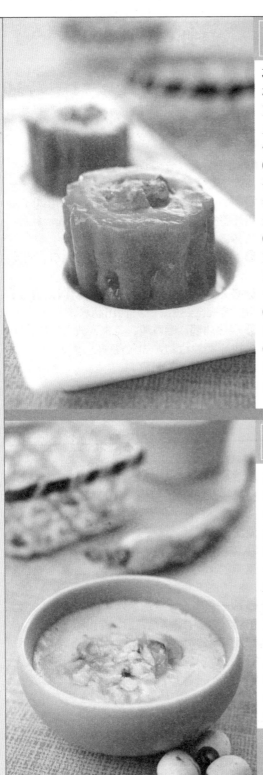

◎ 莲子酿苦瓜 ◎

功效：健脾益肾，清心安神。

材料：苦瓜250克，猪瘦肉100克，莲子30克，鸡蛋白1个，姜、葱、酒、生粉、胡椒粉、盐各适量。

做法：

❶ 莲子清洗干净，用牙签去除莲子心，放入碗中捣成粗粒；姜、葱分别洗净，一并切成细末备用；苦瓜清洗干净，去蒂，切成3厘米左右的小段，用小勺挖去内瓤。

❷ 猪瘦肉清洗干净，沥干水分，剁成肉馅，放入碗中，加入莲子末、葱末、姜末、鸡蛋白、生粉、胡椒粉和适量盐，拌匀后，顺着同一个方向搅打上劲。

❸ 将步骤2中拌好的肉馅填入苦瓜内，摆盘。

❹ 蒸锅内放入足量水，大火煮沸后，将莲子酿苦瓜整盘置于蒸架上，盖上盖，中火蒸20分钟即可。

◎ 参莲蒸蛋 ◎

功效：健脾益肾，养血补气。

材料：鸡蛋3只，人参5克，莲子30克，上汤250克，盐适量。

做法：

❶ 莲子、人参分别清洗干净，沥干水分；莲子用牙签去除莲子心，与人参一并放入料理机内研成细末备用。

❷ 取一只小锅，倒入上汤，小火加热后放置至温凉，调入盐拌匀备用。

❸ 取一只大碗，将鸡蛋、人参末、莲子末放入碗中一并打散，加入清汤调匀。

❹ 蒸锅内放适量水，大火煮沸后，将盛有蛋液的大碗置于蒸架上，转中火隔水蒸10分钟即可。

小贴士 蒸鸡蛋忌加生水，生水因自来水中有空气，水被烧沸后，空气排出，蛋羹会出现小蜂窝，影响蛋羹质量，缺乏嫩感，营养成分也会受损。

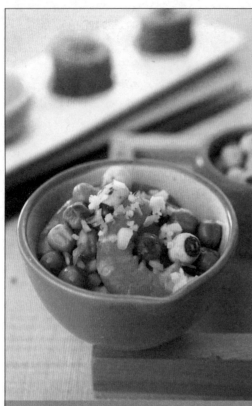

◎ 虾仁莲子青豆 ◎

功效：健脾益肾，滋阴润肺。

材料：鲜虾 200 克，莲子、青豆各 100 克，葱、姜、料酒、上汤、生粉、胡椒粉、盐各适量。

做法：

❶ 莲子、青豆分别清洗干净，莲子用牙签去除莲子心；葱、姜分别洗净，切成细末。

❷ 鲜虾洗净，过沸水煮至变色，剥出虾仁，用牙签挑去肠线，放入碗中，加生粉、料酒、盐各适量，拌匀腌 10 分钟。

❸ 另取一只小碗，加入胡椒粉、生粉、清汤调匀作为芡汁。

❹ 莲子放入锅中加适量水煮沸，放入青豆，待二者完全熟透，一并捞出沥水。

❺ 烧热油锅，爆香葱、姜末，放入虾仁，大火快速翻炒片刻，加入莲子、青豆，翻炒 1 分钟后下芡汁收汁即可。

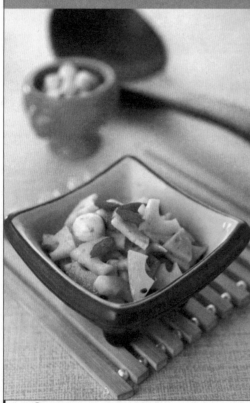

◎ 荷塘双宝 ◎

功效：清心安神，健脾益肾。

材料：藕 200 克，莲子 100 克，枸杞 10 克，盐、糖、白醋各适量。

做法：

❶ 将莲藕表皮刮白、冲洗干净，切成 1 厘米见方的小丁；莲子清洗干净，去除莲子心；枸杞清洗干净。

❷ 取一只煮锅，放适量水煮沸，将藕丁、莲子放入沸水中焯烫至熟透，捞出沥干水分；枸杞置于漏勺中，过沸水稍烫后用凉水浸泡备用。

❸ 炒锅加入适量油烧热，将藕丁、莲子放入锅中，迅速翻炒片刻，放盐、白醋、糖翻炒均匀，盛出摆盘，将枸杞子洒在表面作为装饰即可。

小贴士

另有名菜荷塘三宝，除了藕和莲子外，再加入新鲜菱角即可；鲜菱角去壳切丁后，与藕丁、莲子一同焯熟，其他步骤同上。

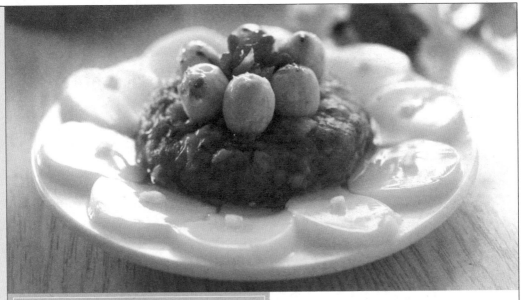

◎ 环玉狮子头 ◎

功效：健脾益肾，养心益气。

材料：莲藕100克，熟莲子80克，猪瘦肉、肥肉各50克，玉子豆腐2根，枸杞、葱、生抽、生粉水、姜汁、盐各适量。

做法：

❶ 莲藕、小葱分别洗净；莲藕切细丁；小葱切葱花；熟莲子留5个备用，其余切碎。

❷ 猪肉洗净，与莲藕丁一并剁成肉糜，加生抽、盐、姜汁、生粉水，充分搅打上劲，团成肉圆。

❸ 玉子豆腐切片，围绕深盘铺一圈；肉圆底部放入莲子碎，扣于盘中央，上方嵌入5个莲子及枸杞点缀。

❹ 整盘放入蒸锅，中火蒸10分钟，取出将盘内汤汁滤入炒锅，加剩余水淀粉勾成芡，浇到盘内，撒葱花即可。

◎ 莲子煲素丸 ◎

功效：健脾补气。

材料：土豆200克，莲子、豆腐果各50克，冬菇4朵，高汤800毫升，盐、味精各适量。

做法：

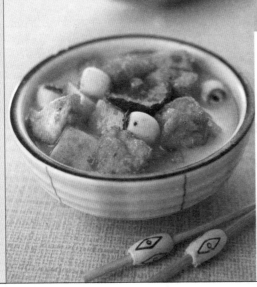

❶ 莲子去心，浸泡备用；土豆去皮、洗净，切小块；冬菇用凉水泡软，洗净备用。

❷ 烧热油锅，至油温约六成热时放入豆腐果炸熟，捞出沥油；另将土豆块放入锅中，炸至表面金黄，捞出沥油备用。

❸ 砂锅内放入高汤，大火煮沸后放莲子、冬菇，转小火炖煮20分钟至莲子熟透。

❹ 放入炸好的土豆、豆腐果，继续用小火焖煮15分钟，转大火收汁，下盐、味精调味即可。

汤羹

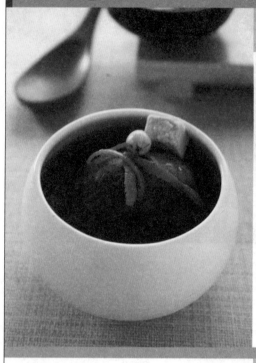

◎ 陈皮茯苓莲子猪心汤 ◎

功效：养心安神。

材料：猪心 1 个，莲子 60 克，茯苓、陈皮各 10 克，姜、盐、酒各适量。

做法：

❶ 莲子、茯苓、陈皮、姜分别清洗干净；莲子用牙签去除莲子心；陈皮用温水稍微浸泡 5 分钟至软，切成丝；姜去皮，切成薄片。

❷ 猪心去白膜及血筋，冲洗干净，切成厚片，放入沸水中，加适量酒，焯烫至完全去除血污、腥味。

❸ 取一只瓦煲，将猪心、莲子、茯苓、陈皮、姜片一并放入瓦煲内，加适量水漫过所有材料，大火煮沸后，盖上盖，转小火焖煮 2 小时，下盐调味即可。

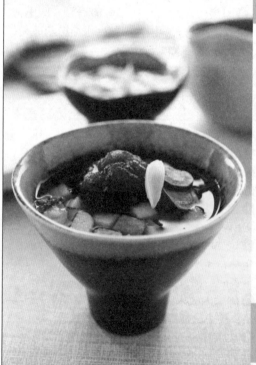

◎ 甘草莲心水果汤 ◎

功效：清心安神，润肺止咳。

材料：雪梨、苹果各 2 个，甘草、干百合各 30 克，莲子心 4 克，胖大海 2 个，冰糖适量。

做法：

❶ 莲子心、甘草、干百合、胖大海分别清洗干净；甘草放入清水中浸泡 15 分钟至稍微变软，捞出沥干后切片；干百合放入清水中浸泡 30 分钟，捞出沥干。

❷ 雪梨、苹果分别清洗干净，去核、去蒂，切成大块备用。

❸ 将百合、雪梨、苹果一并放入煮锅内，加入适量清水漫过所有材料，大火煮沸。

❹ 放入莲子心、甘草和胖大海转小火炖煮 15 分钟，加入冰糖，继续用小火稍煮 5 分钟，待冰糖完全溶化，调匀即可。

小贴士 苹果忌与水产品同食，同食容易引起便秘。

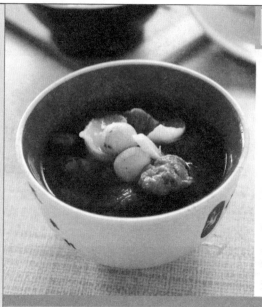

◎ 清补凉瘦肉汤 ◎

功效：滋阴润燥，润肺益肾。

材料：猪瘦肉 250 克，莲子 50 克，鲜百合 30 克，姜、葱、盐各适量。

做法：

❶ 莲子、鲜百合、葱、姜分别洗净；莲子去心；鲜百合去根，刮净黄黑斑，掰成小块，放入温水中浸泡 15 分钟，捞出沥干；姜切片；葱切小段。

❷ 猪瘦肉洗净，放入沸水中焯去血污，捞出沥干，切成 3 厘米见方的小块。

❸ 取一只砂锅，将莲子、猪瘦肉、姜片一并放入锅内，加入适量清水漫过所有材料，大火煮沸后改小火煮 40 分钟，加入鲜百合，小火续煮 15 分钟至材料熟透，撒葱花和盐调味即可。

◎ 淮山莲子炖鸡 ◎

功效：益气养血。

材料：鸡 1 只，莲子 50 克，淮山 30 克，姜、盐各适量。

做法：

❶ 莲子、淮山、姜分别洗净；莲子用牙签去除莲子心；姜刮去外皮，切成薄片。

❷ 鸡去内脏和指甲，清洗干净；取一只煮锅，加入适量水，大火煮沸后，放入鸡和姜片过沸水焯烫，捞出沥干备用。

❸ 取双层炖锅的内锅炖盅，将莲子、淮山、鸡放入炖盅内，加适量水漫过所有材料，盖上盖，放入外锅内。

❹ 用大火隔水煮沸后，转小火炖煮 2 小时，取出揭盖，依个人口味下少量盐调味即可。

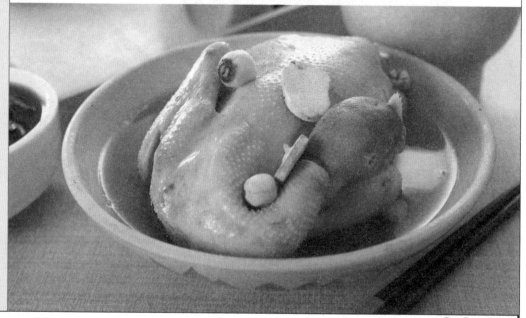

茶饮

◎ 人参山楂莲子茶 ◎

功效：健脾益胃，消食止泻。

材料： 茯苓 15 克，莲子、人参、山楂、白术、淮山各 10 克，泽泻、甘草各 6 克，陈皮 1 块，砂糖适量。

做法：

❶ 将上述 9 种药材分别清洗干净。

❷ 陈皮用温水浸软，刮去白瓤；莲子用牙签去除莲子心；淮山用温盐水浸泡 15 分钟，捞出沥干；甘草用温水浸软、切片。

❸ 取一只煮锅，将上述 9 种材料放入锅内，加入适量清水，大火煮沸后改小火炖煮 25 分钟，用网筛隔去药渣，留取药汁，加入砂糖拌匀即可。

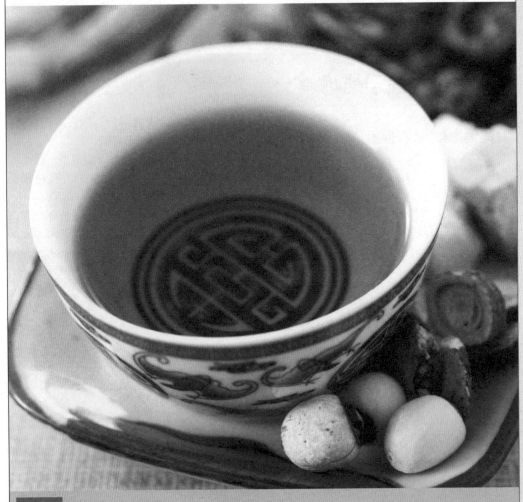

小贴士 制作药茶的药材比较多的时候，可以放入纱布袋中封口，再将纱布袋放入锅中煮制，部分药材会忌铁器等，尽量不要使用金属滤网。

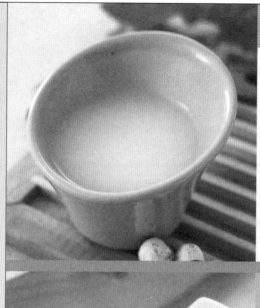

◎ 莲子鲜奶 ◎

功效：健脾益胃，补虚养神。

材料：牛奶200毫升，莲子30克，砂糖适量。

做法：

❶ 莲子洗净，用牙签去除莲子心，晒干后用料理机研成粉末，盛入小碗中用少量清水调成稀糊状备用。

❷ 牛奶放进小煮锅内，依个人口味加入适量砂糖，用小火边煮边搅拌至砂糖完全溶化。

❸ 待砂糖完全溶化、牛奶微沸腾时，往锅中慢慢加入步骤1中的莲子糊，继续用小火煮熟拌匀即成。

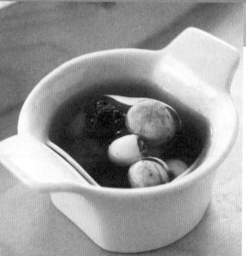

◎ 桂圆莲子羹 ◎

功效：养心安神。

材料：莲子20克，桂圆8颗，砂糖、冰糖各适量。

做法：

❶ 桂圆、莲子分别清洗干净，莲子用牙签去除莲子心。

❷ 取一只小煮锅，将砂糖、冰糖放入锅内，加入两大碗清水，用小火边煮边搅拌至砂糖和冰糖完全溶化。

❸ 待溶化后，加入莲子和桂圆，盖上盖小火熬煮约30分钟至莲子和桂圆熟烂即可。

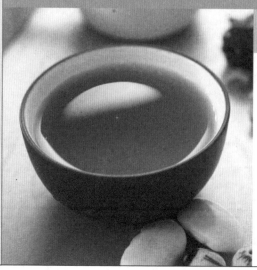

◎ 太子参莲子羹 ◎

功效：健脾益胃，养阴合宜。

材料：淮山10克，太子参、薏米、扁豆、麦芽各8克，莲子、山楂、白芍各6克，鸡内精5克，葛根3克，大枣2颗。

做法：

❶ 莲子去心；大枣去核；淮山用温盐水浸泡15分钟沥干；薏米、扁豆分别用清水浸泡30分钟，捞出沥干。

❷ 取一只砂锅，将所有材料一并放进锅内，加入适量清水，小火炖煮1小时左右，用网筛隔去药渣，留取药汁，即可直接饮用。

糕点小吃

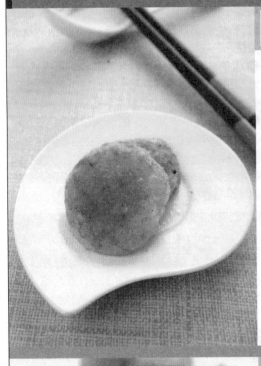

◎ 莲蓉薯饼 ◎

功效： 健脾益肾，养心益气。

材料： 马铃薯 500 克，莲子 300 克，面包糠 150 克，鸡蛋 2 只，砂糖、生粉各适量。

做法：

❶ 莲子清洗干净，去除莲子心，放入蒸架隔水蒸至熟透，取出压成莲蓉。

❷ 马铃薯去皮，隔水蒸至熟烂，取出压成薯蓉。

❸ 鸡蛋打散，搅拌成蛋液；面包糠放在盘子中。

❹ 取出少量薯蓉，将莲蓉包在中间，搓成饼状，先放进鸡蛋液中裹上一层蛋液，再放入盘中滚动裹上面包糠。

❺ 将油锅烧至六成热，把薯饼逐一放进锅内，炸至熟透，捞出沥干；再次烧热油锅，下入薯饼炸至金黄色，捞起即成。

◎ 莲子茯苓糕 ◎

功效： 健脾安心。

材料： 莲子、茯苓、麦冬、糯米粉各 50 克，桂花 10 克，砂糖适量。

做法：

❶ 莲子清洗干净，用温水浸泡片刻，去除莲子皮和莲子心。

❷ 茯苓、麦冬分别清洗干净，茯苓切片，和麦冬一并晒干后用料理机研成粉末。

❸ 将莲子、茯苓、麦冬粉及糯米粉放入大碗中，加桂花和砂糖，放适量水揉成面团，用饼模压制成形，逐个放入蒸盘中。

❹ 蒸锅内放入适量水，将步骤 3 的蒸盘整个放入蒸架，盖上盖隔水蒸 15~20 分钟，至成形后取出切块即可。

小贴士

制作莲子茯苓糕时，饼模里要先铺一点儿糯米粉，然后再放入面团压制成形；蒸盘要先刷一层油，然后再放饼去蒸，不容易粘锅。

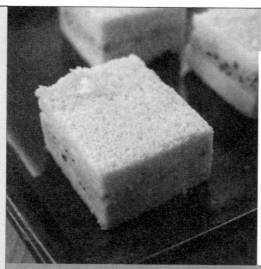

◎ 莲栗糯米糕 ◎

功效：健脾益肾，补虚强骨。

材料：糯米粉 500 克，莲子、栗子、核桃仁各 60 克，桂花 15 克，砂糖适量。

做法：

❶ 莲子去心；取核桃仁；栗子去壳、去衣。

❷ 将莲子、栗子、核桃一并放入锅中煮软，捞出沥干水分，放入研磨器中压成泥状备用。

❸ 将糯米粉放入大碗中，加入适量开水调匀，放入莲子泥、栗子泥、核桃泥和适量砂糖，揉制成面团，用饼模压制成形，放入蒸盘，在表面均匀撒上桂花，小火隔水蒸制1~2小时即可。

◎ 冰糖莲子 ◎

功效：清新润燥。

材料：莲子 200 克，豌豆 25 克，菠萝 50 克，冰糖 150 克。

做法：

❶ 将莲子清洗干净，去皮，去莲子心，放入碗内加温水 150 克漫过莲子，放入蒸锅以中火蒸约 30 分钟至莲子软烂取出，倒出汤水，捞出莲子盛于汤碗内。

❷ 鲜菠萝去梗、去皮，清洗干净，切成 1 厘米见方的小丁；豌豆淘洗干净。

❸ 取一只干净的炒锅，中火烧热后，放入适量清水，再放入冰糖烧至沸腾。

❹ 待冰糖完全溶化后，加入豌豆、菠萝丁煮至沸腾，连汤倒入盛莲子的汤碗内，待莲子浮于表面即可食用。

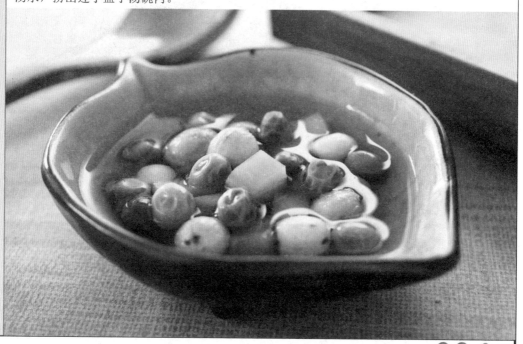

黄芪

《本草纲目》记载："黄耆叶似槐叶而微尖小，又似蒺藜叶而微阔大，青白色。开黄紫花，大如槐花。结小尖角，长寸许。根长二三尺，以紧实如箭竿者为良。嫩苗亦可煤淘茹食。"

【别名】 黄耆，绵黄耆，北芪，口芪等。

【科目】 豆科多年生草本植物。

【药用部位】 蒙古黄芪或膜荚黄芪的干燥根。

【性味归经】 味甘，性微温，无毒；归脾、肺经。

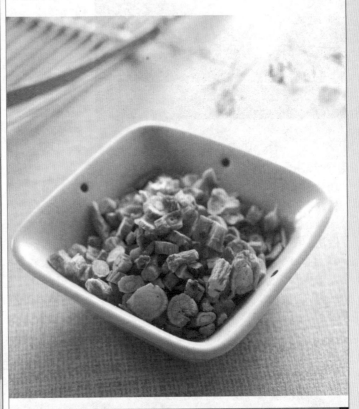

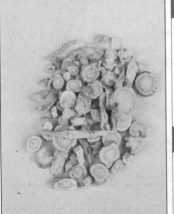

【中医功效与主治】

补气升阳，固表止汗，托毒生肌，利水消肿。主治肺气不足，久咳虚喘，脾气虚弱，倦怠乏力，消瘦纳呆，食少便溏，舌淡脉缓，久泻脱肛，脏器下垂，气虚自汗，疮疡、水肿，气血亏虚，久溃不敛等症。

【现代医学药理作用】

增强机体免疫功能；增强机体耐缺氧的能力及应激能力；抗氧化；抗衰老；抗肿瘤；抗疲劳；抗辐射；抗菌；抗病毒；促进机体新陈代谢等。

营养价值

黄芪主要有效成分	质量百分比（经查文献取值）	黄芪主要有效成分	质量百分比（经查文献取值）
◎黄芪皂苷	约0.2616%	◎黄芪多糖	约6.78%
◎黄酮类	约4.6%	◎氨基酸类	约8.0458%

膜荚黄芪的有效成分	含量	蒙古黄芪的有效成分	含量
◎黄芪甲苷	1.186±0.024 毫克/克	◎黄芪甲苷	0.710±0.030 毫克/克
◎总黄酮	46±1.414 毫克/克	◎总黄酮	45±4.243 毫克/克
◎10-羟基-3.9-二甲氧基紫檀烷	84.640±3.069 微克/克	◎10-羟基-3.9-二甲氧基紫檀烷	19.955±0.813 微克/克
◎总多糖	48.800±1.245 毫克/克	◎总多糖	73.310±0.962 毫克/克

适用人群分析

◎糖尿病患者

黄芪中含有能促进胰岛素分泌的成分，可以帮助体内各种营养素包括糖、脂肪等的分解与代谢。糖尿病患者可以在中西医治疗的基础上，配合进补黄芪，经常食用含有黄芪的药膳或饮用黄芪茶等，能有效防治糖尿病引起的各类不良反应，对减少并发症的发生概率，有显著的辅助治疗效果。

◎乙肝患者及其他肝功能受损者

乙肝患者经常进补黄芪，可以有效减轻肝细胞变性坏死以及炎症反应，并能抑制乙肝病毒复制与扩散，从而缓和病情。另外，黄芪中还含有多种可以保护肝功能、改善肝内血液循环的物质，可以促进肝细胞合成蛋白，对慢性肝炎和其他肝功能受损证患者的病证都有辅助治疗作用。

◎心脑血管疾病患者

经常食用黄芪，能减少血栓形成，对高血压、老年慢性心律失常、冠心病、脑血管疾病等均有明显疗效，同时，对肺源性心脏病、病毒性心肌炎等也有一定的治疗效果。心脑血管疾病属于慢性疾病，需要长期调理，不仅需要进行药物治疗，进行一定的食疗、食补也非常关键。建议患者除了日常服药以外，还可以经常饮用黄芪茶，对减轻心脏负担、保护心肌、提高心脏耐缺氧能力等均有帮助。

◎ 中老年人

　　黄芪能补虚益气，非常适合中老年人进补。黄芪中含有大量多糖、黄酮等化合物和微量元素，对于改善身体的免疫调节作用很有帮助。中老年人由于自身免疫力逐渐降低，非常容易患病，经常进补黄芪，可以提高免疫力，抵抗病毒侵蚀，强身健体。此外，黄芪中还含有可以清除自由基的成分，能有效抗衰老，尤其对改善老年人的记忆力有所帮助。

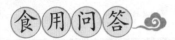

Q：怎样选购与贮藏黄芪？

A：正品黄芪味甘、气微，嚼有淡淡豆腥味，如果有异味、苦涩味或豆腥味很浓的，则很有可能是伪品，不宜购买。

　　黄芪原枝呈圆柱形，质硬而有韧性，不易折断。折断后表面呈纤维状、毛化，外层皮部黄白色，中间木部淡黄色，有明显的菊花心，呈放射状的纹理和裂缝。有的老根中心会有黑褐色带粉状的枯朽部分，属于正常情况，可以放心购买。

　　黄芪片质地坚韧，表面黄白色，中心呈黄色。市面上有一种颜色略深、带蜜香的黄芪片，是经过蜜糖加工的蜜炙黄芪，也可选购。

　　贮藏黄芪应当注意防潮、防蛀，因此，购买黄芪后，宜用器皿密封，置于通风干燥处保存。

Q：黄芪的用量有讲究吗？服用时有何禁忌？

A：一般而言，健康的成年人每日可服 5~10 克黄芪，气血虚弱者可提至 10~30 克，如想达到明显治疗效果，则可视情况加至 30~60 克。过量服用黄芪有可能引起头晕、胸闷、失眠、肢体疼痛、皮疹瘙痒等过敏反应，因此具体用量请遵医嘱。

　　注意：凡表实邪盛、内有积滞、阴虚阳亢、疮疡阳证实证等均不宜服食黄芪。

　　下述症状患者需配合其他药材服用（详见下表）：

症状	药材配伍
湿热：口苦口干、舌苔黄腻	黄连、茵陈、黄芩等清热利湿药
热毒炽盛：膜腹发炎、满面通红、喉咙疼痛、口苦口干、唇舌红绛、舌苔黄燥等	黄连、栀子、大黄、败酱草等清热解毒药
阴虚：手足心热、口咽干燥、腰酸背痛、潮热盗汗、舌红无苔等	用生地、熟地、玄参、麦冬、天冬、玉竹等养阴药

Q：黄芪的等级规格是如何区分的？

A：黄芪按规格和品质会分为特等、一等、二等、三等四个品级。

　　特等黄芪长 70 厘米以上，上中部直径 2 厘米以上，末端直径不小于 0.6 厘米，无根须、老皮、虫蛀、霉变。其他品级的长度、直径与品质都逐级递减，价格与稀有程度也相应降低。

Q：黄芪有品种、药性之分吗？

A：黄芪一般以产地作为分类，其中尤以西北、内蒙古出产的质量最优。含硒量是黄芪质量评定的重要标准，黄芪的质量越好，含硒量越高。北方产的黄芪，功效和黄芪相同，疗效比较强烈。其他各类如金翼黄芪、梭果黄芪、多花黄芪、多序岩黄芪、扁茎黄芪、塘谷耳黄芪等，多属于黄芪药材的代用品，功效相差甚远，选购时要注意区分。

Q：黄芪一般怎样食用？搭配哪些药材呢？

A：黄芪入馔时以炖、烧、蒸、煮、焖、煲汤、冲饮等方式为主，入药则遵医嘱煎服。通常黄芪与其他药材配伍功效如下：

配伍	保健功效
◎人参、炙甘草、桂枝、生姜	大补元气，改善心脏功能，辅助治疗心力衰竭
◎当归	补益气血，适用劳倦内伤、气血不足等
◎防风、白术、茯苓	健脾益气、利尿消肿，治疗内分泌失调
◎生地、五味子、天花粉	益阴生津，可治疗气虚津亏的消渴症
◎川芎、甲珠、皂角刺	加速伤口愈合，对气血不足引起的皮肤溃烂有效
◎地龙、桃仁、红花	改善气虚血滞，可用于半身不遂人士
◎牡蛎、麻黄根、浮小麦	治疗体虚不足，改善多汗、盗汗等情况
◎淮山、山茱萸	改善脾肾两虚、精亏液耗引致的消渴症
◎升麻	升阳举陷，适用于气虚下陷所致崩漏、脱肛等症

Q：中医处方中的生黄芪和蜜炙黄芪有何异同？

A：历史上，黄芪曾经有过清炒、米炒、酒炙、蜜炙、盐炙、麸炒后盐汤制等多种炮制方法。目前黄芪的炮制品主要有生黄芪与蜜炙黄芪两种，二者均性味甘温，均归肺、脾经，都具有补气固表、利尿、托毒排脓、敛疮生肌之功。

二者的区别在于：生黄芪擅长固表止汗、利水消肿、托疮排脓，多用于卫气不固、自汗时出、体虚感冒、水肿、疮疡不溃或久溃不敛；蜜炙黄芪则以益气补中见长，多用于气虚乏力、食少便溏者。

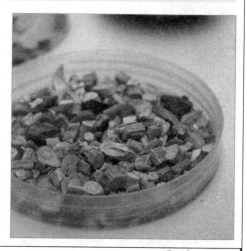

粥品

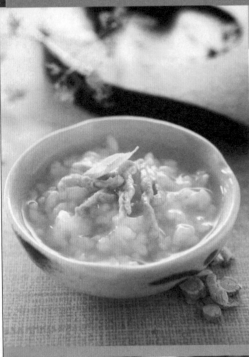

◎ 黄芪红枣羊肉粥 ◎

功效：益气养血，补肾助阳。

材料：羊肉 200 克，糯米 100 克，黄芪 15 克，红枣 10 粒，陈皮丝、姜丝各 5 克，盐、胡椒粉各适量。

做法：

❶ 糯米淘洗干净；羊肉、黄芪分别清洗干净；红枣清洗干净，切开掏去枣核。

❷ 将羊肉整块置于盘中，在表面均匀铺上陈皮丝、姜丝，放入蒸锅中用中火隔水蒸熟后取出，切成粗丝备用。

❸ 取一只砂锅，将黄芪、红枣一并放入锅中，加入适量水，用大火煮沸后改小火煮20分钟，捞出黄芪、红枣的药渣弃去不用。

❹ 往剩余药汁中加入糯米，用小火熬煮半小时，加入羊肉丝、盐和胡椒粉，拌匀即可。

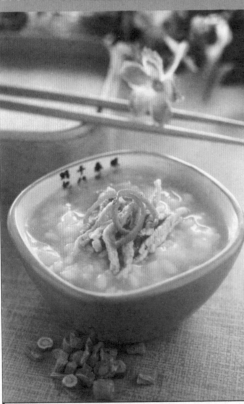

◎ 党参黄芪瘦肉粥 ◎

功效：益气固表，理气和胃。

材料：猪瘦肉 200 克，粳米 100 克，黄芪、党参各 20 克，陈皮 5 克，生粉、盐各适量。

做法：

❶ 猪瘦肉清洗干净，切成细丝，放入小碗中用少许生粉及盐拌匀，腌制 15 分钟。

❷ 粳米淘洗干净；黄芪、党参分别清洗干净，陈皮洗净泡软，刮去白瓤，切成小块。

❸ 取一只煮锅，把黄芪、党参放入锅中，加入适量水漫过材料，大火炖煮 20 分钟，用网筛隔去药渣，留取药汁备用。

❹ 另取一只砂锅，加入上述药汁和适量清水，大火煮沸后往锅中加入粳米、猪瘦肉和陈皮，转小火熬煮 30 分钟至粥成，下盐调味即可。

小贴士　黄芪党参药汁可以用同样的水量煎取两次，然后将两次的药汁充分混合均匀以后，再用药汁直接煮粥，这样可以使药性更强。

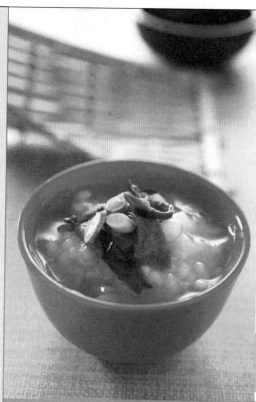

◎ 黄芪猪肝粥 ◎

功效：养气养血，通乳。

材料：粳米 100 克，猪肝 80 克，黑木耳 30 克，黄芪 20 克，姜汁、酒、糖、胡椒粉、生粉、葱粒、盐各适量。

做法：

❶ 猪肝清洗干净，切成薄片，放入小碗中用少许姜汁、酒、糖、胡椒粉、生粉及盐拌匀腌制 10 分钟。

❷ 粳米淘洗干净，用清水浸泡 30 分钟，捞出沥干；黄芪清洗干净；黑木耳用温水充分泡发，洗净，去蒂，切成丝。

❸ 取一只砂锅，将粳米放入锅中，加适量水大火煮沸后，转小火熬煮 30 分钟。

❹ 加入猪肝、黑木耳和黄芪，继续用小火煮至猪肝熟透，下盐调味，撒上葱粒即可。

小贴士 清洗新鲜猪肝的时候，滴少许白醋或者将猪肝浸在牛奶中片刻，这两种方法都可以有效去除猪肝的异味。

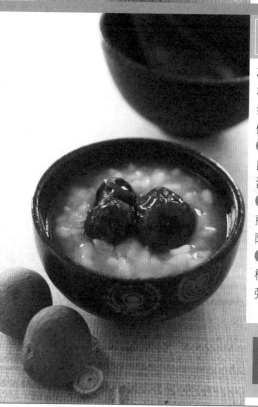

◎ 黄芪桂圆红枣粥 ◎

功效：健脾养心，补血安神。

材料：粳米 100 克，黄芪、桂圆肉各 30 克，红枣 5 粒。

做法：

❶ 粳米淘洗干净，用清水浸泡 30 分钟，捞出沥干；黄芪、桂圆肉分别清洗干净；红枣清洗干净，切开掏去枣核。

❷ 将黄芪放入煮锅中，加入两大碗水，大火煎煮 15 分钟后转小火煎煮 30 分钟，用网筛隔去药渣，留药汁备用。

❸ 另取一只砂锅，加适量水煮沸，加入粳米、桂圆肉和红枣，转小火熬煮 30 分钟左右至粥黏稠即可。

小贴士 黄芪桂圆红枣粥滋补气血，特别适合女性经期过后饮用；而春季气候湿热，服用本粥容易导致以热助热，首次食用一定不要过多，以免上火。

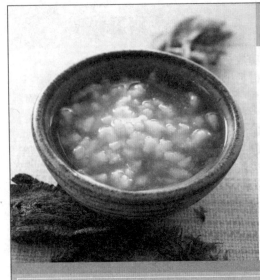

◎黄芪当归鸡粥◎

功效：益气养血。

材料：粳米 100 克，黄芪、当归各 10 克，川芎、红花各 3 克，鸡汤、盐各适量。

做法：

❶粳米用清水浸泡 30 分钟，捞出沥干水分。

❷把黄芪、当归、红花和川芎一并放入煮锅中，加入适量鸡汤，用大火煮 15 分钟，用网筛隔去药渣，留取药汁备用。

❸另取一只砂锅，加入上述药汁和适量清水，大火煮沸后，加入粳米，转小火熬煮 30 分钟至粳米开花、粥黏稠时，下盐调味即可。

◎黄芪党参红豆粥◎

功效：祛湿健脾。

材料：粳米 150 克，红豆 100 克，黄芪、党参各 20 克，红糖适量。

做法：

❶红豆用清水浸泡 1 小时，洗净，捞出沥干水分；粳米淘洗干净，用清水浸泡 30 分钟，捞出沥干水分；黄芪、党参分别清洗干净。

❷取一只煮锅，把黄芪和党参放入锅中，加入适量水，大火煎煮 30 分钟，用网筛隔去药渣，留取药汁备用。

❸另取一只砂锅，将步骤 2 中的药汁与水一并放入，大火煮沸后，加入粳米和红豆，转小火熬煮 30 分钟至粥成，加入红糖，调匀即可。

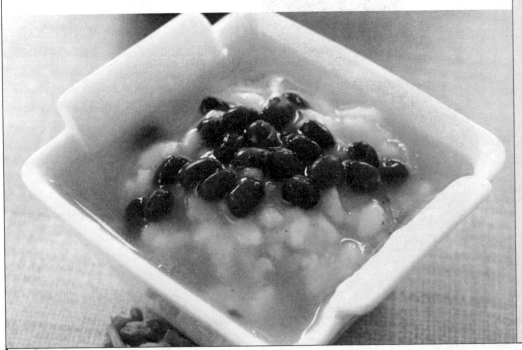

汤羹

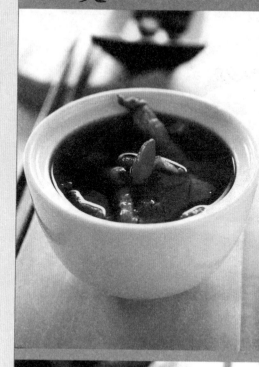

◎ 黄芪人参瘦肉汤 ◎

功效：补中益气，升阳举陷。

材料：猪瘦肉 300 克，黄芪 25 克，川牛膝、枸杞子各 10 克，人参、当归各 5 克，甘草 2 片，生姜 2 片，盐适量。

做法：

❶ 猪瘦肉清洗干净，放入沸水中焯去血污，捞出沥干水分，切成 3 厘米见方的小块。

❷ 将黄芪、川牛膝、枸杞子、人参、当归、甘草、生姜分别清洗干净；枸杞子、甘草分别用清水浸泡 10 分钟，捞出沥干，甘草切段；生姜去皮，切片。

❸ 取一只砂锅，把步骤 2 中除生姜外的 6 种药材一并放入锅中，加入适量的水，用大火煮沸后，放入猪瘦肉和生姜，盖上盖，转用小火炖煮 3 小时，下盐调味即成。

◎ 黄芪虾仁汤 ◎

功效：调补气血。

材料：虾仁 100 克，黄芪、淮山各 30 克，当归、枸杞子各 15 克，盐适量。

做法：

❶ 虾仁用牙签挑去肠线，稍微抹少量盐搓洗干净，沥干水分。

❷ 将黄芪、当归、枸杞子、淮山分别清洗干净，枸杞子用清水浸泡 10 分钟，捞出沥干。

❸ 把黄芪、淮山、当归、枸杞子放入煮锅中，加入适量水漫过所有材料，用小火煎煮 15 分钟，用网筛隔去药渣，留取药汁备用。

❹ 将步骤 3 的药汁加适量水放入锅中，大火煮沸后，加入虾仁，转小火炖煮 15 分钟，下盐调味即可。

小贴士 黄芪虾仁汤尽量选用鲜虾仁，在入汤前还可以先用少量酒和胡椒粉稍微腌制一下，以充分去除虾仁的腥味。

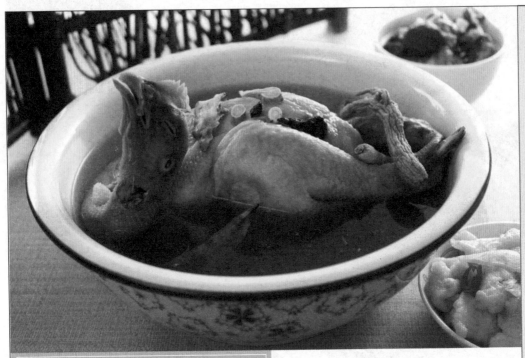

◎ 黄芪人参炖老鸡 ◎

功效：益气补血。

材料：老鸡1只，黄芪30克，香附、当归各20克，人参5克，盐适量。

做法：

❶ 老鸡去内脏、指甲，清洗干净，放入沸水中焯去血污，捞出沥干，备用。

❷ 黄芪、香附、当归、人参分别清洗干净，沥干水分。

❸ 把黄芪、香附、当归和人参填入鸡腹内，用棉线挑缝封口备用。

❹ 取双层炖锅，在炖盅内加入适量水，放入老鸡，盖上盖，置于外锅内用大火煮沸，转小火隔水炖3小时，取出炖盅，拆除鸡腹棉线，下盐调味即可。

◎ 黄芪党参排骨汤 ◎

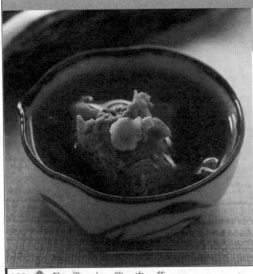

功效：补中益气。

材料：排骨300克，黄芪50克，党参30克，红枣3粒，盐适量。

做法：

❶ 排骨清洗干净，斩成4厘米左右的小段，放入沸水中焯去血污，捞出沥干。

❷ 红枣清洗干净，切开掏去枣核。

❸ 取一只砂锅，将排骨、黄芪、党参、红枣一并放入锅中，加入适量水漫过所有材料，用大火煮沸后滚煮10分钟，盖上盖，转小火炖煮3小时，下盐调味即可。

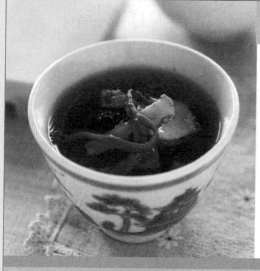

◎ 黄芪虫草瘦肉汤 ◎

功效：补肺益肾，化痰平喘。

材料：猪瘦肉250克，淮山20克，黄芪、桂圆肉各15克，冬虫夏草5克，盐适量。

做法：

❶ 猪瘦肉清洗干净，切成3厘米左右的小块，放入沸水中焯去血污，捞出沥干水分备用。

❷ 取一只砂锅，把淮山、黄芪、桂圆肉、冬虫夏草、猪瘦肉一并放入锅中，加入适量水漫过所有材料，用大火煮沸后，盖上盖，改小火炖煮3小时，依据个人口味下少量盐调味即可。

◎ 黄芪生鱼汤 ◎

功效：益气养血，补虚生肌。

材料：生鱼1条，黄芪20克，蜜枣3粒，生姜2片，油、盐各适量。

做法：

❶ 生鱼去鳞、鳃、内脏，清洗干净，沥干水分备用。

❷ 黄芪、蜜枣、生姜分别清洗干净，生姜去皮，切成片。

❸ 取炒锅放适量油烧至六成热时，放入姜片炒香，再放入生鱼，煎至两面呈金黄色，捞出沥油，用厨房用纸吸干净表面的油分。

❹ 取一只砂锅，把黄芪、蜜枣放入锅中，加入适量水，用大火煮沸后，放入步骤3中煎好的生鱼，盖上盖，改用小火炖煮2小时，下盐调味即可。

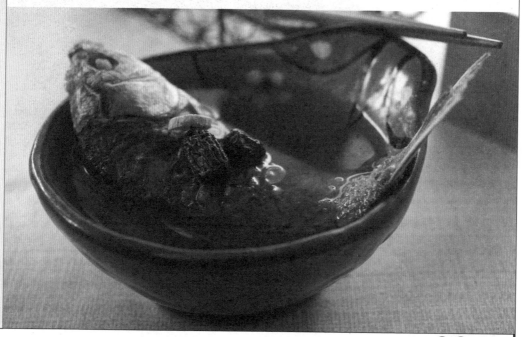

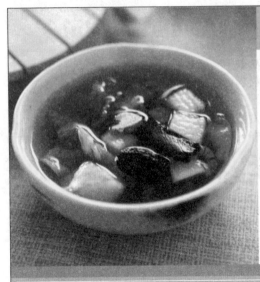

◎黄芪雪耳苹果汤◎

功效：益气养阴。

材料：猪瘦肉200克，苹果1个，黄芪40克，灵芝、雪耳各10克，蜜枣3粒，盐适量。

做法：

❶猪瘦肉清洗干净，切成4厘米见方的小块，放入沸水中充分焯去血污，捞出沥干备用。

❷苹果洗净，去蒂，剜去果核，改切成大块。

❸雪耳用温水泡发，去蒂，撕成小朵，沥干。

❹取一只砂锅，放入猪瘦肉、黄芪、灵芝、雪耳、蜜枣和苹果块，加入适量水用大火煮沸后，盖上盖，改用小火熬煮2小时，下盐调味。

◎黄芪香菇鲫鱼汤◎

功效：健脾益气，利湿消脂。

材料：鲫鱼1条，黄芪、香菇各30克，生姜2片，油、盐适量。

做法：

❶鲫鱼去鳞、鳃、内脏，清洗干净，沥干水分。

❷黄芪、香菇、生姜分别清洗干净；香菇去蒂，切成小块；生姜去皮，切片。

❸炒锅内放入适量油，烧至六成热，放入姜片爆香，再放入鲫鱼煎至两面呈金黄色，捞出沥油，并用厨房用纸吸去表面油分。

❹取一只砂锅，加适量水，放入黄芪、香菇，大火煮沸后，再放入步骤3中煎过的鲫鱼，转小火煮2小时，下盐调味即可。

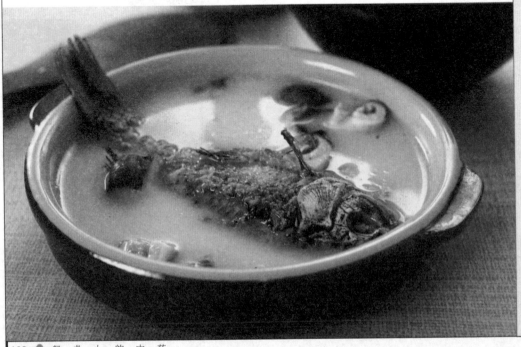

茶饮

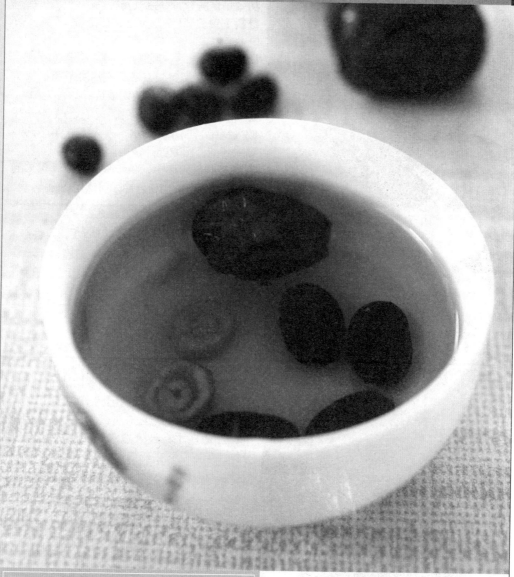

◎黄芪黑豆红枣茶◎

功效：补中益气，养气安神。

材料：黑豆 100 克，黄芪 50 克，红枣 30 克。

做法：

❶ 将黑豆、黄芪、红枣分别清洗干净。

❷ 黑豆放入清水中浸泡 1 小时，捞出沥干；红枣切开成两半，去除枣核；黄芪用温水浸软，改切成小片。

❸ 取一只煮锅，将黑豆、黄芪和红枣一并放入锅中，加入适量水漫过所有材料，大火煮沸后，盖上盖，转小火炖煮 1 小时至黑豆熟烂即可。

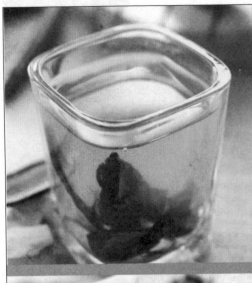

◎黄芪灵芝茶◎

功效：健脾补肾，益气安神。

材料：黄芪30克，灵芝、茯苓各15克，茶叶5克。

做法：

❶将黄芪、灵芝、茯苓分别清洗干净；黄芪和灵芝用温水浸软，改切成片。

❷取一只煮锅，将黄芪、灵芝、茯苓一并放入锅中，加入大量水，大火煎煮40分钟，隔去药渣，留取药汁备用。

❸取茶叶放入杯中，将步骤2的药汁煮沸倒满，盖上杯盖闷10分钟即可饮用。

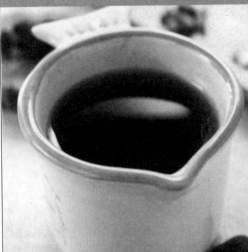

◎黄芪五味子甘草茶◎

功效：益气养阴。

材料：黄芪15克，五味子、连翘、甘草、生地、麦冬、赤芍、丹参各10克，知母5克。

做法：

❶将黄芪、五味子、连翘、甘草、生地、麦冬、赤芍、丹参、知母分别清洗干净。

❷黄芪、甘草、丹参浸软后改切成片；麦冬用清水浸泡10分钟，捞出沥干水分。

❸把处理完毕的上述9种药材一并放入煮锅中，加适量水，大火煮沸后转小火煎煮40分钟，用网筛隔去药渣，留取药汁代茶饮。

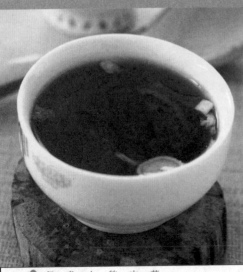

◎黄芪党参白术茶◎

功效：健脾祛湿，补中益气。

材料：黄芪、陈皮各10克，党参、白术各5克。

做法：

❶将黄芪、陈皮、党参、白术分别清洗干净。

❷陈皮用温水浸软，刮去白瓤，切成丝；党参、黄芪浸软后改切成片。

❸取一只煮锅，将黄芪、陈皮、党参和白术一并放入锅中，加入适量水漫过所有材料，用大火煮沸后，转小火煎煮30分钟即可饮用。

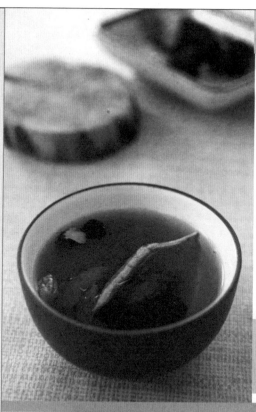

◎ 黄芪麦冬参茶 ◎

功效： 补气养阴。

材料： 黄芪 30 克，太子参 20 克，丹参 15 克，麦冬、枸杞子、五味子、生地、白术各 10 克。

做法：

❶ 将黄芪、太子参、丹参、麦冬、枸杞子、五味子、生地、白术分别清洗干净、沥干水分。

❷ 黄芪、太子参、丹参分别用温水浸软后改切成片。

❸ 取一只煮锅，将处理好的上述 8 种药材一并放入锅中，加适量水，大火煮沸后，盖上盖，转小火煎煮 30 分钟即可。

小贴士　中医"十八反"歌诀中，有记载"诸参辛芍反藜芦"，因此在进补黄芪麦冬参茶期间，应该避免同服藜芦及含有藜芦的制剂。

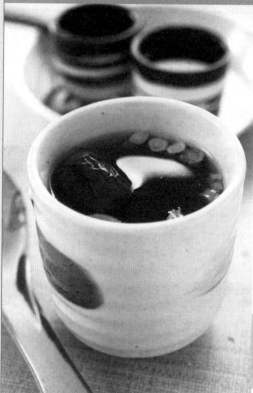

◎ 黄芪甘草蜂蜜茶 ◎

功效： 补气益肺。

材料： 黄芪 20 克，甘草 5 克，红枣 5 粒，蜂蜜适量。

做法：

❶ 将黄芪、甘草、红枣分别清洗干净，红枣切开，去除枣核；黄芪、甘草用温水浸软，切片。

❷ 取一只煮锅，把黄芪、甘草和红枣一并放入锅中，加入适量水，用大火煮沸，改小火煎煮 30 分钟。

❸ 煮好的药汁放置片刻待温热，依个人口味加入适量蜂蜜拌匀即可。

小贴士　在没有条件进行煎煮的情况下，黄芪甘草蜂蜜茶也可用闷泡的方式进行，将所有药材放入保温杯中，注入开水闷泡 1 小时，调入蜂蜜即可。

枸杞

《本草纲目》记载："古者枸杞、地骨取常山者为上，其他丘陵阪岸者皆可用。后世惟取陕西者良，而又以甘州者为绝品。"

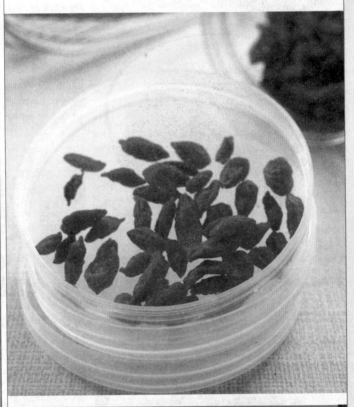

【别名】枸杞菜，甜菜子，狗牙子，地谷子等。

【科目】茄科。

【药用部位】枸杞的干燥成熟果实称为枸杞子，干燥根皮称地骨皮，均可入药。枸杞的嫩茎、叶还可作为蔬菜食用。

【性味归经】枸杞子味甘，性寒，无毒；归肝、肾经。地骨皮味甘、苦，性寒，归肝、脾、肾经。

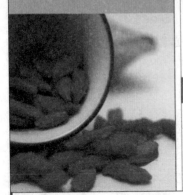

【中医功效与主治】

枸杞子滋肝补肾、益精明目；地骨皮凉血除蒸、清肺降火；枸杞叶补虚益精、清热止咳、祛风明目、生津补甘。枸杞主治肝肾阴亏，腰膝酸软，头晕，目眩，目昏多泪，虚劳咳嗽，消渴，遗精。

【现代医学药理作用】

调节机体免疫功能；抗衰老；降血脂；抗脂肪肝；提高白细胞比例；抗肿瘤等。

营养价值

鲜枸杞子的营养活性成分	所占比例（%）	鲜枸杞子的营养活性成分	所占比例（%）
◎蛋白质	20	◎脂肪	10
◎糖	40	◎无机盐和多种维生素	30

鲜枸杞子的营养成分	含量（毫克/100克）	鲜枸杞子的营养成分	含量（毫克/100克）
◎胡萝卜素	3.39	◎维生素 B_1	0.23
◎维生素 B_2	0.33	◎烟酸	1.7
◎抗坏血酸	3		

枸杞子部位	营养成分或含量	
◎果皮	含酸浆果红素	
◎种子	脂肪油	17.21%
	总糖量	22%~52%
	蛋白质	13%~21%
	粗脂肪	8%~14%
◎果实	水溶性部分得到活性成分枸杞多糖	6%~8%

适用人群分析

◎中老年人

枸杞是中老年人必备的滋补食材。枸杞中含有的多糖成分，能改善中老年人易疲劳、食欲不振、视力模糊等症状，为身体提供更多能量物质。枸杞多糖还可以修复缺血性脑损伤，改善大脑功能状态，防治中老年人记忆力下降等病症。此外，经常食用枸杞，可以有效清除自由基，对抗衰老、防治动脉粥样硬化均有明显的疗效。建议中老年人每日嚼服枸杞，或经常食用枸杞制成的膳食，以达到养生保健的目的。

◎"三高"人群

"三高"人群指的是高血压、高血糖、高血脂的人群。枸杞中的多糖成分可以显著降低血清胆固醇及甘油三酯的含量，降脂有效率高达100%，且对肝、肾功能无不良影响。

经常食用枸杞，能明显降低血糖，提高血清胰岛素水平，对血糖正常偏高者及2型糖尿病患者均有降血糖作用。每日饮用枸杞茶，还有明显的降血压效果。因此，"三高"人群应当经常食用枸杞及含有枸杞的膳食。

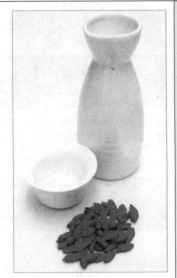

◎ 肝脏受损人群

长期饮酒、过度摄入脂肪等不良的饮食习惯都会损害肝脏，有酒精肝、脂肪肝、肝硬化的患者及饮食习惯不健康的人群，建议经常进补枸杞。枸杞中含有的甜菜碱、胡萝卜素和多种不饱和脂肪酸能有效抑制乙醇对肝脏造成的损伤，并抑制脂肪在肝内的沉积，防治脂肪肝和肝硬化，修复肝损伤、促进肝细胞再生，最终达到保肝护肝的功效。

◎ 孕妇

准妈妈可以在孕期经常食用加入了枸杞的米粥，或每日饮用适量枸杞茶。传统上将枸杞子作为保胎膳食的重要食材。枸杞可以促进造血功能，增强免疫力，促进子宫增重，对孕期贫血有很好的辅助治疗作用。另外，枸杞子富含的维生素与微量元素，也对胎儿的发育有好处。但需要注意的是，孕妇食用枸杞子应当适量，每日不宜超过10克。

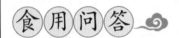

Q：如何选购与贮藏枸杞子？

A：选购枸杞子总体来说要以颗粒大、肉厚、种子少、色红、质柔软者为佳，具体来说可以遵循"一看、二闻、三尝味"的原则进行挑选。

"一看"，看色泽：品质较好的枸杞子，呈纺锤形或椭圆形，两端较小，略压扁，表面呈鲜红色至暗红色，有不规则皱纹，略具光泽，顶端有凸起的花柱痕，基部有白色果梗痕；赝品枸杞子则呈圆球形，暗棕或黄棕色、半透明，可见种子。

"二闻"，闻气味：正品枸杞子应该无异味、不刺鼻，被硫黄蒸熏过的伪品枸杞子则有可能出现刺鼻气味。

"三尝味"：正品枸杞子口感甜润，无苦味、涩味；赝品由于被碱水处理过，尝起来会有苦涩感。

枸杞子贮藏需要防闷热、防潮、防蛀，宜贮藏于阴凉干燥处。

Q：如何食用枸杞？

A：枸杞可鲜食、入馔或遵医嘱入药。

枸杞子可以煲汤、冲泡、做甜品等，煲汤最好不超过半小时，烹制前用清水浸透以去除硫黄等防腐物。枸杞叶、茎可煲汤或冲泡。枸杞茎枝虽然粗硬，但用于煲汤却菜味甘浓，功效显著。

目前市面上出现的有机枸杞，菜味较普通枸杞更甜，纤维也更丰富，是很好的膳食材料。

Q：枸杞子有品种之分吗？

A：枸杞子主要分为西杞和津杞两种。

西杞主产于宁夏、甘肃，呈椭圆形或纺锤形，略压扁，长1.5~2厘米，表面呈鲜红或暗红色，具不规则皱纹，略有光泽，一端有白色果柄痕，肉质柔润，内有多粒黄色种子。

津杞又名血津杞，主产于河北，另河南、陕西、四川、山西等地也有出产。津杞呈椭圆形或圆柱形，两端略尖，长1~1.5厘米，表面呈鲜红或暗红色，具不规则的皱纹，无光泽，质柔软而略滋润，内有很多种子，种子形状与西杞相同。

Q：枸杞子有品级之分吗？

A：西杞主要有三个品级：一等品西杞重量为每50克370粒以内；二等品西杞重量为每50克580粒以内；三等品西杞重量为每50克900粒以内。三个品级均不应有油果、黑果和杂质。

津杞也分为三个品级：一等品津杞重量为每50克600粒以内，无油果；二等品津杞重量为每50克800粒以内，油果比例10%以内；三等品津杞重量为每50克800粒以上，有油果。

Q：枸杞子有用量的讲究或其他禁忌吗？

A：一般来说，健康成人每日服食枸杞子20克为佳，如果想要达到治疗效果，可增至30克，体热人士减半用量。枸杞可长期服用。

枸杞子虽然性平，但食用过多也容易上火。因此，高血压、内火较旺、感冒发热、身体有炎症、脾虚泄泻的人都不宜食用枸杞。

Q：枸杞子一般与什么药材配伍？有何疗效？

A：枸杞子常见配伍与疗效详见下表：

配伍	保健功效
菊花	用于肝肾虚损之目昏瞻视、目生云翳，可清肝明目
熟地黄	用于肝肾阴亏引起的腰膝酸软、月经不调、遗精等；也可用于肝肾精血不足引起的头昏、耳鸣、耳目昏花等
北沙参	用于肺胃阴伤引起的咳嗽咽干，阴虚肺痨，热病伤阴之候
女贞子	用于肝肾精血不足引起的头昏目眩、目生云翳、须发早白、腰膝酸软等
菟丝子	用于治疗肾精不足、肝血亏损引起的遗精早泄、头昏耳鸣、腰痛等
何首乌	可平补肝肾，益精补血，乌发强筋
麦冬	用于热病伤阴，阴虚肺燥，消渴瘅中之候，有协调作用
黄精	可以滋阴补血，养阴润肺

粥品

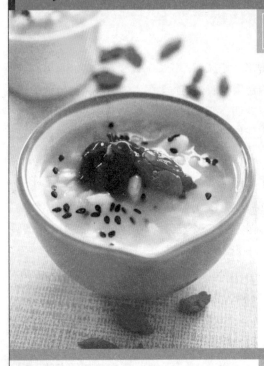

◎ 枸杞芝麻粥 ◎

功效：补肝益肾，健脾养血。

材料：大米 100 克，枸杞子 30 克，黑芝麻 15 克，大枣（去核）10 颗。

做法：

❶ 将枸杞子、黑芝麻、大枣、大米分别淘洗干净。

❷ 枸杞子用清水浸泡 10 分钟，捞出沥干；大米用清水浸泡 30 分钟，捞出沥干水分；大枣切开，去除枣核；黑芝麻置于净锅中炒香，盛入料理机中研成细末。

❸ 取一只砂锅，将枸杞子、大枣、大米一并放入锅中，加入适量水漫过所有材料，大火煮沸后，转小火熬煮 30 分钟。

❹ 至粥将熟时，放入黑芝麻粉末，搅拌均匀后继续用小火熬煮 5 分钟即可。

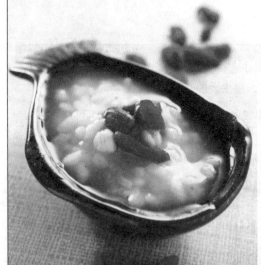

◎ 花生枸杞川贝粥 ◎

功效：润肺化痰，止咳平喘。

材料：大米 100 克，花生仁 50 克，枸杞子 15 克，川贝母 10 克，冰糖适量。

做法：

❶ 川贝母去除杂质，清洗干净；花生、枸杞子分别清洗干净，枸杞子用清水浸泡15分钟，捞出沥干水分备用。

❷ 大米淘洗干净，用清水浸泡 30 分钟，捞出沥干水分备用。

❸ 取一只砂锅，将大米、花生仁、枸杞子、川贝母一并放入锅中，加适量水，大火煮沸后，改用小火熬煮 40 分钟，依个人口味加入适量冰糖，调匀即可。

小贴士　在制作粥、饭时，最好使用生花生仁，因为花生仁炒熟后营养成分会有所改变，还会导致上火，失去进补功效。

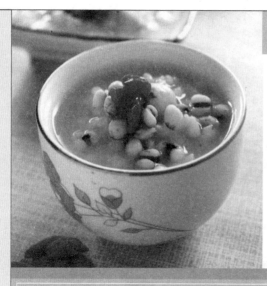

◎ 莲子薏米枸杞粥 ◎

功效：健脾益肝。

材料：大米 100 克，莲子、薏米各 15 克，枸杞子 9 克。

做法：

❶ 莲子用牙签去除莲子心；薏米、大米分别用清水浸泡 30 分钟，捞出沥干水分；枸杞子用清水浸泡 15 分钟，捞出沥干。

❷ 取一只砂锅，将莲子、薏米、枸杞子、大米一并放入锅中，加适量水漫过所有材料，大火煮沸后，转小火熬煮 40 分钟至莲子熟透、粥黏稠即可。

◎ 枸杞猪肝粥 ◎

功效：补肝明目，益气养血。

材料：猪肝 100 克，大米 100 克，枸杞子 15 克，葱、姜、生抽、麻油、盐各适量。

做法：

❶ 猪肝去除白膜，清洗干净，切成厚片；葱、姜分别清洗干净，切成细蓉；大米、枸杞子分别淘洗干净，大米用清水浸泡 30 分钟，捞出沥干水分。

❷ 将猪肝片、姜蓉一并放入小碗内，加一匙生抽拌匀，腌制 30 分钟备用。

❸ 取一只砂锅，放入大米和枸杞子，加适量水，大火煮沸后，转小火熬煮 30 分钟至粥八成熟。

❹ 待粥将熟时放入猪肝，继续用小火熬煮至猪肝变色、熟透，放入麻油、葱蓉、盐调匀即可。

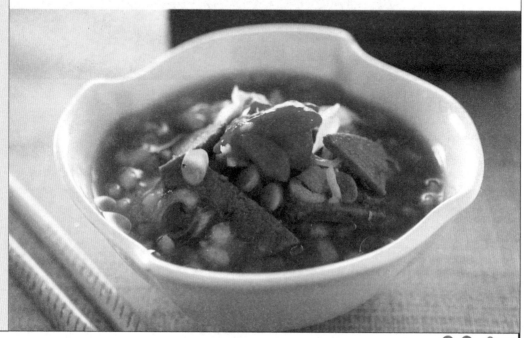

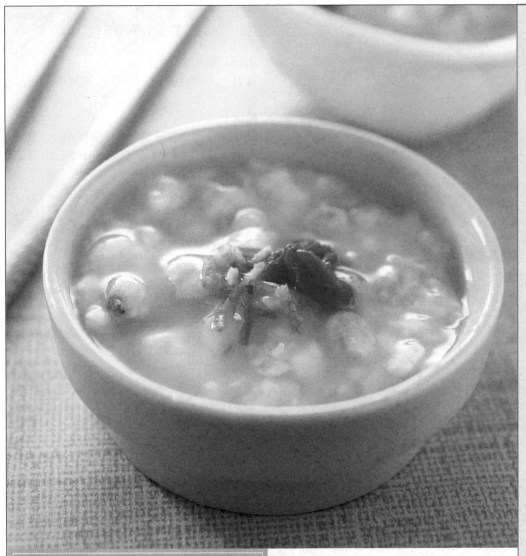

◎ 陈皮枸杞薏米粥 ◎

功效：理气降脂，滋补肝肾。

材料：大米 50 克，薏米 30 克，陈皮、枸杞子各 15 克。

做法：

❶ 陈皮清洗干净，晒干后放入料理机研磨成细粉；枸杞子洗净，用清水浸泡 10 分钟，捞出沥干水分；大米、薏米分别淘洗干净，用清水浸泡 30 分钟。

❷ 取一只砂锅，将大米、薏米、枸杞子一并放入锅中，加大量水，大火煮沸后转小火熬煮 30 分钟。

❸ 待大米煮至软烂、粥黏稠时，调入步骤 1 中研磨好的陈皮粉拌匀，再继续用小火煮至沸腾即可。

小贴士 对于比较繁忙的上班族来说，陈皮枸杞薏米粥还可以使用玉米糁子替代大米，用豆浆机打细后，粥的口感会更加顺滑。

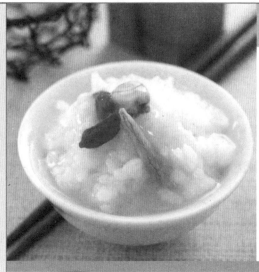

◎ 参麦枸杞粥 ◎

功效：清热养阴。

材料：大米100克，枸杞子15克，北沙参、麦冬各12克。

做法：

❶ 麦冬、枸杞子分别用清水浸泡15分钟，捞出沥干水分；大米用清水浸泡30分钟，捞出沥干备用。

❷ 取一只砂锅，将北沙参、麦冬、枸杞子、大米一并放入锅中，加适量水漫过所有材料，大火煮沸后，转小火熬煮40分钟至大米开花、粥黏稠即可。

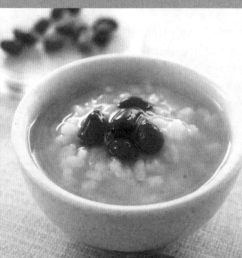

◎ 枸杞麦冬粥 ◎

功效：滋补肝肾。

材料：大米50克，枸杞子、花生仁各30克，麦冬10克，黄糖适量。

做法：

❶ 枸杞子、麦冬分别用清水浸泡15分钟，沥干；大米用清水浸泡30分钟，沥干。

❷ 将枸杞子、麦冬放入煮锅中，加三大碗水煎煮30分钟，用网筛隔去药渣，留汁备用。

❸ 另取一只砂锅，放入步骤2的药汁和适量水，大火煮沸后放入花生仁、大米，转小火熬煮30分钟至粥成，调入少量黄糖拌匀即可。

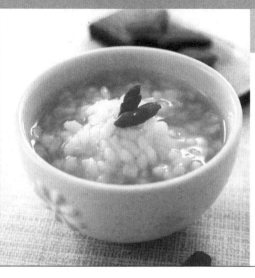

◎ 枸杞阿胶粥 ◎

功效：养阴补血。

材料：大米100克，阿胶、枸杞子各20克。

做法：

❶ 阿胶放入小碗中捣碎备用；大米放入清水中浸泡30分钟捞出沥干；枸杞子用清水浸泡10分钟，捞出沥干备用。

❷ 将大米、枸杞子放入砂锅中，加适量水大火煮沸后转小火熬煮20分钟至粥八成熟。

❸ 待大米开花、粥将黏稠时，放入步骤1中捣碎的阿胶溶化，继续用小火熬煮10分钟至阿胶完全溶化，调匀即可。

小菜

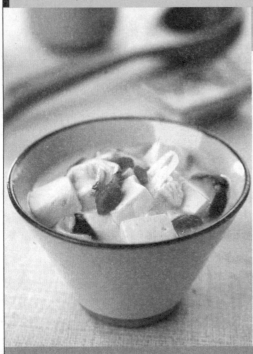

◎ 蘑菇枸杞焖豆腐 ◎

功效：清热养阴，补益肝肾，健脾益气。

材料：豆腐 250 克，鲜蘑菇 100 克，枸杞子 20 克，姜、葱白、蒜、盐、黄糖、生抽各适量。

做法：

❶ 鲜蘑菇、豆腐、枸杞子分别清洗干净；枸杞子用清水浸泡 10 分钟，捞出沥干水分备用；蘑菇去蒂、切成厚片；豆腐沥干水分，切成 4 厘米见方的大块。

❷ 葱白、姜、蒜分别清洗干净，葱白、姜切丝，蒜剁蓉。

❸ 炒锅内放适量油烧热，放入姜丝、葱白、蒜蓉炒至出香味，加蘑菇片大火翻炒片刻。

❹ 放入枸杞子、生抽及少许水，盖上盖转小火焖 5 分钟，加黄糖、豆腐，再次上盖焖 5 分钟，下盐调味即可。

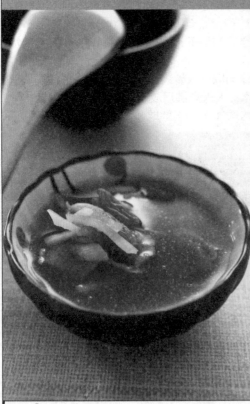

◎ 枸杞焖牛肉 ◎

功效：滋补肝肾，补气益血。

材料：牛肉 200 克，枸杞子 30 克，姜、葱白、蒜、油、盐、生抽、胡椒粉各适量。

做法：

❶ 枸杞子清洗干净，放入清水中浸泡 10 分钟，捞出沥干水分；葱白、姜、蒜分别清洗干净，葱白、姜分别切丝，蒜剁成蓉。

❷ 牛肉洗净，切成 3 厘米见方的小块，放入碗中，用姜丝、葱白、蒜蓉、少量油和生抽拌匀，腌 1 小时。

❸ 烧热油锅，下牛肉略炒至变色，再加枸杞子和适量开水，盖上盖，小火焖至牛肉熟透，撒入胡椒粉、盐调味，转大火收汁即可。

小贴士

牛肉不宜与栗子同食，会影响维生素 C 的吸收；牛肉不宜与田螺同食，会引起腹胀；牛肉不宜与鲇鱼同食，会引起食物中毒。

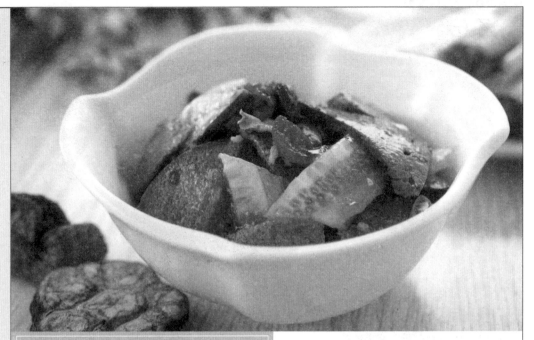

◎ 首乌猪肝片 ◎

功效：调养肝肾，益精乌发。

材料：猪肝 200 克，黄瓜 200 克，制首乌 60 克，枸杞子 15 克，葱蓉、姜蓉、盐各适量。

做法：

❶ 猪肝清洗干净，去除白膜，切薄片备用；黄瓜洗净、切片；枸杞子洗净，用清水浸泡 10 分钟，捞出沥干水分。

❷ 制首乌洗净，晾干后放入料理机研成细末，加适量水熬成浓汁，冷却后放入猪肝片浸泡 3 小时，捞出沥干。

❸ 烧热油锅，下猪肝片快速翻炒至变色，盛出沥干。

❹ 锅内留底油，爆香葱、姜蓉，倒入黄瓜片、少许首乌浓汁、猪肝片、枸杞子，快速翻炒 3 分钟，下盐调味即可。

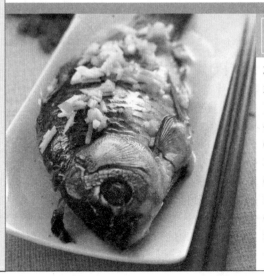

◎ 枸杞大枣蒸鲫鱼 ◎

功效：调养肝肾、健脾祛湿。

材料：鲜鲫鱼 1 条（约 250 克），枸杞子 25 克，大枣 10 颗，葱、姜、上汤、盐各适量。

做法：

❶ 枸杞子用清水浸泡 10 分钟捞出沥干；大枣切开去除枣核;葱、姜分别洗净，都剁成蓉。

❷ 鲫鱼去鳞、鳃及内脏，用沸水稍微烫一下表面和腹内，再用温水洗净，吸干表面水分。

❸ 将枸杞子、大枣纳入鱼腹内，放入蒸盘中，淋上汤，在鱼身上均匀铺洒葱蓉、姜蓉及少许盐，放入蒸锅内隔水大火蒸 20 分钟即成。

汤羹

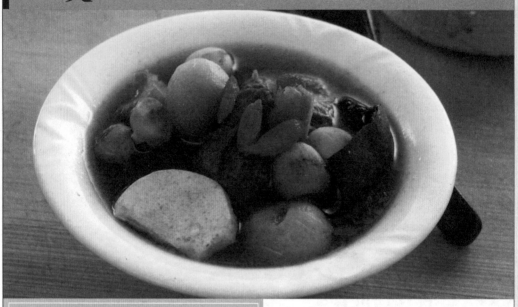

◎ 罗汉果润肺汤 ◎

功效：健脾益气，止咳润肺。

材料：猪排骨 300 克，淮山、莲子各 20 克，枸杞子 10 克，桂圆肉 5 粒，罗汉果半个，盐适量。

做法：

❶ 排骨斩成 5 厘米左右的大块，清洗干净，放入沸水中充分焯去血污，捞出沥干水分。

❷ 将淮山、莲子、桂圆肉、罗汉果、枸杞子分别清洗干净；枸杞子用清水浸泡 10 分钟，捞出沥干水分；莲子用牙签去除莲子心。

❸ 取一只瓦煲，将淮山、莲子、桂圆肉、罗汉果和枸杞子一并放入锅中，加适量的水中火滚煮 15 分钟。

❹ 放入排骨，大火煮沸后，改用小火炖煮 2 小时至排骨烂熟，下盐调味即可。

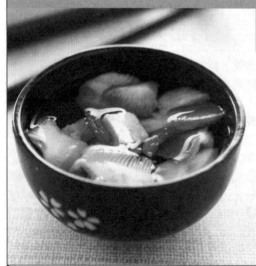

◎ 平菇枸杞茯苓汤 ◎

功效：健脾养肝，祛湿消脂。

材料：平菇 100 克，枸杞子 25 克，茯苓 15 克，上汤、盐各适量。

做法：

❶ 平菇、枸杞子、茯苓分别清洗干净。

❷ 枸杞子用清水浸泡 10 分钟，捞出沥干水分备用；茯苓切片；平菇去蒂、撕成大朵。

❸ 取一只砂锅，将枸杞子、平菇、茯苓一并放入砂锅内，加入适量上汤，大火煮沸后盖上盖，转小火炖煮 15 分钟，依据个人口味下少量盐调味即可。

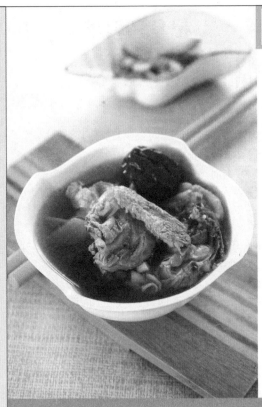

◎ 黄芪枸杞鸡汤 ◎

功效：补益气血，健脾开胃。

材料：母鸡1只，黄芪、桂圆肉各15克，枸杞子10克，大枣5颗，陈皮5克，姜、盐各适量。

做法：

❶ 将黄芪、枸杞子、陈皮分别清洗干净；陈皮用温水浸软、刮去白瓤；枸杞子用清水浸泡10分钟，捞出沥干；以上三种材料一并包入纱布袋内。

❷ 桂圆肉、大枣分别洗净，大枣挖去枣核；姜洗净、切片；母鸡去内脏、指甲，洗净，切小块，放入沸水中焯去血污。

❸ 将鸡肉和步骤1中的药材纱布袋一并放入砂锅中，再放入桂圆肉、大枣和姜片，加适量水漫过所有材料，盖上盖用小火炖煮2小时至鸡肉烂熟，下盐调盖味即可。

◎ 三七淮山枸杞鸡汤 ◎

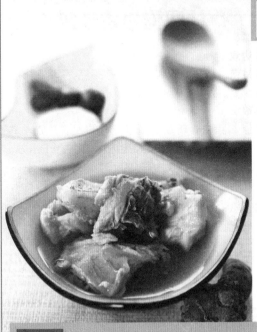

功效：活血化瘀，益气养阴。

材料：鸡肉250克，淮山、枸杞子各25克，桂圆肉20克，三七10克，盐、米酒各适量。

做法：

❶ 将三七、淮山、枸杞子、桂圆肉分别清洗干净；枸杞子用清水浸泡10分钟，捞出沥干水分，与三七、淮山、桂圆一并包入纱布袋内，封口备用。

❷ 将鸡肉清洗干净，斩成小块，放入大碗中用米酒腌渍1小时。

❸ 取一只砂锅，将步骤1的药材纱布袋与腌渍好的鸡肉一并放入砂锅内，加适量水漫过所有材料，大火煮沸后，盖上盖，改小火炖煮30分钟至鸡肉熟烂，依个人口味下适量盐调味即可。

小贴士 用米酒炖煮肉类可以使肉质更加细嫩，利于消化；米酒还有提神解乏、解渴消暑、促进血液循环等功效，米酒鸡汤非常适合老年人以及孕妇、产妇食用。

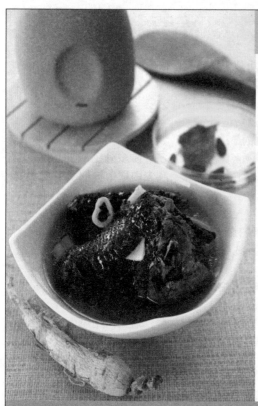

◎杞参乌鸡汤◎

功效：益气养血，大补元气。

材料：乌鸡1只（约600克），枸杞子30克，人参、橘皮各10克，葱、姜、米酒、盐各适量。

做法：

❶ 乌鸡去内脏、脚爪，清洗干净，放入沸水中焯去血污，捞出沥干水分。

❷ 将人参、枸杞子、橘皮、葱、姜分别清洗干净；枸杞子用清水浸泡10分钟，捞出沥干水分；姜去皮、切片；葱切段。

❸ 将人参、橘皮、葱段、姜片、枸杞子一并放入鸡腹内，再倒入适量米酒。

❹ 将鸡放入瓦煲内，加适量水，大火煮沸，盖上盖，转小火炖煮2小时，依据个人口味下少量盐调味即可。

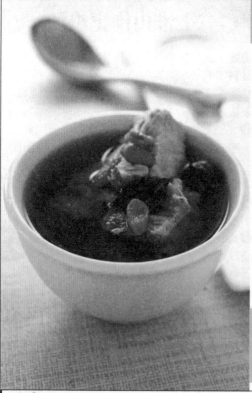

◎桂圆枸杞猪骨汤◎

功效：养血益精，清热滋阴。

材料：猪脊骨500克，桂圆肉20克，生地15克，沙参、淮山、枸杞子各10克，盐适量。

做法：

❶ 将猪脊骨斩成5厘米见方的大块，放入沸水中滚煮至焯尽血污，捞出洗净，沥干水分。

❷ 将桂圆肉、沙参、淮山、枸杞子、生地分别清洗干净；枸杞子用清水浸泡10分钟，捞出沥干水分。

❸ 取一只瓦煲，将桂圆肉、沙参、淮山、枸杞子、生地与猪脊骨一并放入煲内，加适量水，大火煮沸后滚煮15分钟，盖上盖转小火炖煮2小时，下盐调味即可。

小贴士

沙参分为南沙参、北沙参，均属于寒性的中药，与桂圆枸杞同煮可以缓和药性，体质虚寒的患者进补本汤可以少放或不放沙参。

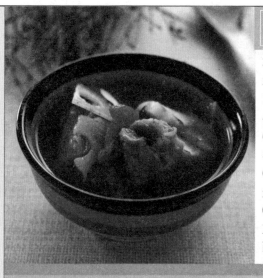

◎鲜藕枸杞排骨汤◎

功效：补益气血，健脾活血。

材料：新鲜莲藕、猪排骨各250克，枸杞子30克，姜2片，胡椒粉、盐各适量。

做法：

❶ 将莲藕表皮刮白，洗净，切成滚刀块；枸杞子清水浸泡10分钟，沥干；姜去皮，切大片。

❷ 排骨切成4厘米左右的小段，放入沸水中焯透血污，捞出洗净，沥干水分。

❸ 将莲藕、排骨、枸杞子和姜放入砂锅内，加适量水漫过所有材料，大火煮沸后，盖上盖，改用小火炖煮2小时，下胡椒粉、盐调味即可。

◎淮山枸杞牛肉汤◎

功效：益气养血，调养肝肾。

材料：牛肉100克，淮山、枸杞子各15克，姜、葱、盐、生抽各适量。

做法：

❶ 淮山洗净；枸杞子拣去杂质，洗净，用清水浸泡10分钟，捞出沥干水分；葱、姜分别清洗干净，葱切细蓉，姜切细丝。

❷ 牛肉剔除肉筋、白膜，洗净，切成大片，放入沸水中焯去血污，捞出沥干。

❸ 取一只砂锅，将淮山、枸杞子、牛肉片一并放入锅中，加姜丝、一匙生抽，再加入水漫过所有材料，大火煮沸后，转小火炖煮2小时30分钟至牛肉烂熟，加葱蓉拌匀，下盐调味即可。

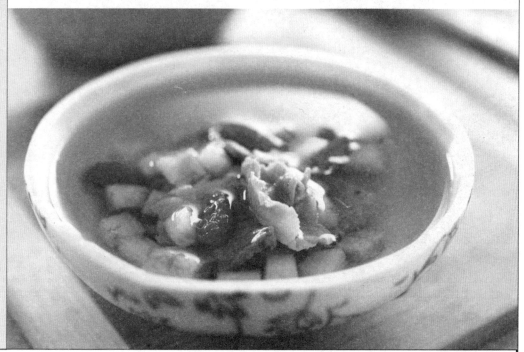

茶酒

◎ 归圆杞菊酒 ◎

功效：补心益气，强筋壮骨。

材料：桂圆肉 240 克，枸杞子 120 克，甘菊花 60 克，当归身（酒洗）30 克，白酒浆 3500 毫升，烧酒 1500 毫升。

做法：

❶ 将当归身、桂圆肉、枸杞子、甘菊花分别清洗干净，置于阴凉处风干，一并研为粗末，放入纱布袋中，封口备用。

❷ 将纱布袋放入泡酒容器中，加入白酒浆和烧酒，密封置于阴凉处。

❸ 泡酒在阴凉处静置，浸泡 30 天以上即可饮用。

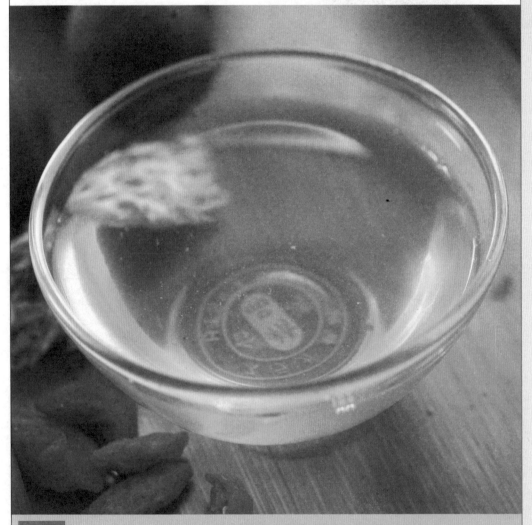

小贴士 酒洗是指将药材放在酒中浸泡 5~10 分钟后取出，目的是取酒的上升作用，增强活血的效果。

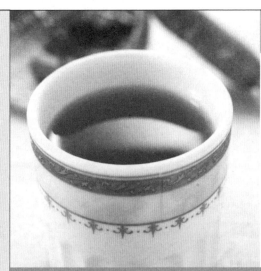

◎ 人参枸杞饮 ◎

功效： 益气养血，和中降脂。

材料： 枸杞子 30 克，生晒参 2 克。

做法

❶生晒参和枸杞子分别清洗干净，枸杞子用清水浸泡 10 分钟，捞出沥干水分备用；生晒参若为参须部分则掰成小段。

❷取一只砂锅，将生晒参和枸杞子一并放入砂锅中，加适量水，用大火煮沸后，盖上盖改小火煎煮 30 分钟，用网筛隔去药渣，留取药汁代茶饮即可。

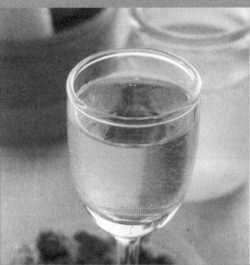

◎ 枸杞酒 ◎

功效： 补肾益精，养肝明目。

材料： 枸杞子 125 克，甘菊花 10 克，麦冬 25 克，糯米酒 2000 毫升。

做法：

❶将枸杞子、甘菊花、麦冬分别淘洗干净，沥干水分，晒干。

❷将晒干的枸杞子、甘菊花、麦冬一并放入泡酒容器中，注入糯米酒，密封置于阴凉处。

❸前 7 日将泡酒容器每日摇匀 2 次，后 7 日每日摇匀 1 次，共浸泡 14 日，用纱网隔去药渣，滤出酒液即可饮用。

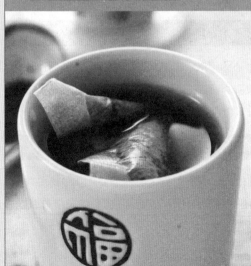

◎ 五子补肾茶 ◎

功效： 补肾益精。

材料： 菟丝子、枸杞子各 250 克，覆盆子 120 克，车前子 60 克，五味子 30 克。

做法：

❶将菟丝子、枸杞子、覆盆子、车前子和五味子分别淘洗干净、晒干，一并放入料理机中研成细末。

❷将步骤 1 中的药材粉末均匀分成数十份，每份约 10 克，装入小袋或小瓶中密封。

❸食用时每天取一份粉末放入杯中，用开水冲泡，代茶饮。

冬虫夏草

《本草从新》记载："甘平保肺，益肾止血，化痰已劳嗽。冬在土中。身活如老蚕。有毛能动。至夏则毛出土上。连身俱化为草。若不取。至冬则复化为虫。"

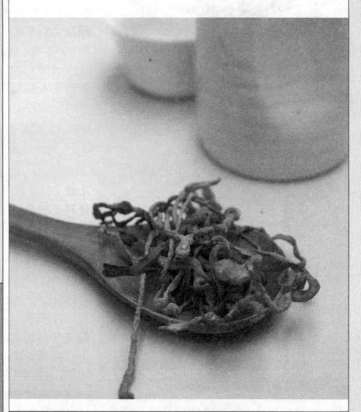

【别名】 夏草冬虫，虫草，冬虫草等。

【科目】 麦角菌科真菌。

【药用部位】 麦角菌科真菌冬夏草菌的子座以及其寄主蝙蝠科昆虫草蝙蝠蛾等幼虫的复合体，其干燥品可入药。

【性味归经】 味甘，性平；归肺、肾经。

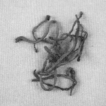

【中医功效与主治】

益肾壮阳，补肺平喘，止血化痰。主治肺肾不足、肾虚腰疼、阳痿遗精、肺虚或肺肾两虚之久咳劳喘、劳嗽痰血、腰膝酸痛、病后久虚不复、自汗畏寒、头疼贫血等。

【现代医学药理作用】

增强机体免疫力；保护肾脏；增强造血功能；抗肿瘤；扩张支气管；抗菌；抗氧化损伤；抗疲劳；抗心律失常；抗炎；镇静、抗惊厥等。

营养价值

营养成分	含量（每100克）	营养成分	含量（每100克）
◎水分	7.37 克	◎蛋白质	27.42 克
◎脂肪	8.07 克	◎粗纤维	40.29 克
◎灰分	5.88 克	◎多糖	5.89 克
◎维生素 C	3.5 毫克	◎钾	1.73 克
◎磷	391 毫克	◎镁	175 毫克

适用人群分析

◎慢性支气管炎患者

冬虫夏草中含有可以扩张支气管的成分，能调节支气管系统内一些细胞因子的平衡。患有慢性支气管炎的患者，在春、秋季或其他容易发病的时期，可以进补加入冬虫夏草的药膳，或饮用虫草茶等，可以降低发病概率。慢性支气管炎发作期的患者进补冬虫夏草，可以镇咳、平喘、化痰。

◎压力较大的人群

由于工作压力大、生活节奏快，很多都市中青年会出现失眠、疲劳过度等现象。经常进补冬虫夏草，比如睡前饮用虫草药酒，可以抑制中枢神经系统，产生一定的催眠、安神作用。另外，冬虫夏草能明显增强身体免疫力，对缓解身体疲劳、补充体能有显著疗效。

◎老年人

冬虫夏草有优异的抗氧化能力，能有效延缓衰老。虫草菌丝体、冬虫夏草提取液、冬虫夏草制剂均具有此类效果，老年朋友可以按需选用。此外，冬虫夏草中还含有可以保护心肌、抗心律失常的成分，对患有心脑血管疾病的老年人来说，是非常好的食疗药材。

◎肾损伤者

冬虫夏草对肾炎、肾功能衰竭和药物或缺血造成的肾损伤均有一定程度的防治作用。肾损伤者可以经常食用冬虫夏草及相关制剂，能促进肾小管组织的恢复，保护肾脏功能。此外，由于肾虚导致腰膝酸软、阳痿遗精等症状的患者，也可以进补冬虫夏草，以达到益肾壮阳的功效。

◎久病体虚的人群

病后体虚和化疗后体虚不复的人群，适宜进补冬虫夏草。冬虫夏草能显著提高人体免疫力，增强细胞活性，从而缩短病程、促进恢复。另外，服用冬虫夏草制剂，对于重症患者减轻放疗反应也有积极作用。

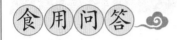

Q：如何选购与辨别冬虫夏草？

A： 冬虫夏草由虫体和子座（草部）两部分组成，虫体通常呈黄色或黄棕色，长3~5厘米，直径0.3~0.8厘米，有环纹20~30个，近头部的环纹较细，头部呈红棕色；有8对足，其中中间4对清晰可见。子座从虫体头部长出，单支，呈黑色长棒状，顶尖细，有细纵皱纹，长4~7厘米，直径约3毫米，断面白色，闻起来有一股清香的草菇气味。

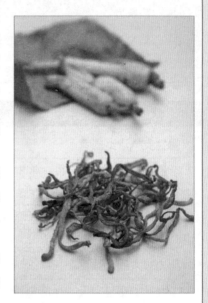

挑选冬虫夏草时，应以虫体粗、形态丰满，外表黄亮，子座短小为佳。值得注意的是，市面上偶有无良商家使用亚香棒虫草来假冒冬虫夏草，伪品虫体足不明显清晰，草部常有分支，且顶端膨大。

此外，选购时还应注意冬虫夏草有无掺入异物增重，常见增重物有铁丝、铅粉等。通常来讲，3~4根冬虫夏草仅重1克。

Q：冬虫夏草的产地有何不同？

A： 不同产地的冬虫夏草无论是品质还是外形都有较大差距，其中西藏那曲、昌都和青海玉树的冬虫夏草虫体肥壮、饱满，表面色泽金黄，子座较短，品质最优，价格也最贵。

西藏那曲冬虫夏草的虫体表面色泽最为黄净，玉树冬虫夏草相对来说呈黄褐色，其他产地虫草色泽偏淡，或者泛红、泛灰白；另外，西藏那曲所产虫草眼睛颜色为棕色，青海玉树和果洛所产虫草眼睛颜色为黄色，川草和其他地区所产的草多为红色或深褐色。

Q：如何贮藏冬虫夏草？入馔时有何注意事项？

A： 冬虫夏草由于富含蛋白质以及多糖类，易霉变、虫蛀和变色，可将冬虫夏草与花椒一并放入密封干燥的玻璃瓶，置于冰箱内冷藏。如出现受潮的情况，则应立即曝晒。通常来讲，虫草保存不宜过久，大量存放时可使用除氧保鲜技术，可保存2年。

冬虫夏草入馔做煲汤、煮粥或研粉冲饮均可，需要注意的是，在清洗虫草时宜用冰水，以防止营养流失；还需仔细清除杂质与异物。

Q：冬虫夏草是否有品级区分？

A： 市面上偶见将冬虫夏草分为"一级冬虫夏草""特级冬虫夏草"或"王级冬虫夏草"等，

但这种品级区分并没有一个公认的标准，更多的时候，在购买和挑选冬虫夏草时，多以重量进行区分，如"2根规格"既指代"2根=1克"大小的虫草。此外，批发时还根据含水量、外形大小以及折断比例将冬虫夏草分为了6~13个等级。

Q：虫草、虫草花、虫草菌丝有什么联系与区别？

A：虫草是麦角菌科真菌冬夏草菌的子座以及其寄主蝙蝠科昆虫草蝙蝠蛾等幼虫的复合体，是野生长成的；虫草花是用蛹虫通过现代科技手段栽培而成的子座（草部）；虫草菌丝是由冬虫夏草的人工提取物接种、培养而成的。虫草花、虫草菌丝都已被证实与虫草有相似的营养成分，其中包括虫草酸、虫草素、虫草多糖和多种氨基酸等，可作为冬虫夏草的替代品入馔，使用虫草花时用量可以相应增加，但并不能认为三者功效完全一样，尤其其临床疗效还有待进一步研究。

Q：冬虫夏草的用量与禁忌？

A：冬虫夏草的临床使用安全度很大，没有发现明显毒副作用，也未有耐药性报告出现。但是由于冬虫夏草药性偏温，不宜单味长期过度食用，长期过度食用会出现大便干结、口干等症状，年轻人食用量在每日1克即可，作为保健用途可以提至3~5克，治疗或调理遵医嘱。

食用冬虫夏草的最佳时间是用餐及前后30~60分钟内，这样能使冬虫夏草与食物一并缓慢消化，最有利于营养的吸收。

冬虫夏草适宜各类人群，但感冒患者慎用。

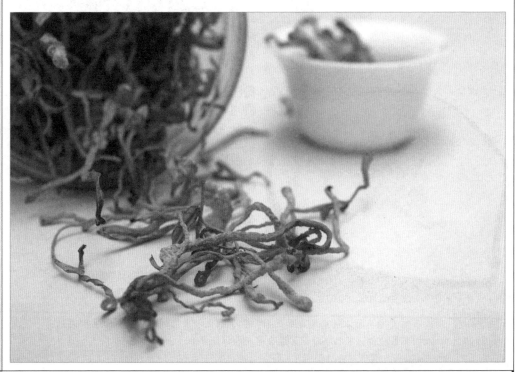

粥品

（注：鉴于制作成本考虑，本书营养菜式均用虫草菌丝代替冬虫夏草）

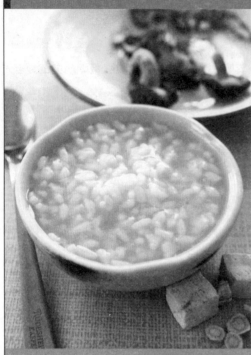

◎ 虫草茯苓粥 ◎

功效：健脾和中，安神益智，补虚扶正。

材料：大米 150 克，白茯苓、香菇、黄芪、白术各 10 克，冬虫夏草 2 克，砂糖适量。

做法：

❶ 冬虫夏草、白茯苓、香菇、黄芪、白术分别清洗干净。

❷ 将冬虫夏草、白茯苓、黄芪、白术一并焙干，放入料理机中研成细末；香菇用温水泡发，去蒂，切成薄片。

❸ 大米淘洗干净，用清水浸泡 30 分钟后，过网筛沥干水分。

❹ 取一只砂锅，将大米放入锅中，加入步骤 1 中的药材粉末和香菇片，再注入 1000 毫升水，大火煮沸，转小火熬煮 1 小时至大米开花、粥黏稠，加入白糖拌匀即可。

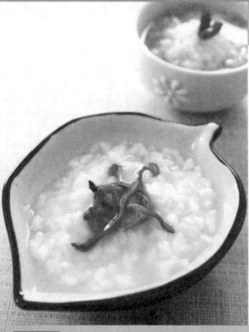

◎ 虫草百合粥 ◎

功效：润肺止咳，养胃生津，清心安神。

材料：大米 100 克，干百合 20 克，北沙参 10 克，冬虫夏草 2 克，冰糖适量。

做法：

❶ 冬虫夏草清洗干净，烘干；北沙参与百合分别洗净，烘干，与冬虫夏草一并放入料理机中研成粉末（若用鲜百合，则洗净即可）；大米淘洗干净，用清水浸泡 30 分钟，沥干水分。

❷ 取一只砂锅，将大米放入锅中，加入 1000 毫升水，大火煮沸后，转小火熬煮至粥将熟，期间注意搅拌，避免粘锅。

❸ 待大米开花、粥黏稠时，放入百合粉、北沙参粉、冬虫夏草粉末和冰糖，搅拌均匀后继续用小火炖煮约 10 分钟即可。

小贴士 用米酒炖煮肉类可以使肉质更加细嫩，利于消化；米酒还有提神解乏、解渴消暑、促进血液循环等功效，米酒鸡汤非常适合老年人以及孕妇、产妇食用。

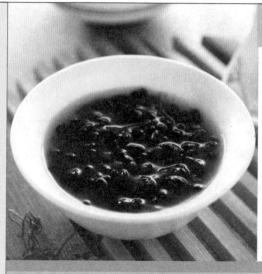

◎虫草黑米粥◎

功效: 润肺补肾,益气养血,补气养阴,生发乌发。

材料: 黑糯米100克,冬虫夏草2克,冰糖适量。

做法:

❶冬虫夏草洗净,放入料理机中研成粉末;黑糯米用清水浸泡30分钟,捞出沥干水分。

❷取一只砂锅,往锅中加1000毫升水,大火煮沸后放入黑糯米和适量冰糖,转小火熬煮30分钟至糯米熟烂。

❸加入冬虫夏草粉拌匀,用小火稍煮片刻即可。

◎虫草燕窝粥◎

功效: 润肺补肾,养阴益胃,补气止汗。

材料: 小米100克,燕窝3克,冬虫夏草2克,冰糖适量。

做法:

❶燕窝提前6小时用温水充分泡发,挑去杂质和绒毛,过网筛沥干水分;冰糖放入小碗中,打成碎块;小米淘洗干净。

❷将小米放入砂锅中,注入适量水,放入冬虫夏草和燕窝,大火煮沸,转小火熬煮40分钟,期间注意搅拌,避免粘锅。

❸至小米和燕窝完全熟透后,往锅中加入冰糖,继续用小火熬煮5分钟即可。

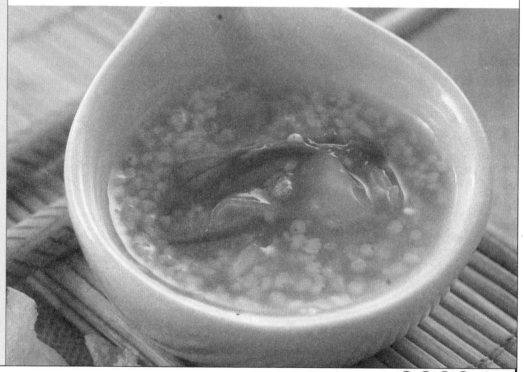

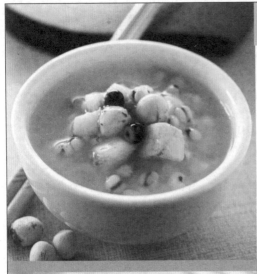

◎薏米淮山莲子粥◎

功效：补血安神，除湿止泻。

材料：糯米50克，薏米、淮山、莲子各20克，芡实、茯苓各10克，冬虫夏草2克，白糖适量。

做法：

❶ 糯米洗净，放入清水中浸泡2小时，沥干。

❷ 薏米、芡实分别用清水浸泡30分钟，沥干；茯苓、淮山切成小块；莲子去心。

❸ 取一只砂锅，放入糯米，注入1000毫升水，再放入冬虫夏草和步骤2中处理好的其他5种药材，大火煮沸后，转小火熬煮1小时，加入适量白糖调匀即可。

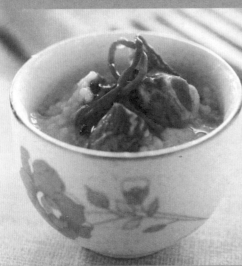

◎虫草鸭粥◎

功效：补肾强精，润肺益气。

材料：光鸭半只（约250克），小米100克，冬虫夏草2克，盐适量。

做法：

❶ 冬虫夏草清洗干净；小米淘洗干净。

❷ 光鸭去除头、尾、脚及内脏，用粗盐刷洗，再用清水冲洗干净，斩成4厘米见方的小块，放入沸水中焯去血污，捞出沥干备用。

❸ 取一只砂锅，加适量水，大火煮沸后放入鸭肉、冬虫夏草和小米，转小火熬煮1小时至肉熟烂、粥黏稠时，下适量盐调味即可。

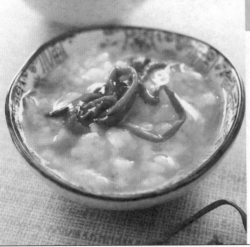

◎虫草酥蜜粥◎

功效：益气补血，养阴润燥。

材料：大米100克，冬虫夏草2克，酥油30毫升，蜂蜜适量。

做法：

❶ 冬虫夏草清洗干净；大米淘洗干净，放入清水中浸泡30分钟，隔网筛沥干水分备用。

❷ 取一只砂锅，将大米放入锅中，注入1000毫升水，大火煮沸后，放入冬虫夏草和酥油，转小火熬煮至粥黏稠，期间注意搅拌，避免粘锅。

❸ 待大米开花、粥黏稠时关火，静置至粥稍凉时加入蜂蜜，拌匀即可食用。

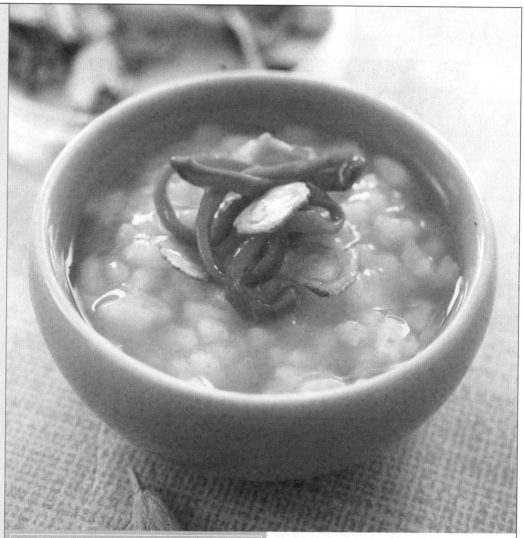

◎ 虫草洋参粥 ◎

功效： 滋阴益气，生津止渴。

材料： 大米 150 克，麦冬、淡竹叶各 6 克，花旗参片 3 克，冬虫夏草 2 克，盐、麻油各适量。

做法：

❶ 冬虫夏草清洗干净；花旗参片用温水浸湿至变软；大米淘洗干净，用清水浸泡 30 分钟，隔网筛沥干水分；麦冬、淡竹叶分别清洗干净。

❷ 取一只小煮锅，将麦冬和淡竹叶放入锅中，注入一大碗水，中火煎煮 30 分钟，用网筛隔去药渣，留取药汁备用。

❸ 取一只砂锅，将大米放入锅中，加入步骤 2 中煎煮好的药汁及 1000 毫升水，大火煮沸，再放入冬虫夏草和花旗参片，转小火熬煮 45 分钟待粥将成时，放入盐和麻油调味即可。

小贴士　制作和进补虫草洋参粥的时候可以依据季节调整材料，秋、冬季节可以将花旗参片更换为人参片。

小菜

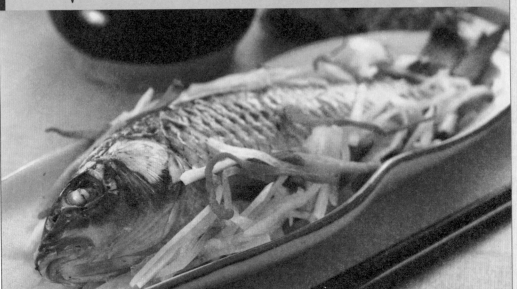

◎ 三冬虫草蒸鲫鱼 ◎

功效：补虚健脾，止咳下气，清热解毒，利尿消肿。

材料：鲫鱼1条（约400克），冬菇、冬笋、去皮冬瓜、火腿片各50克，冬虫夏草2克，姜20克；酒、盐、麻油各适量。

做法：

❶ 鲫鱼去鳞、鳃及内脏，洗净；冬菇、冬笋用热水浸泡30分钟，洗净切丝；去皮冬瓜、火腿片切丝；姜洗净，切丝。

❷ 将步骤1中除鲫鱼外的6种材料分别均匀分成两份，鱼腹内放一份，并加入适量酒、盐。

❸ 鲫鱼放碟上，将剩余的材料围在鱼的四周，再加入适量酒、盐，加盖，隔水大火蒸约40分钟后取出，淋麻油即可。

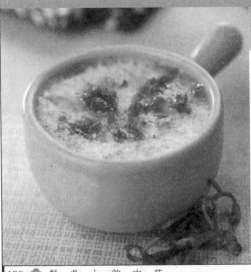

◎ 虫草蒸鸡蛋 ◎

功效：补肺益肾，养血安神。

材料：鸡蛋2只，冬虫夏草2克，冰糖适量。

做法：

❶ 冬虫夏草清洗干净，切成碎末。

❷ 取适量冰糖，放入小碗中，加入少量温水溶化调匀，打入鸡蛋，打散调成蛋浆，将搅打好的蛋浆过细网筛滤去表层小气泡。

❸ 将步骤1中的冬虫夏草碎末放入鸡蛋碗内，拌匀。

❹ 蒸锅中放入适量水，大火烧沸后，将鸡蛋羹放入蒸锅内，盖上盖隔水蒸10分钟至熟。

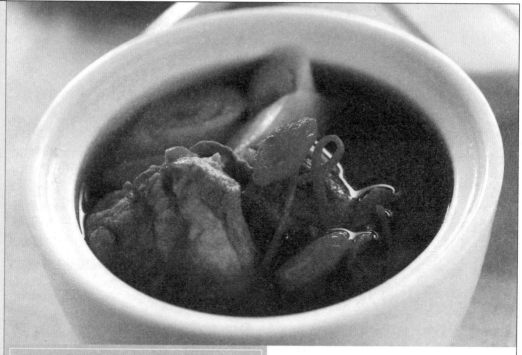

◎ 虫草枸杞煲排骨 ◎

功效：补中益气，止咳平喘。

材料：猪排骨 500 克，冬虫夏草 2 克，枸杞子、葱、姜、酒各 10 克，生抽、盐、胡椒粉、油各适量。

做法：

① 猪排骨洗净，斩块，放入沸水中充分焯去血污，捞出沥干水分。

② 冬虫夏草、枸杞子、姜、葱分别清洗干净；枸杞子用清水浸泡 10 分钟，捞出沥干；葱切段，姜切片。

③ 加适量油于热锅中，下葱段、姜片爆香，加入酒、水、生抽、排骨及冬虫夏草，大火煮沸，撇去浮沫，转小火煮 30 分钟。

④ 加枸杞子，煮 10 分钟，下盐、胡椒粉调味。

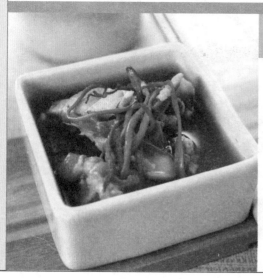

◎ 虫草炖鸡块 ◎

功效：滋肾润肺，益气补血。

材料：鸡肉 250 克，葱、姜各 10 克，冬虫夏草 2 克，盐、胡椒粉各适量。

做法：

① 葱、姜分别洗净，葱切段，姜切片；鸡肉洗净，切块，开水中加入一半葱段、姜片以及少许胡椒粉，将鸡肉放入余水，捞起沥干，放入炖盅。

② 冬虫夏草洗净，撒在鸡肉上，加入葱段和姜片，注入加盖，隔水用大火蒸 1 小时取出。

③ 过滤炖盅的材料至另一汤锅内，弃去葱段和姜片，下盐、胡椒粉调味，煮沸后即可食用。

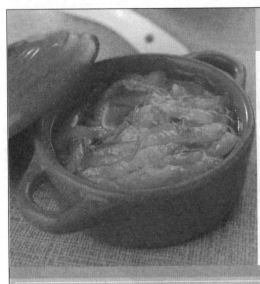

◎ 上汤虫草蒸素燕 ◎

功效：滋阴清热，止咳祛痰，祛湿利尿。

材料：去皮冬瓜400克，冬虫夏草2克，盐、胡椒粉、生粉、麻油各适量，上汤1000毫升。

做法：

❶ 冬瓜洗净切丝，过沸水焯至断生，捞出沥干后蘸生粉，再次用沸水烫片刻。捞出过冷水，再蘸生粉，抖散下锅，烫熟成素燕，捞出过冷水。

❷ 冬虫夏草洗干净、切碎。

❸ 上汤于锅中，大火煮沸，离火，将素燕和冬虫夏草碎放入炖锅中，注入上汤，隔水蒸30分钟，下盐、胡椒粉调味，淋麻油拌匀即可。

◎ 虫草天麻煮猪脑 ◎

功效：滋肝养肾，祛风止痛。

材料：猪脑2个，香菇4朵，鸡蛋2只，天麻、枸杞子各10克，红花5克，冬虫夏草2克，葱姜各10克，生抽、盐、酒、麻油适量，上汤1500毫升。

做法：

❶ 猪脑放入水中，去除红筋和薄膜，洗净；天麻切碎；葱切粒，姜切片。

❷ 猪脑置于炖盅，加酒、葱粒及姜片，隔水大火蒸25分钟。

❸ 热锅中注入上汤，加入香菇、冬虫夏草、红花、天麻碎、枸杞子、猪脑，大火煮沸，转小火慢煮1小时。

❹ 鸡蛋打散，慢慢调入猪脑汤中，呈蛋花状，下生抽、盐及麻油调味即可。

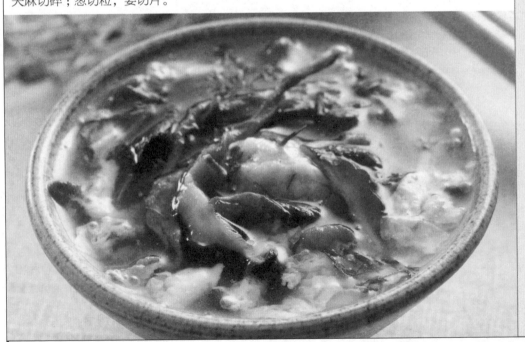

汤羹

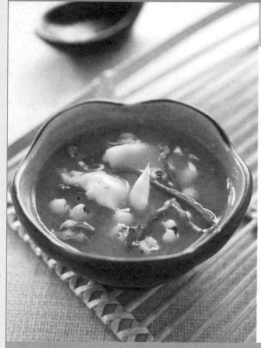

◎ 虫草薏米百合羹 ◎

功效：健脾开胃，补肾润肺，止咳平喘。

材料：薏米、干百合各 10 克，冬虫夏草 2 克，盐适量。

做法：

❶ 薏米、干百合、冬虫夏草分别清洗干净；薏米用清水浸泡 30 分钟，捞出沥干。

❷ 干百合刮净黑黄斑，用清水浸泡 10 分钟至软，捞出沥干水分。

❸ 取一只砂锅，将薏米、干百合、冬虫夏草一并放入锅中，加 1000 毫升水，大火煮至沸腾。

❹ 沸腾后转小火熬煮 1 小时 30 分钟左右直到成糊状，期间注意搅拌，避免粘锅，汤成后下盐调味即可。

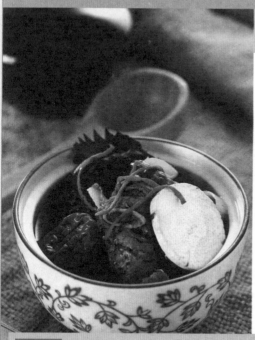

◎ 虫草淮山炖乌鸡 ◎

功效：滋阴益气，补肾润肺。

材料：乌鸡 1 只，淮山、红枣各 20 克，冬虫夏草 2 克，葱、姜各 5 克，酒、盐、胡椒粉、麻油各适量。

做法：

❶ 乌鸡去除内脏、指甲，清洗干净，放入沸水中焯去血污，捞出沥干。

❷ 冬虫夏草、淮山、红枣、葱、姜分别清洗干净；淮山用温水浸软后切片；红枣切开，去除枣核；葱切段，姜切大片。

❸ 部分冬虫夏草、葱段及姜片放入鸡腹内，置于炖盅中，其余冬虫夏草及淮山覆盖乌鸡，注入 2000 毫升水，加入红枣、酒、胡椒粉，大火煮沸后转小火炖煮 3 小时。

❹ 待汤汁浓稠时，下盐调味，淋麻油即可。

小贴士 感冒发热、咳嗽多痰或湿热内蕴而见食少、腹胀、有急性菌痢肠炎者忌食乌鸡；体胖、患严重皮肤病患者也不宜食用乌鸡。

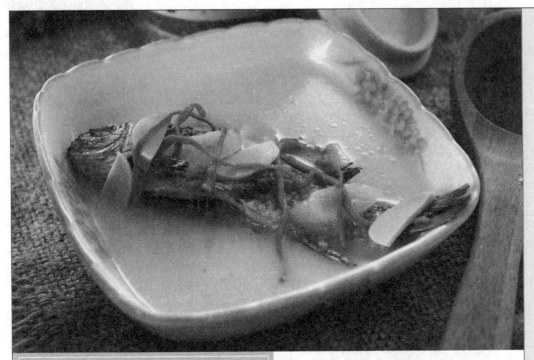

◎虫草鲫鱼汤◎

功效： 滋阴健脾，益气补血。

材料： 鲫鱼2条，笋30克，火腿25克，冬虫夏草2克，葱段、姜片各10克，酒、醋、盐、胡椒粉、麻油、上汤各适量。

做法：

❶ 笋和火腿分别切片，放入蒸盘中蒸熟。

❷ 鲫鱼去鳃、鳞及内脏，清洗干净。

❸ 烧热油锅，放入鱼两面略煎，加酒、葱段及姜片，注入适量开水，大火煮沸，撇去浮沫，再放入熟笋片及冬虫夏草，注入上汤，加盖，用小火煮至汤色乳白。

❹ 加醋、火腿片，大火煮沸，改用中火煮约10分钟，取出葱姜，下盐和胡椒粉调味，淋麻油即可。

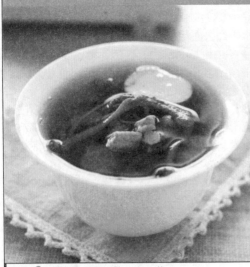

◎虫草淮山瘦肉汤◎

功效： 润肺补肾，益气养血。

材料： 猪瘦肉300克，淮山15克，冬虫夏草3克，盐适量。

做法：

❶ 猪瘦肉清洗干净，切成4厘米见方的小块，放入沸水中焯透血污，捞出沥干。

❷ 淮山用温水浸软，改切成小片。

❸ 取一只瓦煲，放入清水大火煮沸，加入猪瘦肉、淮山、冬虫夏草，用大火滚煮20分钟。

❹ 盖上锅盖，转小火炖煮2小时至猪肉酥烂，下盐调味即可。

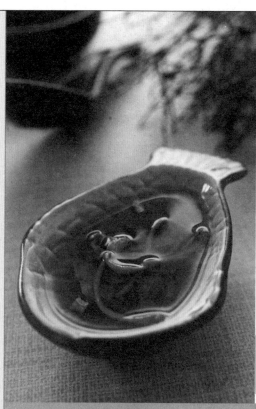

◎ 党参灵芝虫草猪心汤 ◎

功效： 益气养血，补气养阴。

材料： 猪心 1 个，灵芝、党参各 15 克，核桃肉 10 克，冬虫夏草 3 克，盐适量。

做法：

❶ 猪心去除白膜、红筋，清洗干净，放入沸水中焯去血污，捞出沥干，切成大块备用。

❷ 冬虫夏草、党参、灵芝、核桃肉分别清洗干净；党参、灵芝用温水浸软后切片；核桃肉去衣，切成小块备用。

❸ 取一只瓦煲，将猪心、冬虫夏草、党参、灵芝、核桃肉一并放入煲内，加适量清水，大火滚煮 20 分钟，盖上盖，转小火煮 2 小时 30 分钟，下盐调味即可。

| 小贴士 | 鲫鱼不宜和大蒜、砂糖、芥菜、沙参、蜂蜜、猪肝、鸡肉、野鸡肉、鹿肉，以及中药麦冬、厚朴一同食用。 |

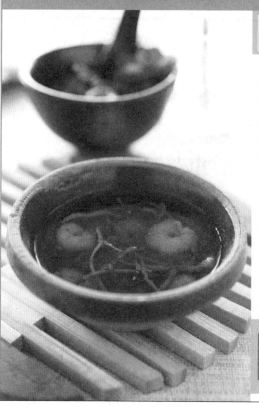

◎ 虫草虾仁汤 ◎

功效： 补肾壮阳，填精益髓。

材料： 虾仁 30 克，冬虫夏草 10 克，蒜、姜、胡椒粉、盐各适量。

做法：

❶ 将虾仁背部划开，用牙签挑去肠线，清洗干净，沥干水分，放入小碗中加入少量盐和胡椒粉抓匀腌制片刻。

❷ 冬虫夏草、蒜、姜分别清洗干净；冬虫夏草用温水浸软，浸泡水留用；姜、蒜分别切片。

❸ 取一只砂锅，放入虾仁、姜片、蒜片、冬虫夏草和浸虫草水，再倒入适量清水至砂锅 3/4 处，大火煮沸后，盖上盖，改小火焖煮 30 分钟，下盐调味即可。

| 小贴士 | 选购鲜虾时，应以无臭味、背部弯曲、肉质紧实的为佳，如果虾肉已呈白色或虾头脱落，则表明其储藏时间过长，不宜购买。 |

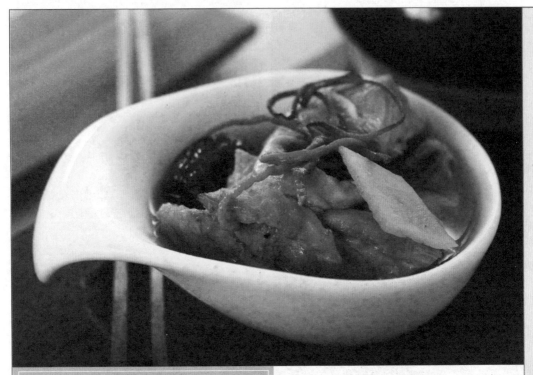

◎虫草炖老鸭◎

功效：补肾益肺，扶正抗癌。

材料：老鸭肉100克，红枣10颗，冬虫夏草3克，姜2片，盐适量。

做法：

❶冬虫夏草、红枣、姜分别清洗干净；红枣切开，掏去枣核；姜切片。

❷鸭肉清洗干净，切成3厘米见方的厚块，放入沸水中焯去血污，捞出洗净，沥干水分。

❸取一只炖盅，将鸭肉、冬虫夏草、红枣、姜片一并放入炖盅内，加适量水，盖上盖，隔水炖2小时至鸭肉熟烂，下盐调味即可。

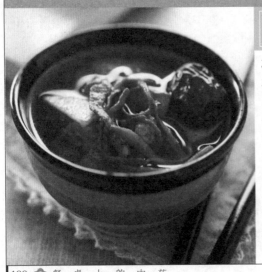

◎虫草红枣瘦肉汤◎

功效：补肝益气，养心安神。

材料：猪瘦肉100克，红枣10颗，冬虫夏草2克，姜1块，酒、盐各适量，上汤1000毫升。

做法：

❶猪瘦肉清洗干净，切成4厘米见方的小块，放入沸水中焯去血污，捞出沥干备用。

❷冬虫夏草清洗干净，擦干水；红枣洗净，切开去除枣核；姜洗净，切大片。

❸将猪瘦肉、红枣、姜片、冬虫夏草及一匙酒一并放入瓦煲中，加适量上汤，大火煮沸后，盖上盖，转小火炖煮2小时，下盐调味即可。

茶酒

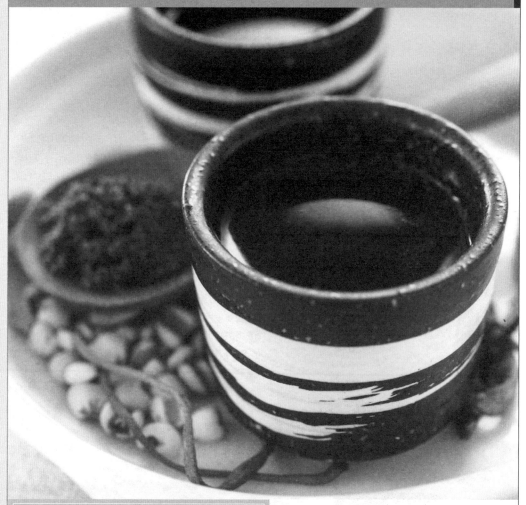

◎ 虫草五味茶 ◎

功效：补肾益精，润肺止咳，养肝明目，健脾止泻。

材料：芡实、薏米、莲子肉、菟丝子各 25 克，杏仁、乌龙茶各 12 克，桂圆肉、百合各 8 克，冬虫夏草 5 克。

做法：

❶ 冬虫夏草清洗干净，烘干；芡实、薏米、莲子肉、菟丝子、杏仁、乌龙茶、桂圆肉、百合均洗净、烘干。

❷ 以上 9 种材料一并放入料理机中研成细末，混合均匀后装瓶密封。

❸ 每次用汤匙取粉末 3~6 克，放入杯中，用 100~200 毫升开水冲泡后调匀即可。

小贴士 五味茶的材料中可减去乌龙茶，待泡茶的时候，再将茶叶与药材粉末一并放入杯中，用沸水冲泡，代茶饮。

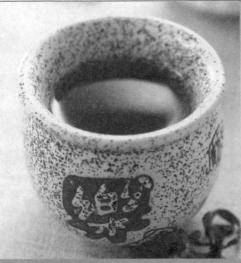

◎冬虫夏草茶◎

功效：滋肾润肺，祛病健身。

材料：冬虫夏草10克，白糖（或蜂蜜）适量。

做法：

❶ 冬虫夏草清洗干净，烘干，放入料理机中研成碎末，装瓶密封待用。

❷ 每次用汤匙取冬虫夏草粉末0.5~1克，放入杯中，准备150毫升开水。

❸ 若使用白糖，则将5~10克白糖及虫草粉末一并放入杯中，加入开水调匀即可；如果使用蜂蜜，则将开水直接注入杯中，与虫草粉末调匀，稍凉后再放入一匙蜂蜜即可。

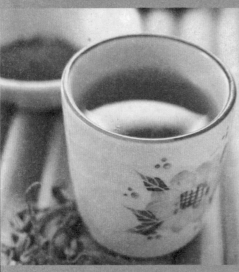

◎虫草灵芝茶◎

功效：滋阴补虚，清心健脑。

材料：灵芝孢子粉20克，冬虫夏草2克。

做法：

❶ 冬虫夏草清洗干净、烘干，放入料理机中研成碎末；灵芝孢子粉筛除杂质。

❷ 将虫草粉末和灵芝孢子粉放入干净的玻璃瓶中充分混合均匀，密封置于阴凉干燥处。

❸ 每次用汤匙取粉末3~5克，放入杯中，用约100毫升开水冲泡调匀即可饮用。

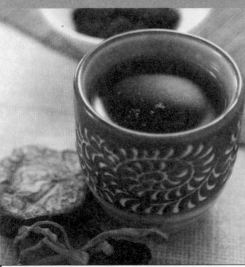

◎虫草党参益寿茶◎

功效：滋阴补气，养心健脾。

材料：丹参120克，党参、当归、赤芍、白芍、枣皮、柏子仁、制首乌、制黄精、黄芪、鱼鳅串、白茅根各60克，巴戟、杜仲、淮山、砂仁、黄连、广木香、续断各30克，冬虫夏草20克。

做法：

❶ 将上述材料分别放入料理机中研成细末。

❷ 每次用汤匙取药材粉末1~3克，放入茶杯中，准备200毫升左右的开水，倒入杯中，充分调匀即可饮用。

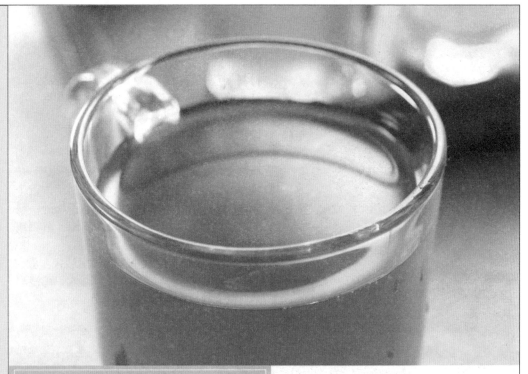

◎ 虫草黑枣酒 ◎

功效：补虚益精，强身健体。

材料：冬虫夏草、黑枣各30克，高度白酒500毫升。

做法：

❶将冬虫夏草清洗干净，擦净水分；黑枣清洗干净，切开去除枣核，与冬虫夏草一并烘干，切成碎粒。

❷取一只干净无水的泡酒玻璃瓶，将虫草碎、黑枣碎一并放入瓶中，加入白酒，密封置于阴凉处。

❸待药酒浸泡60天后，用细网筛滤去药渣即可饮用。

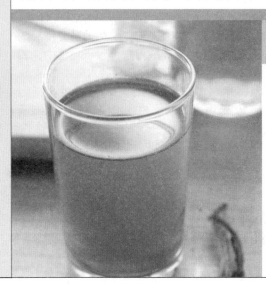

◎ 虫草洋参酒 ◎

功效：滋阴益气，健脾生津。

材料：花旗参50克，冬虫夏草5克，40°以上白酒1000毫升。

做法：

❶冬虫夏草清洗干净，沥干水分；花旗参清洗干净，晒干后捣碎。

❷取干净无水的大玻璃瓶作为泡酒容器，冬虫夏草和花旗参碎置于瓶中，注入白酒，密封，静置于阴凉干燥处。

❸将密封的药酒瓶每天摇匀一次，浸泡15~20天即可。

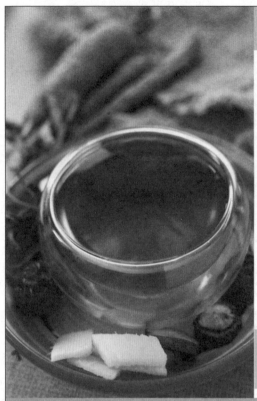

◎ 虫草参术茯苓酒 ◎

功效：滋阴益气，健脾和胃。

材料：茯苓、白术（炒）各40克，炙甘草、红枣各30克，姜片20克，人参10克，冬虫夏草2克，黄酒1000毫升。

做法：

❶ 将材料中除冬虫夏草以外的6种药材分别清洗干净，烘干或晒干，用料理机研成粗末。

❷ 取干净无水的玻璃大瓶，将药材粗末置于瓶中，加入黄酒，密封置于阴凉干燥处，浸泡约7~10天，用细网筛隔去药渣，留酒液备用。

❸ 冬虫夏草洗净，烘干，切碎后放入步骤2的酒液中，密封，每天摇匀1~2次，再浸泡5~7天，即可饮用。

小贴士	炙甘草不宜与京大戟、芫花、甘遂同用，且中满腹胀忌服。

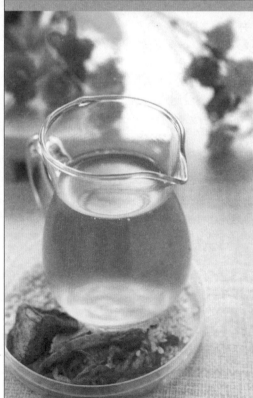

◎ 首乌芝麻当归酒 ◎

功效：补肝养血，清热生津。

材料：何首乌40克，芝麻仁、当归、生地黄各25克，冬虫夏草5克，40°以上白酒1000毫升。

做法：

❶ 何首乌、当归、芝麻仁、生地黄分别清洗干净，晒干后捣碎成粗末，置于小锅中，加入白酒，小火煮沸，冷却后装入瓶中密封。

❷ 将步骤1的药酒置于阴凉干燥处，浸泡7~10天后用细网筛将药渣隔出，留取酒液备用。

❸ 冬虫夏草洗净、烘干，切成碎末，加入步骤2的酒液中，密封，摇匀，再浸泡7~10天即可。

小贴士	泡酒选用的白酒应在40°以上，最好达到50°~60°，如果酒精度数过低，则不利于中药有效成分的溶出，导致药酒疗效过低。

淮山

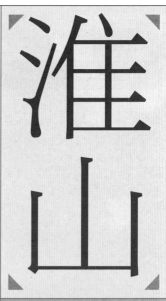

食材档案

《本草纲目》记载："薯蓣因唐代宗名预,避讳改为薯药;又因宋英宗讳署,改为山药,尽失当日本名。恐岁久以山药为别物,故详著之。"

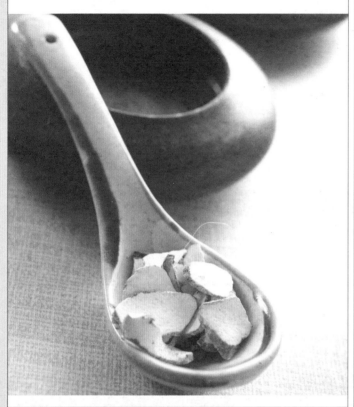

【别名】 山药,山芋,薯蓣,怀山等。

【科目】 薯蓣科多年生缠绕藤本,茎蔓生右旋,长达三米或以上。

【药用部位】 薯蓣的干燥根茎。鲜淮山是珍贵的蔬菜,经加工烘干的淮山则是常用的中药材。

【性味归经】 味甘,性平,无毒;归脾、肺、肾经。

【中医功效与主治】

补脾养胃,生津止咳,补中益气,补肾涩精,补肺,养颜等。主治肺气不足,久咳虚喘,肺肾两虚,脾气不足,食少便溏,带下、尿频,虚热消渴,肾虚腰膝酸软等症。

【现代医学药理作用】

防治人体脂质代谢异常及动脉硬化,增强人体免疫力,抗衰老,降血糖,耐缺氧等,对消化系统也有一定影响。

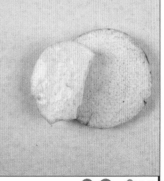

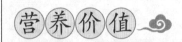

营养价值

鲜淮山营养成分	含量（每100克）	鲜淮山营养成分	含量（每100克）
◎水分	84.8克	◎蛋白质	1.9克
◎脂肪	0.2克	◎碳水化合物	11.6克
◎膳食纤维	0.8克	◎灰分	0.7克
◎胡萝卜素	20微克	◎维生素A	7微克
◎维生素B_1	0.05毫克	◎维生素B_2	0.02毫克
◎维生素C	5毫克	◎烟酸	0.3毫克
◎钙	16毫克	◎磷	34毫克
◎铁	0.3毫克		

适用人群分析

◎胃炎、胃溃疡、便秘等症患者

不规律的饮食与作息习惯都会损伤消化系统，因此原因而导致慢性胃炎、胃溃疡、便秘或食欲不振等消化系统疾病的患者，建议经常食用淮山。淮山中含有淀粉酶，能帮助蛋白质和淀粉分解，促进胃肠道蠕动，增强小肠吸收功能，从而帮助消化、修复受损胃黏膜、润肠通便。

◎肥胖症患者

淮山中含有足够的纤维质，食用后会产生饱腹感，降低食欲。患有肥胖症的患者或是有减肥需求的青年男女都可以经常食用淮山，建议将鲜淮山煮熟后代主食食用。由于淮山营养丰富、热量较低，这种方式不仅能保证营养成分的摄入，而且多食用也不容易导致发胖。此外，淮山促进消化，可以避免脂肪囤积。将干淮山粉用沸水冲泡后代茶饮，经常饮用，也可以减少皮下脂肪，获得纤体效果。

◎女性

淮山中含有大量淀粉、蛋白质、维生素E、氨基酸、胆碱等，营养价值极高。其中有一种薯蓣皂，是合成雌激素的先驱物质。因此，女性朋友经常食用淮山，对于滋阴、润肤、促进新陈代谢、抗衰老、美容、美体等均有显著效果。鲜淮山中的黏液质含量更丰富，润肤效果也更强，建议优先选用。

◎心血管疾病患者

淮山中含有黏蛋白、维生素及其他微量元素，能有效防治心血管系统的脂肪沉积，保持血管弹性，预防动脉粥样硬化，减少皮下脂肪聚集。淮山中的多巴胺更能扩张血管、改善血液循环，对预防冠心病和其他心血管疾病有很大帮助。因此，心血管疾病患者及易患此类疾病的中老年人经常食用淮山，可以降低血栓、中风等症的发生率，并提高身体的抵抗力。

食用问答

Q：淮山有哪些种类？

A： 淮山可以按产地、性状分为毛张细毛山药、长山细毛山药、怀山药、淮山药、凤山药、细长毛山药、麻山药、铁棍山药、日本大和长芋山药等。

同时，淮山根据处理方式又可以分为鲜淮山、毛淮山和光淮山：①鲜淮山，薯蓣的新鲜根茎，可直接入馔。②毛淮山，指的是在冬季薯蓣茎叶枯萎后，采挖得来，切去根、头，洗净，除去外皮和须根，最后晒干或烘干而成的淮山。③光淮山，选取肥大顺直的干燥淮山，放于水中浸泡至无干心，然后切齐两端，搓成圆柱形后晒干。

Q：如何选购淮山？

A： 鲜淮山在选购的时候，同样大小的淮山，越重的越好；同一品种的淮山，须毛越多的越好；断面应该雪白，并有黏液。此外，表面有异常斑点的山药可能感染过病害，绝对不能购买。

毛淮山呈圆柱形，弯曲面稍扁，表面黄白或棕黄色，削去外皮后呈浅棕色，有纵皱和须根痕；断面为白色，呈颗粒状或粉状，重而坚实，不易折断。以无臭、味甘、微酸为佳。

光淮山呈圆柱形，两端齐平，粗细均匀挺直；断面为白色，光滑圆润，粉性足。以条粗、质坚实、色洁白、干燥者为佳。

通常的伪品多以苜蓿根或参薯冒充，粉性较正品淮山不足，酸味也不及正品淮山重；正品淮山周边呈白色或淡黄色，偶有残留的浅棕色外皮，而伪品淮山周边则呈浅黄棕色或黄棕色，用刀在周边削痕时，会残留棕褐色栓皮。

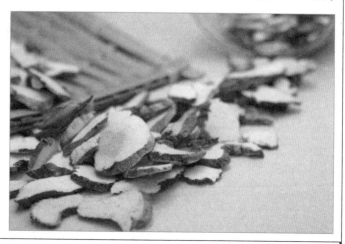

Q：如何贮藏淮山？

A： 切开的鲜淮山要避免接触空气，以用塑料袋包好放入冰箱里冷藏为宜。

干淮山富含淀粉，易虫

蛀、鼠盗、受潮生霉。长期大量贮藏干淮山时，一般采用干燥后装箱、衬纸，密封保存的方法，每个星期检查一次。如发现轻微的霉点，可在阳光下摊晒，再用刷子、纱布或锉刀除去霉斑，然后以山药粉拌之，再次晒干。注意防潮、防虫蛀、防鼠患。

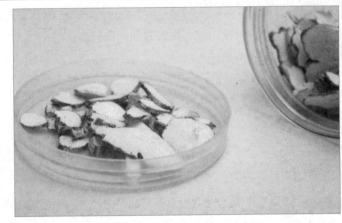

Q：淮山如何入馔？

A： 淮山适合煮、炒、炸、炖等各种烹调方法，咸甜皆宜；也可制成粉末泡酒或做茶饮。

鲜淮山尤适合制成家常菜食用。鲜淮山烹调前通常要洗净、去皮。由于淮山中含有植物碱，皮肤较敏感的人在削皮时容易发痒，尽量戴手套削皮。如出现发痒现象，则立刻将手浸泡在冰水中或用少许醋擦洗，再将食用油涂于手上即可止痒。

鲜淮山去皮切块后，宜立刻烹制，或置于盐水中浸泡，防止氧化发黑，或放入保鲜袋中密封置于冰箱冷藏。

Q：淮山有何食用禁忌？

A： 鲜淮山在入馔时不宜与过碱性食物搭配，以免淮山中的淀粉酶失去功效。

淮山有收涩作用，因而湿热外感、便秘、感冒、实热、实邪、肠胃积滞等症状的人，不宜单食淮山。此外，糖尿病患者不宜过多食用，配合其他药材食用请遵医嘱。

Q：淮山有哪些常用的配伍？功效如何？

A： 淮山常见配伍和功效如下：

配伍	保健功效
锁阳	补肾助阳、涩精止遗；适用于肾阳不足、遗精滑精等
党参	补脾益气、养阴生津；适用于脾胃虚弱、食少纳呆、体倦乏力等
芡实	补脾益肾、收涩止泻、固精止带；适用于脾肾两虚之泄泻、白带等
天花粉	益气养阴、生津止渴；适用于热病伤津、心烦口渴等
苏子	滋肾补肺、止咳平喘；适用于肺肾两虚所致的虚喘、咳嗽等
知母	滋阴降火；适用于阴虚火旺引起的骨蒸潮热、盗汗、心烦等

粥品

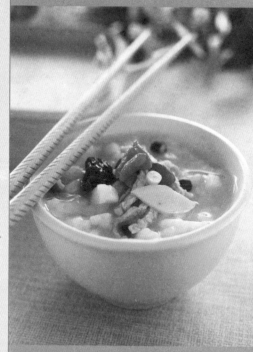

◎ 淮山红枣瘦肉粥 ◎

功效：健脾补肾，涩精利尿。

材料：猪瘦肉、粳米各200克，生切淮山、芡实各50克，枸杞子25克，花生仁20克，红枣20颗，姜、葱、盐各适量。

做法：

❶ 淮山、猪瘦肉、葱、姜分别清洗干净；淮山用温水浸软，改切成丁；猪瘦肉切丁；葱切小粒，姜切片。

❷ 芡实、花生仁、红枣、枸杞子分别清洗干净。

❸ 红枣淘去枣核；枸杞子用清水浸泡10分钟捞出沥干；粳米淘洗干净，用清水浸泡30分钟捞出沥干。

❹ 取一只砂锅，将粳米放入锅内，加适量水煮沸，放淮山、芡实、花生仁、枸杞子、红枣、姜和猪瘦肉，小火煮30分钟，下盐、葱调匀即可。

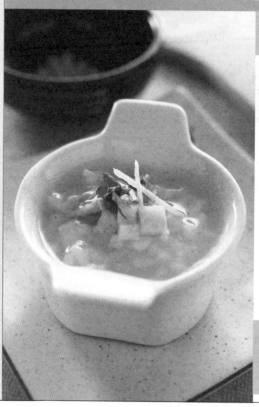

◎ 淮山牛肉粥 ◎

功效：强健筋骨，滋补养血。

材料：鲜淮山、牛肉各100克，粳米80克，姜、芫荽（香菜）、盐各适量。

做法：

❶ 牛肉清洗干净，切成薄片；淮山去皮，洗净，切小粒；姜、芫荽分别洗净，切碎；粳米淘洗干净，用清水浸泡30分钟，捞出沥干水分。

❷ 取一只砂锅，将粳米放入锅内，加适量水，大火煮沸后，放入淮山，小火熬煮30分钟至粥成。

❸ 待粳米开花、粥黏稠时，放入牛肉继续小火煮至牛肉熟透，加姜、芫荽，下盐调味即可。

小贴士：如果肉片切得比较薄的话，可以在粥沸腾时关火，再放入牛肉片迅速搅散，盖上盖子闷1分钟，牛肉就完全烫熟，口感也更嫩滑。

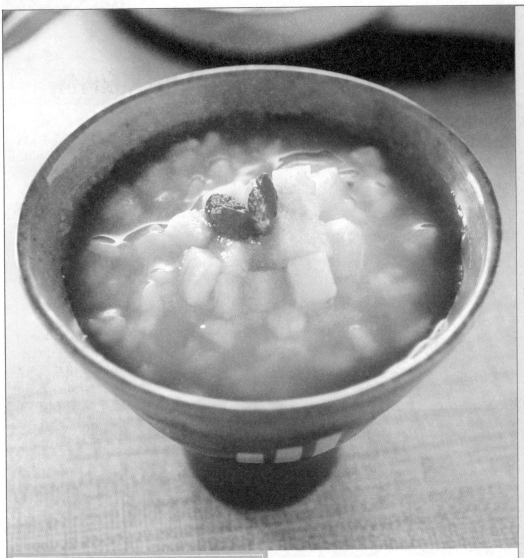

◎淮山雪梨糯米粥◎

功效：健脾养胃，润肺止咳。

材料：生切淮山、雪梨各 50 克，糯米 30 克，枸杞子、冰糖各适量。

做法：

❶ 淮山洗净，用温水浸软后切成丁；糯米淘洗干净，用清水浸泡 2 小时，沥干备用。

❷ 雪梨洗净，去蒂，切开掏去梨核，切成小块；枸杞子洗净，用清水浸泡 10 分钟，捞出沥干水分备用。

❸ 取一只砂锅，将淮山、糯米、雪梨一并放入锅中，加适量水漫过所有材料，大火煮沸后转小火熬煮 30 分钟至粥成。

❹ 放入枸杞子，继续用小火熬煮 10 分钟，下适量冰糖调味即可。

小贴士　糯米粥凡湿热痰火偏盛之人忌食；发热、咳嗽痰黄、黄疸、腹胀之人忌食；糖尿病患者慎食。

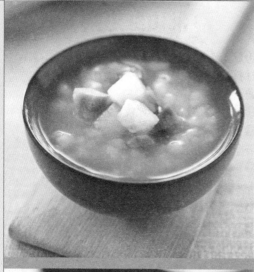

◎ 丝瓜淮山粥 ◎

功效：健脾止泻。

材料：丝瓜 500 克，鲜淮山、粳米各 200 克，盐适量。

做法：

❶ 淮山、丝瓜分别去皮，清洗干净，丝瓜去瓤；丝瓜、淮山均切成 4 厘米见方的小块。

❷ 粳米用清水浸泡 30 分钟，沥干备用。

❸ 将粳米和淮山一起放入砂锅内，加适量水，大火煮沸后，再加丝瓜转小火熬煮 40 分钟，期间注意搅拌，避免粘锅，至粳米开花、粥黏稠时，下盐调味即可。

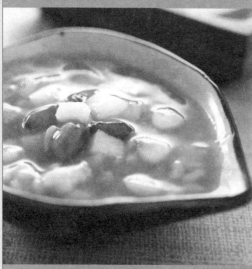

◎ 花生淮山玉米粥 ◎

功效：补益肺脾，养血补血。

材料：玉米 100 克，花生仁 50 克，生切淮山 30 克，粳米适量，红糖 20 克。

做法：

❶ 粳米用清水浸泡 30 分钟，沥干水分备用。

❷ 玉米和淮山分别清洗干净，淮山用温水浸软后，切成小粒备用。

❸ 将粳米、玉米、花生仁、淮山一并放入砂锅中，加适量水，用大火煮沸后，转小火熬煮。

❹ 至粳米开花、粥黏稠、花生米熟烂时，加红溶化，调匀即可。

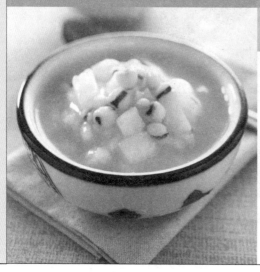

◎ 淮山冬瓜薏米粥 ◎

功效：清肺，止咳化痰。

材料：生切淮山 40 克，冬瓜、粳米各 100 克，薏米 50 克。

做法：

❶ 薏米用清水浸泡 30 分钟，捞出沥干；淮山用温水浸软后改切成小丁；冬瓜去皮、去瓤，切成小块。

❷ 粳米放入清水中浸泡 30 分钟，沥干水分。

❸ 取一只砂锅，放入薏米、冬瓜和粳米，加适量水，大火煮沸后放入淮山丁，转小火熬煮 30 分钟至大米、薏米均熟透，粥黏稠即可。

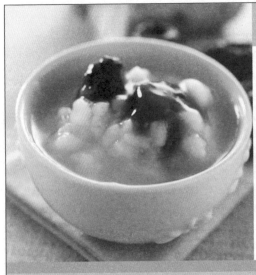

◎ 淮山红枣粥 ◎

功效：健脾益气，润肺降压。

材料：鲜淮山 150 克，粳米 100 克，红枣 15 颗。

做法：

❶ 淮山去皮洗净，切碎后放入碗中捣成糊状。

❷ 红枣清洗干净，切开掏去枣核；粳米淘洗干净，用清水浸泡 30 分钟，沥干水分备用。

❸ 取一只砂锅，将粳米和红枣一起放入锅内，加适量水漫过所有材料，大火煮沸后转小火熬煮 30 分钟成稀粥。

❹ 待粳米开花后加入淮山糊，拌匀，继续用小火煮 10 分钟即可。

◎ 海带淮山粥 ◎

功效：降压消脂。

材料：水发海带 100 克，淮山 60 克，粳米 50 克。

做法：

❶ 淮山清洗干净，用温水浸软后切成碎末（或是鲜淮山去皮洗净，切成碎末）；粳米淘洗干净，用清水浸泡 30 分钟，沥干备用。

❷ 海带清洗干净，用清水浸泡 10 分钟，充分去除盐分后，放入锅内加适量水，用小火煮至熟软，捞出沥干，切成碎末。

❸ 取一只砂锅，将粳米放入锅中，加适量水，大火煮沸，改用小火熬煮 30 分钟至粳米熟透。

❹ 将淮山和海带放入粥内，继续用小火熬煮 20 分钟即可。

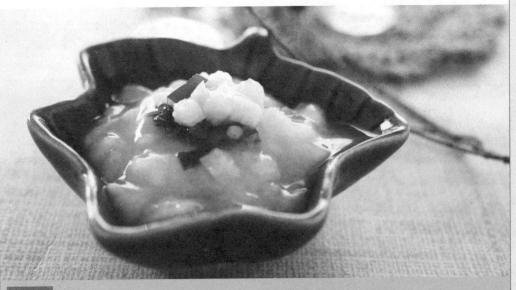

小贴士 海带买回来后要尽快食用或冷藏，因为拆封后的海带容易在不良的贮存环境下，会随着营养成分的降解、微生物的繁殖、有害成分的增加等原因而变质。

小菜

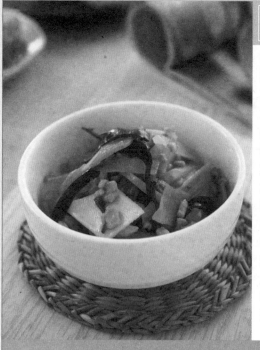

◎ 五彩山药 ◎

功效：健脾养胃。

材料：山药（鲜淮山）150克，芹菜、黑木耳、胡萝卜各100克，肉末50克，姜丝10克，油、盐、生抽、鸡精各适量。

做法：

❶ 山药和胡萝卜洗净去皮，斜切成片，分别放入沸水中稍微烫2分钟至断生，捞出沥干水分；木耳，芹菜切成粗丝，过沸水烫熟备用；姜洗净切碎。

❷ 肉末用料酒、生抽、少量淀粉拌匀备用。

❸ 锅烧热，放油，油温至七成时倒入肉末煸炒至变色，盛起待用；再下入姜末，依次倒入木耳、山药、胡萝卜、芹菜翻炒均匀。

❹ 将炒熟的肉末放回锅中，放盐、鸡精拌匀即可。

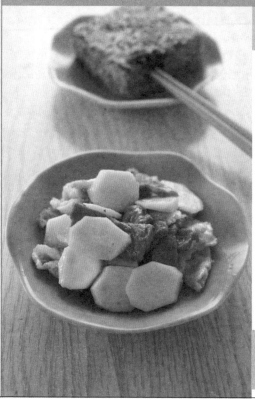

◎ 淮山炒羊肉 ◎

功效：补脾益肾，温中暖下。

材料：鲜淮山、羊肉各300克，鸡蛋白1只，辣椒、姜、生抽、黄酒、白糖、上汤、胡椒粉、麻油、盐各适量。

做法：

❶ 鲜淮山去皮，清洗干净，切薄片；姜、辣椒分别洗净，切大片。

❷ 羊肉洗净，切片，放入碗中用盐、鸡蛋白抓匀腌制30分钟，下热油锅，过油快速炒至羊肉变色盛出备用。

❸ 锅内留底油，烧热，放入姜片、辣椒爆香，加胡椒粉、生抽、白糖、黄酒、盐和少量上汤稍煮，放入淮山片翻炒片刻后盖上盖焖煮2分钟。

❹ 开盖后放入步骤2中炒好的羊肉快速翻炒均匀，淋麻油即可。

小贴士 羊肉片过油锅炒时，油锅五成热时放入，即手背在油面上方，能感到温热的时候下入羊肉片，全部变色即捞出。

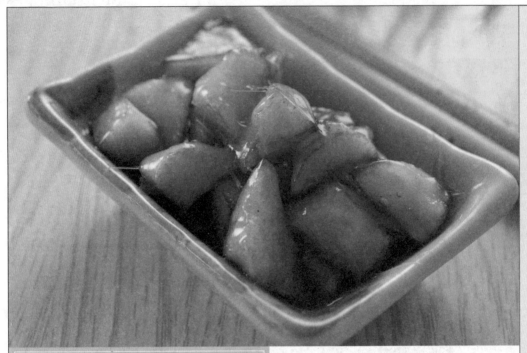

◎ 拔丝山药 ◎

功效：滋养脾阴，益气和中。

材料：山药（鲜淮山）500 克，绵白糖 200 克，水 100 毫升，油适量。

做法：

❶ 山药洗净去皮，切滚刀块，放入开水中煮约 10 分钟至熟透，捞出沥干水分备用。

❷ 取一深盘，放入微波炉中加热，在盘底刷一层薄油备用。

❸ 油锅烧至五成热，放山药块炸至金黄，捞出沥油。

❹ 锅内留底油，放入绵白糖和水，小火翻炒至糖色变深、溶化起泡，迅速将山药倒入锅中翻炒，均匀粘裹上糖液，关火，将山药放入预热好的盘中，用筷子翻动拔丝即可。

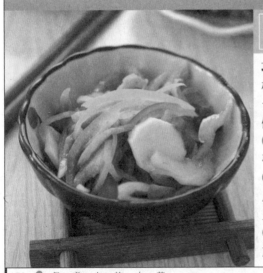

◎ 清炒山药 ◎

功效：健脾益气。

材料：山药（鲜淮山）500 克，青椒 100 克，干辣椒、盐、麻油各适量。

做法：

❶ 山药洗净去皮，切成薄片；青椒洗净，去蒂去子，切丝；干辣椒剪成辣椒圈，去子。

❷ 热锅下适量油，放干辣椒圈煸炒至出香味，用漏勺捞出清水中浸泡的山药片放入锅中大火翻炒 2 分钟至山药片断生。

❸ 放入青椒丝，大火继续翻炒至青椒断生时放盐拌匀，出锅前淋少许麻油即可。

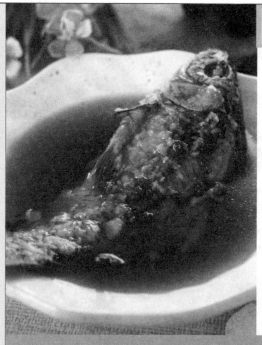

◎ 淮山烧鲫鱼 ◎

功效：调理冲任，通络散结。

材料：鲫鱼 2 条（约 800 克），生切淮山 30 克，上汤、姜、葱、黄酒、麻油、醋、生抽、白糖、盐各适量。

做法：

❶ 淮山清洗干净，用温水浸软后切片；姜洗净，切片；葱洗净，切段。

❷ 鲫鱼去鳞、鳃、内脏，洗净，用厨房纸吸干表面水分，把淮山放入鱼腹中。

❸ 烧热油锅，烧至七成热时下鲤鱼炸至两面金黄，捞出沥干油分。

❹ 锅内留少量余油烧热，爆香姜片、葱段，再加生抽、醋、上汤煮沸，捞出姜片和葱段。加黄酒、白糖和盐，放入鲫鱼，大火煮沸后改用小火煮 10 分钟，出锅前淋麻油即可。

◎ 淮山栗子炒瘦肉 ◎

功效：健脾和胃，养血益气。

材料：西芹 300 克，猪瘦肉 150 克，栗子 100 克，生切淮山 20 克，鸡蛋 1 只，生粉、白糖、盐各适量。

做法：

❶ 淮山洗净，烘干后放入料理机中研成粉末。

❷ 西芹洗净，去根和叶，切成 3 厘米左右小段；猪瘦肉洗净，切片；栗子去皮，切开，放热水中煮熟，捞出沥干备用。

❸ 猪瘦肉放入碗内，打入鸡蛋，加淮山粉末、生粉、白糖、盐拌匀。

❹ 烧热油锅，放进猪瘦肉，炒至猪瘦肉变色盛出；余油放入栗子、西芹炒熟，再放入猪瘦肉翻炒，下少量盐拌匀即可。

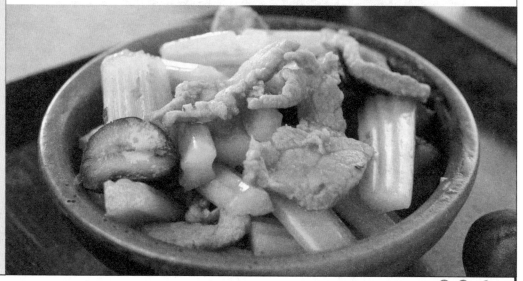

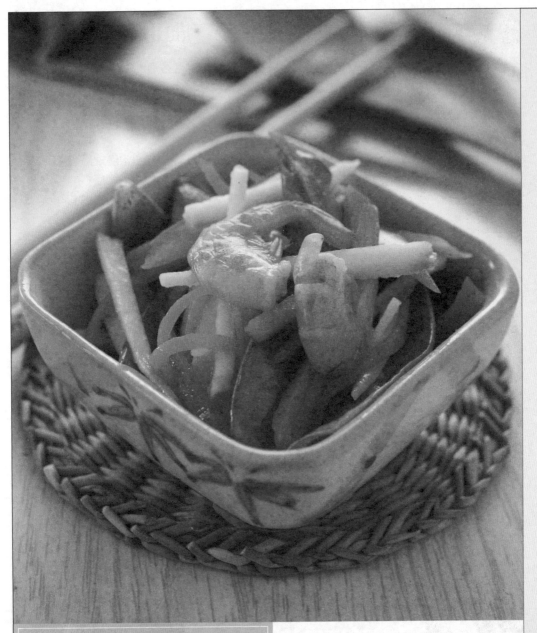

◎ 淮山烩虾仁 ◎

功效：健脾止泻。

材料：鲜虾 250 克，荷兰豆 60 克，胡萝卜半根，胡椒粉、白糖、麻油、黄酒、盐各适量。

做法：

❶ 鲜淮山、胡萝卜刮去外皮，放入盐水中浸泡、洗净，分别切成长条，一并放入沸水中焯熟，捞出过凉水，沥干备用。

❷ 荷兰豆撕去两边夹筋，清洗干净，过沸水焯至断生；大虾洗净，去头、去壳、留尾，过沸水焯至变色，捞出沥干，用麻油、黄酒、胡椒粉腌 20 分钟。

❸ 烧热油锅，加淮山、胡萝卜、虾仁炒香，下盐调味，炒至虾仁熟透，再加荷兰豆翻炒，淋麻油即可。

汤羹

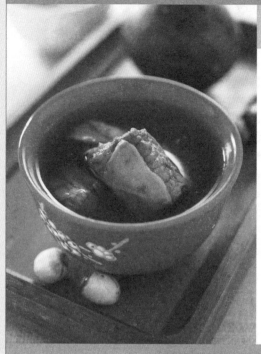

◎ 罗汉果淮山汤 ◎

功效：健脾益气，润肺止咳。

材料：猪排骨300克，生切淮山、玉竹、莲子各20克，薏米、枸杞子各10克，罗汉果5克，桂圆肉5粒，红枣3颗，盐适量。

做法：

❶ 猪排骨斩块，放入沸水中焯透血污，捞出洗净，沥干水分。

❷ 淮山、玉竹、莲子、薏米、枸杞子、桂圆肉、罗汉果和红枣分别清洗干净；莲子取出莲子心；红枣去核。

❸ 将步骤2的所有材料放入锅内，加适量水，小火煎煮20分钟，用网筛隔去药渣，留取药汁备用。

❹ 将猪排骨放入步骤3的药汁中，再加满水，大火煮沸后改用小火炖煮1小时30分钟，下盐调味即可。

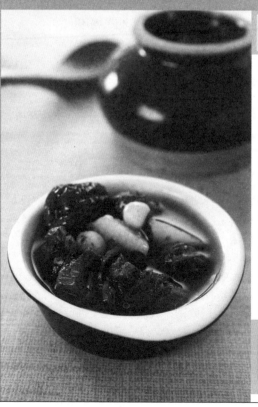

◎ 淮山乌鸡汤 ◎

功效：补肾养肝，调养气血。

材料：乌鸡1只，鲜淮山250克，莲子100克，红枣10颗，姜、葱、盐各适量。

做法：

❶ 乌鸡除去内脏、指甲，清洗干净，斩成大块，放入沸水中焯去血污，沥干。

❷ 鲜淮山去皮洗净，切滚刀块；红枣、莲子分别清洗干净，用冷水浸透，莲子去心，红枣去核；葱、姜分别洗净，葱切大段，姜切片。

❸ 烧热油锅，将鸡块稍微爆香，加入姜、葱、莲子，倒入适量开水漫过鸡块，大火煮沸后，撇去浮沫。

❹ 改用小火炖煮15分钟后放入淮山，盖上盖继续炖煮约30分钟，下盐调味即可。

小贴士　炖煮乌鸡的时候，最好将乌鸡的骨头用小锤或刀背砸碎后再炖煮，能使乌鸡的营养最大限度地融入汤中，滋补效果更好。

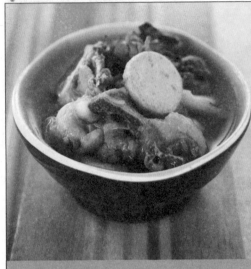

◎党参淮山炖鸡汤◎

功效：健脾补虚。

材料：光鸡1只，生切淮山、党参各30克，姜、盐各适量。

做法：

❶ 光鸡去除内脏、指甲，洗净，斩块，放入沸水中焯去血污，捞出沥干水分备用。

❷ 淮山、党参用温水浸软后切小片；姜切大片。

❸ 取一只炖盅，将鸡块、淮山、党参、姜片一并放入炖盅内，加水漫过所有材料，盖上盖或包覆保鲜膜，放入外锅内隔水炖煮2小时，下盐调味即可。

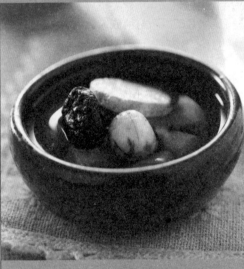

◎淮山莲子瘦肉汤◎

功效：健脾益胃。

材料：猪瘦肉400克，生切淮山、莲子各30克，蜜枣5颗，姜、盐适量。

做法：

❶ 猪瘦肉清洗干净，切成3厘米见方的小块，放入沸水中焯去血污，沥干备用。

❷ 淮山用温水浸软后切片；莲子洗净，去心；蜜枣冲干净表面浮土；姜洗净，切大片备用。

❸ 将熟瘦肉、淮山、莲子、蜜枣以及姜片一并放入砂锅中，加适量水，大火煮沸后，盖上盖，转小火炖煮2小时30分钟，下盐调味。

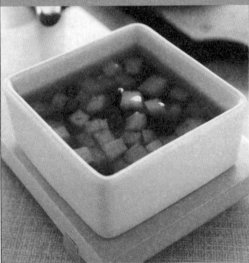

◎淮山赤小豆羹◎

功效：补脾清热，利湿止泻。

材料：鲜淮山、赤小豆各50克，白糖适量。

做法：

❶ 鲜淮山去皮，清洗干净，切成小粒，放入清水中浸泡20分钟，捞出沥干；赤小豆洗净，用清水浸泡2小时，沥干水分。

❷ 取一只砂锅，放入赤小豆，加适量水至砂锅3/4处，大火煮沸后转小火炖煮30分钟。

❸ 加淮山，继续用小火熬煮约15分钟至淮山和赤小豆熟软，下白糖调味即可。

◎ 淮山玉竹老鸭汤 ◎

功效：祛痰润肺。

材料：老鸭1只（约500克），生切淮山、玉竹各15克，姜、盐各适量。

做法：

❶ 老鸭去内脏、头、尾，清洗干净，斩成5厘米见方的大块，放入沸水中焯去血污，沥干备用。

❷ 生切淮山、玉竹分别清洗干净，放入纱布袋中，封口备用；姜去皮、洗净，整块用刀背拍打出裂口。

❸ 取一只瓦煲，将老鸭、姜块和步骤2中的药材纱布袋一并放入瓦煲中，加适量水，大火煮沸后，盖上盖转小火炖煮2小时，下盐调味即可。

小贴士 选购玉竹时以条粗长、淡黄色饱满质结，半透明状，体重，糖分足者为佳；条细瘦瘦、色深体松或发硬，糖分不足者为次。

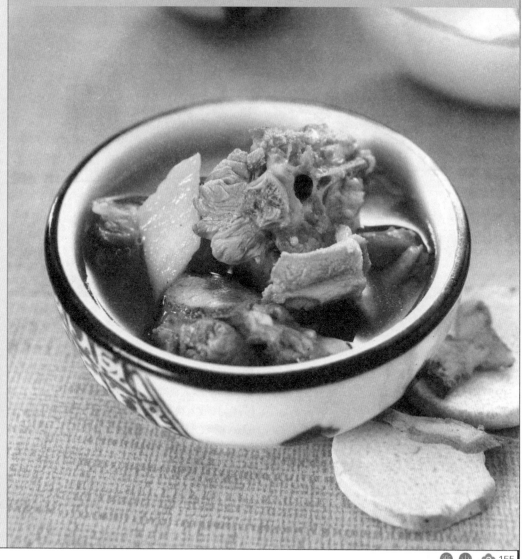

茶饮

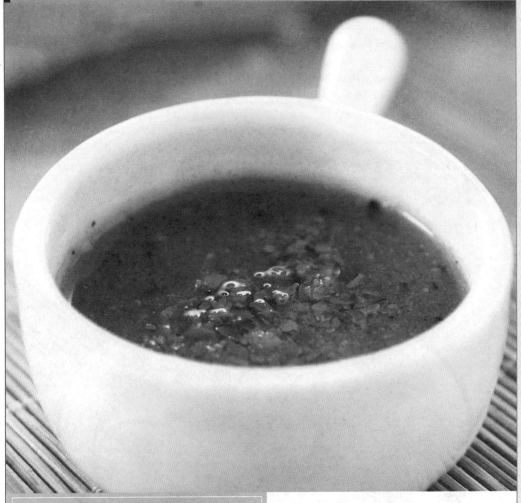

◎淮山黑芝麻糊◎

功效：滋补肝肾。

材料：鲜牛奶 200 毫升，黑芝麻 150 克，冰糖 100 克，粳米 60 克，生切淮山 15 克，玫瑰糖适量。

做法：

❶粳米淘洗干净，放入清水中浸泡 1 小时，捞出沥干备用；淮山去皮、洗净，用温水稍微浸软后切成小粒。

❷将黑芝麻放入干净无油的炒锅中，小火炒香，盛出放入碗中，加粳米、鲜牛奶、淮山粒拌匀，放入搅拌机内，搅拌成浆，滤出浆水。

❸冰糖放入水中用小火煮溶，倒入步骤 2 中的浆水拌匀，再放入玫瑰糖，边煮边搅拌，直至成糊即可。

小贴士 淮山黑芝麻糊可以依据个人口味和身体状况，在放入搅拌机之前加入适量奶油或者淡奶油，可以使成品的口感更加细腻爽滑。

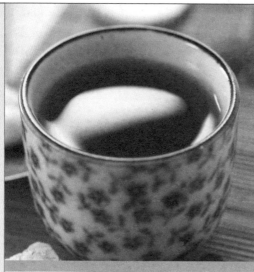

◎ 淮山莲子茶 ◎

功效：健脾益肾。

材料：生切淮山、莲子肉、白术、茯苓、枸杞子、仙茅各10克，黄糖适量。

做法：

❶ 淮山、莲子肉、白术、茯苓、枸杞子和仙茅分别清洗干净，晒干或烘干。

❷ 将步骤1中的6种药材放入研磨机中一并捣碎成粗末，放入纱布袋中封口。

❸ 将步骤2的纱布袋放入锅中，加适量水煎煮30分钟，取走纱布袋，依据个人口味加入适量黄糖调味即可。

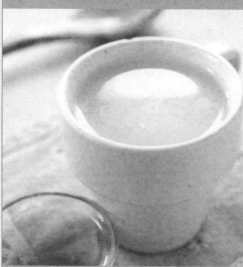

◎ 淮山蜂蜜饮 ◎

功效：滋补脾胃，润肠通便。

材料：鲜淮山100克，蜂蜜适量。

做法：

❶ 鲜淮山清洗干净，去皮，切成1厘米见方的小粒，备用。

❷ 取一只煮锅，将淮山放入锅中，加入两大碗水，大火煮沸后，转小火熬煮30分钟至淮山完全熟烂，离火。

❸ 用勺子将淮山完全压碎，用细网筛隔去较粗的淮山渣，待水温稍凉后加入蜂蜜，调匀即可。

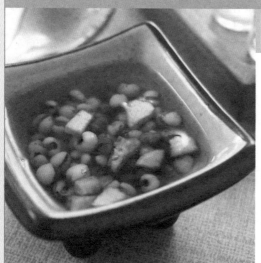

◎ 淮山绿豆甜汤 ◎

功效：清热解毒，益气降压。

材料：生切淮山80克，绿豆50克，薏米、蜂蜜各30克。

做法：

❶ 绿豆和薏米分别淘洗干净，用清水浸泡1小时，过网筛沥干水分备用。

❷ 淮山洗净，用温水稍微浸泡至变软后，切成1厘米见方的小粒。

❸ 取一只煮锅，将淮山、绿豆和薏米一并放入锅中，加适量水，大火煮沸后，改用小火煮20分钟,离火,待汤稍凉后放入蜂蜜调匀即可。

糕点小吃

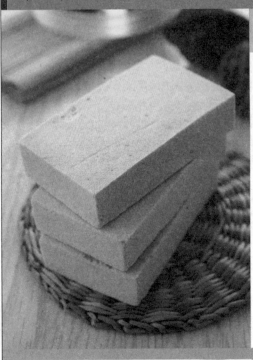

◎ 二豆淮山糕 ◎

功效：滋阴补虚，利湿降压。

材料：绿豆粉、豌豆粉各500克，生切淮山、核桃仁、枣泥、蜂蜜各50克，红糖、白糖各30克，桂花15克。

做法：

❶ 淮山、核桃仁分别淘洗干净，晒干，放入料理机中研成粉末。

❷ 取一只小锅，放入适量水烧热，加入红糖、白糖，小火熬煮至溶化后加桂花拌匀，慢慢调入绿豆粉和豌豆粉，搅拌均匀。

❸ 加入淮山、核桃仁粉末、枣泥、蜂蜜，充分搅拌至硬膏状，倒进方盘内，隔水蒸制30分钟，稍凉后置于冰箱冷藏即可。

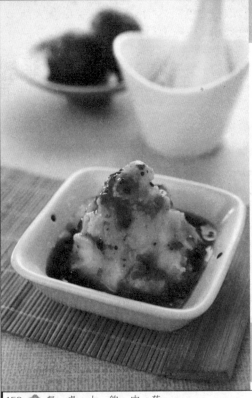

◎ 蓝莓山药泥 ◎

功效：益气健脾。

材料：山药（鲜淮山）500克，蓝莓酱50克，冰糖、蜂蜜各适量。

做法：

❶ 鲜淮山刮去外皮，清洗干净，切成大块备用。

❷ 将鲜淮山块放入盘中，置于蒸锅内隔水大火蒸制约20分钟至熟烂，取出装入碗中，用小勺压碎成泥。

❸ 另取一只小煮锅，放入蓝莓酱，加两匙水和少量冰糖，小火熬至糖汁黏稠，离火，放凉后加蜂蜜调匀。

❹ 将淮山泥用模具压制成形，倒扣入盘中，淋上步骤3的蓝莓酱即可。

小贴士 蓝莓山药制作时，不建议直接使用蓝莓酱，原因是浓度过高，影响口感，而颜色也会过于浓黑，影响成品美观。

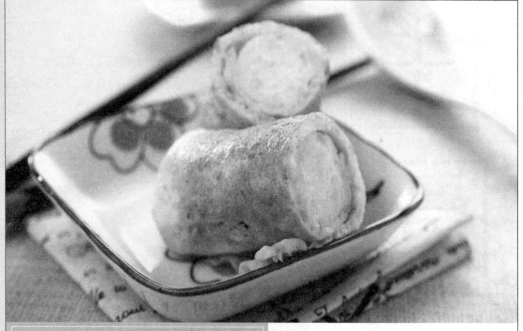

◎香蕉山药卷◎

功效：健脾益胃，润燥通便。

材料：山药（鲜淮山）250 克，香蕉 2 根，鸡蛋 1 个，中筋粉 200 克，牛奶 200 毫升，玉米油、糖各适量。

做法：

❶ 山药清洗干净，置于笼屉上大火蒸制 15 分钟至山药熟软。

❷ 香蕉去皮切小块，与牛奶一同放入搅拌机中搅打成浆盛出，打入鸡蛋，放适量白糖一并调匀，再将面粉分次放入蛋糊中，慢慢调匀至挂糊。

❸ 将蒸制好的山药去皮，压成山药泥，捏合成方形长条状。

❹ 取平底锅抹少量油，烧热后将面糊倒入，慢慢抹匀，摊成饼状，煎至两面金黄即可。

❺ 用煎好的面饼卷起山药泥，切段摆盘即可。

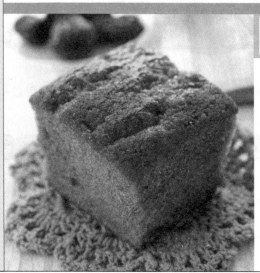

◎淮山枣豆糕◎

功效：健脾利湿。

材料：红枣 500 克，鲜淮山 200 克，鲜扁豆 50 克，陈皮 5 克。

做法：

❶ 淮山削去外皮，洗净，切成薄片；陈皮用温水浸软，刮去内瓤，洗净切丝；鲜扁豆、红枣洗净切成碎末。

❷ 淮山、鲜扁豆、红枣分别捣碎成泥，放入大容器中，在表面撒上陈皮丝。

❸ 将上述材料拌匀，合成团，用模具压制成形后放入蒸盘中，大火隔水蒸 30 分钟至熟即可。

桂圆

《本草纲目》记载："龙眼正圆，《别录》、苏恭比之槟榔，殊不类也。其木性寒畏，白露后方可采摘，晒焙令干，成朵干者名龙眼锦。"

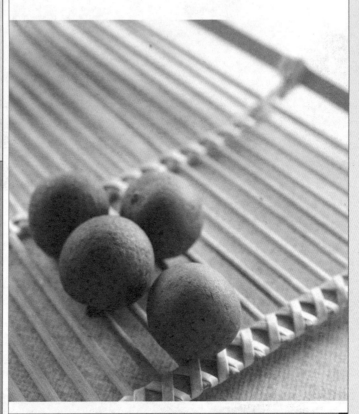

【别名】 龙眼，圆眼，益智，蜜脾，燕卵等。

【科目】 无患子科。

【药用部位】 桂圆的果、叶、花、根、壳、核均可入药，其花蜜是上等蜂蜜。

【性味归经】 桂圆肉味甘、性平、无毒；归心、脾经。桂圆果壳味甘、性温；归肺经。果核味微苦、涩，性平；归肝、脾、膀胱经。

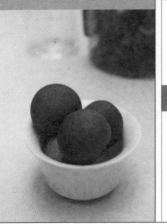

【中医功效与主治】

补益心脾、养血安神；桂圆核止血定痛、理气化湿。主治心脾两虚，气血阴亏之惊悸、失眠、健忘、食少倦怠及妇女崩漏出血、体虚力弱等症。

【现代医学药理作用】

抗衰老，抗肿瘤；抗菌、消炎；调节血压、影响心脑血管系统；增强机体免疫功能，防治再生障碍性贫血，促进智力发育等。

营养价值

鲜桂圆肉营养成分	含量(毫克/100克)	鲜桂圆肉营养成分	含量(毫克/100克)
◎碳水化合物	71500	◎水分	17700
◎蛋白质	4600	◎无机盐	3200
◎膳食纤维	5.88	◎多糖	5.89
◎维生素C	2000	◎脂肪	1000
◎维生素	37		

桂圆肉营养成分	含量(毫克/100克)	桂圆肉营养成分	含量(毫克/100克)
◎碳水化合物	65400	◎水分	26900
◎蛋白质	5000	◎灰分	1900
◎无机盐	643	◎膳食纤维	600
◎脂肪	200	◎维生素	60

适用人群分析

◎ 产妇

　　新妈妈非常适宜食用桂圆进行产后调理。桂圆中含有丰富的铁质和维生素 B_2，可以减轻新妈妈产后子宫收缩及宫体下垂感，促进体力恢复。桂圆中丰富的铁质还是制造红细胞的必要元素，在产后的恢复期内每天食用桂圆肉煮鸡蛋，可以治疗妊娠性贫血等产后病证，改善产后体虚乏力的状况，补血补气，对新妈妈有很大好处。

◎ 失眠、健忘的人群

　　桂圆补脑益智、安神补心，睡前食用桂圆或饮桂圆茶、酒，对于因思虑过度导致的失眠、惊悸有很好的疗效。桂圆中含有大量磷，可以促进脑细胞生长，增强记忆力，改善健忘症状。对于神经过敏、失眠、健忘、心悸的患者来说，建议每天进补 5~10 粒桂圆，可以宁神安眠、补脑健体。

◎ 高血压患者

　　桂圆肉内的钾含量很高。钾有助于稳定正常心跳及肌肉收缩，协助稳定血压及神经传导。高血压患者经常食用桂圆或桂圆制成的膳食，可以增加钾的摄入量，使血压更加平稳。尤其对于平时吃饭口味较重的患者来说，食用桂圆也是维持体内钠和钾平衡的有效方式之一。

◎ 免疫力较低的人群

对于病后体虚不复者、中老年人、儿童等身体免疫力较低的人来说，经常食用桂圆，有助于增强人体的免疫功能。桂圆中含有的营养物质可以使脾脏的重量增加，从而制造免疫球蛋白，进一步提高免疫力。此外，桂圆还能补血、消炎、排毒，

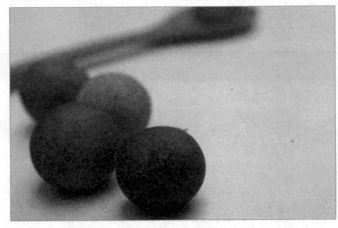

对调节人体的新陈代谢有重要帮助。但儿童进补桂圆不宜过多，也不能食用未成熟的桂圆。

◎ 女性

除了产妇之外，桂圆也适合大部分的女性经常食用。桂圆中含铁，可以补血，能有效防治月经性贫血。如果经期月经量比较少，并为阳虚体质的，在经期食用桂圆可以调经活血。另外，桂圆还能有效抗衰老，常食桂圆有美容养颜的功效。

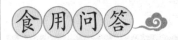

食 用 问 答

Q：如何选购桂圆?

A：新鲜桂圆以果皮黄、枝少，果壳光洁且薄脆，果实饱满，果肉厚、小为佳，剥开时果肉透亮、无汁液外溢、无薄膜包裹为佳。鲜桂圆选购时要与"龙荔"区别开，龙荔外壳更平滑，果肉较黏手，不易剥离，带有苦甜味。

桂圆肉选购时以颗粒圆整、大而均匀、肉质厚实、口感甘甜为佳。桂圆肉本是黑色，为了美观，很多商家将其染黄，因此，偏黑色的才是天然正品。

Q：如何贮藏桂圆?

A：鲜桂圆可以通过热烫处理法或气调保鲜法以达到延长保存期限的效果。热烫处理法是将整穗桂圆果浸于开水中烫 30~40 秒后立刻取出，在阴凉通风处悬挂吹干；此法可使桂圆在 15~20 天内保持新鲜，低温冷藏可保鲜达 22 天。气调保鲜法则是将桂圆经过预冷、剪果、选果和防腐后进行装袋、抽气、充氮处理，然后低温贮存，可保鲜 30~40 天。

桂圆肉购回后，宜放置于通风凉爽的地方，必要时可放入冰箱冷藏保存，避免发霉、虫蛀。

Q：桂圆肉是如何制作的?

A：桂圆肉的炮制方法有很多种，最常用的就是烘焙法和日晒法，也有将二者结合起来进行炮制的。

烘焙法的工艺流程通常从 8 月中下旬开始，一直到 11 月下旬至 12 月上旬，包括选果、剪果、浸水、摇沙磨皮、初焙、再焙、三焙、剪蒂、挂黄、分级及包装。

日晒法则是将整穗桂圆在阳光下暴晒、翻晒，剪果、翻晒，回潮、暴晒，再回潮、再暴晒，依此反复至果皮干裂。

二者结合的工艺是将成穗果实放于太阳下晒 1~2 天，每天翻动一次，待果皮变软后放在烘床上烘烤，翻动后移出静置 1~2 天，进行回潮处理，再烘一定时间至果皮干裂。

Q：服用桂圆时用量与禁忌有何注意事项？

A：桂圆的参考用量如下：内服煎汤，一般剂量为 10~15 克，大剂量为 30~60 克；熬膏滋药，每次服 10 毫升，日服 2~3 次，开水调化饮用；浸制药酒，每日 10 毫升，日饮 2~3 次；单独或与其他药材配伍制成丸剂，每次 3 克，每日 2~3 次。

桂圆含糖量较高，糖尿病患者不宜多食，此外，阴虚火旺、有内热或痰火、腹胀、咳嗽、口腔溃疡、月经过多、尿道炎、盆腔炎等症患者不宜食用。孕妇在妊娠早期不宜服用，以防胎动或早产。

Q：桂圆的保健功效与大枣有何异同？

A：桂圆与大枣均甘温、入脾经，均具有养血益气安神的功效，皆治血虚及气血两亏之萎黄乏力、心神不安，不同之处在于：大枣归脾、胃经，长于补中益气、养血安神，性较滋腻，多用于血虚脏燥、神志不安，并治中气虚弱之乏力、食少便溏等，还能缓解甘遂、大戟等药的毒烈之性；龙眼肉归心、脾经，长于补心脾益气而安神，性平和不滋腻，常用于心脾两虚之心悸、失眠、健忘，又治老弱体虚证属气血两亏者。

Q：桂圆通常能与哪些药材一并食用呢？效果如何？

A：桂圆常见配伍与保健功效见下表：

配伍	保健功效
人参、黄芪、当归、酸枣仁等	补心脾、益气肺、安心神等
生地黄、百合、酸枣仁、柏子仁等	养血安神，治疗阴血虚少
党参、熟地等	治气阴不足、身体消瘦、失眠多梦
黄芪、白术等	治脾气虚弱，统摄无权引起的便血、月经过多、崩漏等
红枣	养心安神，健脾补血
石斛	补脾益胃、补心益智、除烦热等
红糖（炖服）	治疗妇女气血不足之月经不调、行经腹痛等
枸杞子（熬膏）	补心脾之血，治惊悸、失眠、健忘、贫血等

粥饭

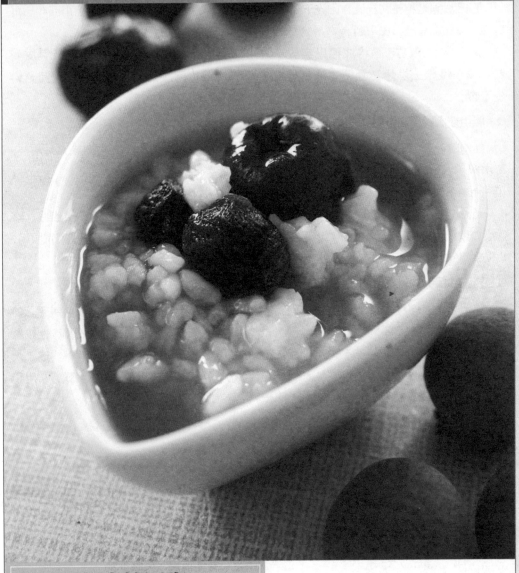

◎ 红枣桂圆粥 ◎

功效：补心养血，开胃健脾，安神益智。

材料：大米 50 克，桂圆 5 颗，红枣 2 颗，红糖适量。

做法：

❶ 桂圆去壳、去核，洗净；红枣洗净，切开，掏去枣核，备用。

❷ 大米淘洗干净，用清水浸泡 30 分钟，过网筛沥干水分备用。

❸ 取一只砂锅，将桂圆肉、红枣及大米一并放入锅中，加适量水至砂锅 3/4 处。

❹ 将砂锅置于火上，大火煮沸后转小火熬煮 30 分钟至粥成，依据个人口味加适量红糖调味即可。

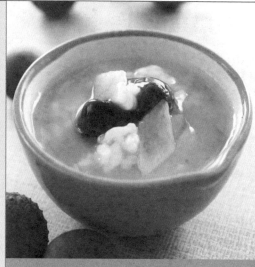

◎ 淮山桂圆粥 ◎

功效： 补益心肾，益气敛阳。

材料： 鲜淮山 100 克，大米 50 克，桂圆肉 10 颗，荔枝肉 5 颗，砂糖适量。

做法：

❶ 鲜淮山清洗干净，刮去表皮，放入水中浸泡 10 分钟左右捞出沥干，切成薄片。

❷ 桂圆肉、荔枝肉分别清洗干净，沥干水分；大米放入清水中浸泡 30 分钟，沥干水分备用。

❸ 取一只砂锅，将淮山、桂圆、荔枝、大米一并放入砂锅中，加适量水，大火煮沸后，转小火熬煮 30 分钟，加砂糖调味即可。

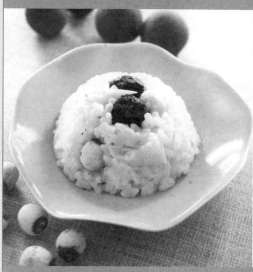

◎ 百合桂圆莲子饭 ◎

功效： 养心润肺，宁心安神。

材料： 大米 150 克，干百合、莲子各 20 克，桂圆肉 10 粒。

做法：

❶ 干百合洗净，刮去黑黄斑，用清水浸泡 10 分钟，沥干，切成碎块；莲子洗净，用牙签去除莲子心，用清水浸泡 1 小时，沥干备用。

❷ 大米放入清水中浸泡 30 分钟，过网筛沥干。

❸ 将大米放入电饭锅内，加入两碗水，再放入桂圆肉、百合、莲子，搅拌均匀，用普通煮饭档煮至熟即可。

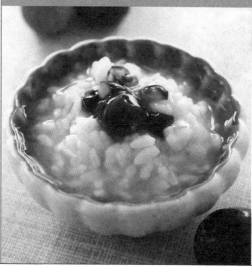

◎ 栗子桂圆粥 ◎

功效： 补心益肾，强身健骨。

材料： 大米 50 克，桂圆肉 8 颗，栗子 10 粒，砂糖适量。

做法：

❶ 栗子洗净后放入热盐水中稍微浸泡 5 分钟，捞出去壳，去衣，切成碎末。

❷ 桂圆肉及大米清洗干净，大米用清水浸泡 30 分钟，过网筛沥干水分备用。

❸ 取一只砂锅，将处理好的桂圆肉、大米和栗子碎一并放入锅中，加适量水，大火煮沸后，转小火熬煮成粥，加砂糖调味即可。

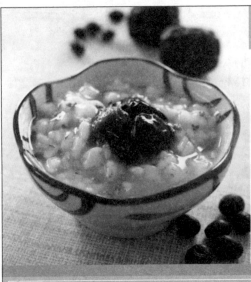

◎ 黑豆桂圆红枣粥 ◎

功效：补肾利水，养血安神。

材料：黑豆 30 克，桂圆肉、红枣各 10 粒，大米 50 克，桂花糖适量。

做法：

❶ 红枣切开，去除枣核。

❷ 黑豆及大米分别淘洗干净，用清水浸泡 30 分钟，过网筛沥干水分。

❸ 取一只砂锅，将黑豆放入锅中，加入适量水用大火煮沸，改小火熬煮 15 分钟至八成熟，放入大米、红枣、桂圆肉，继续用小火熬煮 30 分钟至粥成，加桂花糖调味即可。

◎ 桂圆羊肉粥 ◎

功效：健脾益气，补血助阳。

材料：羊肉、大米各 100 克，桂圆肉 10 粒，胡椒粉、盐各适量。

做法：

❶ 羊肉去筋去膜，清洗干净，切成薄片，放入碗中，用少量胡椒粉、盐抓匀腌制片刻。

❷ 大米用清水浸泡 30 分钟，沥干备用。

❸ 取一只砂锅，将大米和桂圆肉一并放入砂锅中，加适量水漫过所有材料，大火煮沸后改用小火熬煮 30 分钟，期间注意搅拌，避免粘锅。

❹ 待大米开花、粥黏稠时，放入羊肉，继续小火熬煮至羊肉变色，下盐调味即可。

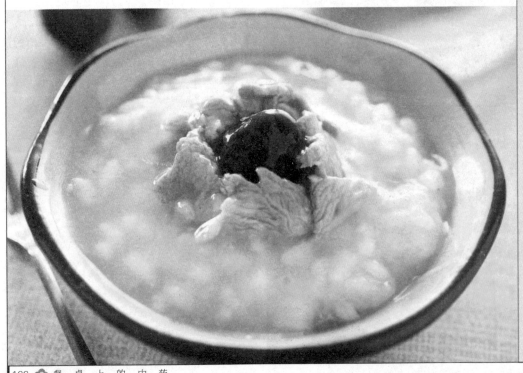

小菜

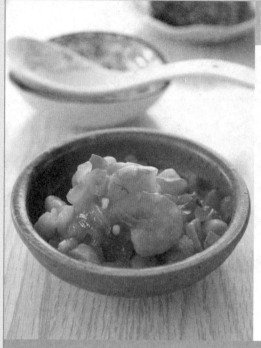

◎ 桂圆玉米虾 ◎

功效：养心安神，健脾益肾。

材料：鲜虾 200 克，玉米粒、胡萝卜、芦笋各 50 克，鲜桂圆 20 粒，盐、黄酒、生粉各适量。

做法：

❶ 鲜虾清洗干净，去皮、去头，用牙签挑去肠线，再次冲净后沥干水分。

❷ 胡萝卜去皮切丁；芦笋洗净、切丁；鲜桂圆去壳、去核，切成小块。

❸ 取一只煮锅，放适量水煮沸，将胡萝卜丁、芦笋丁、玉米粒分别过沸水焯至断生，捞出沥干水分备用。

❹ 烧热油锅，将步骤 3 中焯好的胡萝卜丁、芦笋丁和玉米粒一并放入锅中翻炒片刻。

❺ 放入虾仁和桂圆肉，放黄酒，翻炒至熟，下盐调味，再放适量生粉水勾芡即可。

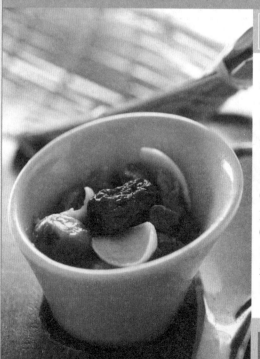

◎ 桂圆百合炖猪肉 ◎

功效：补益心脾。

材料：猪瘦肉 100 克，桂圆肉、红枣各 5 粒，干百合 10 克，盐适量。

做法：

❶ 桂圆肉、红枣、干百合分别清洗干净；红枣切开，掏去枣核；干百合刮去黑黄斑部分，放入清水中浸泡 10 分钟，捞出沥干。

❷ 猪瘦肉清洗干净，切成 4 厘米见方的小块，放入沸水中焯去血污，捞出沥干备用。

❸ 取一只炖盅，将猪瘦肉、桂圆肉、干百合以及红枣一并放入炖盅内，加入少量开水没过材料，盖上盖，入外锅隔水蒸 2 小时至猪肉熟烂，下盐调味即可。

| 小贴士 | 喂过"瘦肉精"的瘦肉外观鲜红，纤维疏松，时有少量水分渗出，而正常的瘦猪肉是淡红色，肉质弹性好，没有"出汗"现象。 |

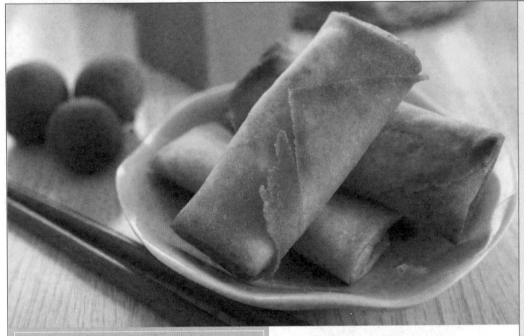

◎ 桂圆纸包鸡 ◎

功效：温中益气，补肾固精。

材料：鸡脯肉250克，火腿片60克，桂圆肉、核桃仁各10克，鸡蛋1只，春卷皮10片，葱、姜、生粉、砂糖、盐、胡椒粉、麻油各适量。

做法：

❶ 鸡肉清洗干净，切成厚片；桂圆肉用温水洗净，切粒；葱、姜分别清洗干净，剁蓉。

❷ 将切好的鸡脯肉放入碗中，加入葱蓉、姜蓉、生粉、砂糖、盐、胡椒粉和麻油，调匀腌制30分钟。

❸ 烧热油锅，放入核桃仁小火炸透，捞出沥油，切碎；鸡蛋加适量水及生粉调成蛋糊。

❹ 春卷皮上放火腿及鸡肉各一块，包成卷状；烧热油锅，将包好的春卷放入油锅内炸至金黄即可。

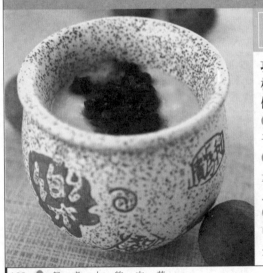

◎ 桂圆炖蛋 ◎

功效：补心养脾。

材料：鸡蛋1只，桂圆肉6粒，盐适量。

做法：

❶ 桂圆肉用温水清洗干净，浸泡5分钟，沥干水分，切成碎粒，浸泡桂圆的温水留用。

❷ 鸡蛋放入大碗中，加入步骤1的温水和适量盐，打散成蛋液，用细网筛滤去气泡，放入蒸锅中大火隔水蒸5分钟至蛋液完全凝固。

❸ 揭开盖，将切碎的桂圆肉均匀铺在步骤2中制成的鸡蛋羹上，盖上盖，转小火蒸制10分钟即可。

◎ 话梅桂圆糯米藕 ◎

功效：健脾开胃，益气养阴。

材料：莲藕 250 克，桂圆肉 10 粒，糯米 50 克，枸杞 5 克，话梅 5 颗，冰糖适量。

做法：

❶ 莲藕刮净表皮，冲洗干净；桂圆、枸杞分别洗净；糯米淘洗干净，沥干。

❷ 将莲藕一端约 3 厘米处切下，用筷子将糯米填入莲藕洞内至填满，将切下的部分盖回，用牙签固定。

❸ 取高压锅，放适量水烧开，放入莲藕筒和其他所有材料，盖上盖后小火炖煮 10 分钟，将莲藕取出，凉凉切片。

❹ 剩余汤汁放入炒锅，取出话梅，将剩余材料及汤炒至黏稠，用搅拌机搅拌成浆，淋在藕片上即可。

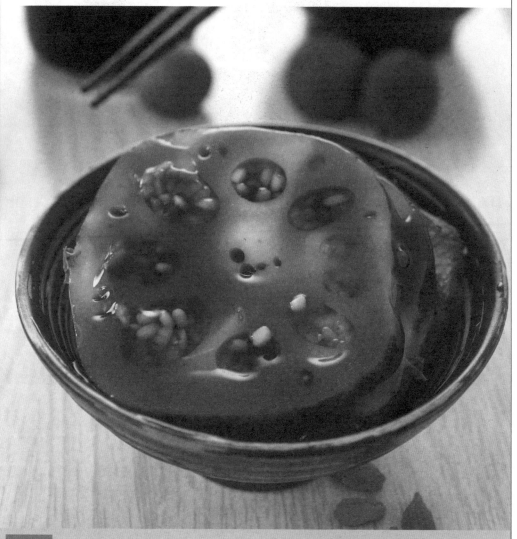

小贴士 挑选莲藕的时候应以藕节粗短肥大、色鲜、洁白或黄白、无黑斑、清香味甜、肉质脆嫩多汁、无干缩断裂、无损伤、无淤泥者为佳。

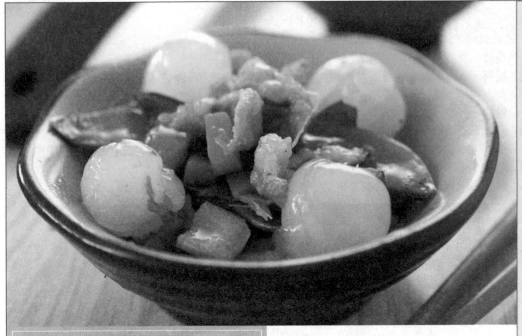

◎桂圆素虾仁◎

功效：润肠通便，补肝明目。

材料：鲜蘑菇250克，胡萝卜25克，冬笋15克，荷兰豆10克，桂圆肉6粒，蛋白、生粉、姜丝、盐、米酒各适量。

做法：

❶ 蘑菇清洗干净，去蒂，剪成虾型；胡萝卜、冬笋分别清洗干净，刮去外皮，切成小粒；荷兰豆和桂圆分别清洗干净，桂圆放入沸水中略煮，捞出沥干。

❷ 取一只小碗，将蛋白和生粉放入碗中拌匀。

❸ 烧热油锅，将蘑菇放入蛋白生粉浆内充分挂糊后下入油锅炸至浅黄色，盛出滤油。

❹ 锅内留底油，放胡萝卜粒、冬笋粒、荷兰豆略炒，加盐、米酒调味，加入蘑菇翻炒，用桂圆肉围边，上碟即可。

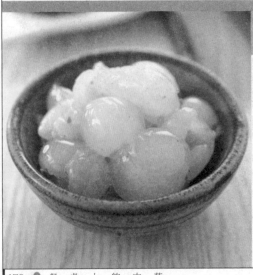

◎黑麻油炒桂圆◎

功效：养血润燥。

材料：鲜桂圆25颗，黑麻油10克，姜、糖各少许。

做法：

❶ 桂圆清洗干净，剥皮去衣，挖核，留取桂圆肉用糖稍腌备用；姜刮去外皮，清洗干净，切成细丝。

❷ 取炒锅，加入黑麻油，开小火预热，油热后放入姜丝翻炒片刻。

❸ 待姜丝炒出香味，放入桂圆肉，继续用小火炒至油分完全被桂圆肉吸收即可。

汤羹

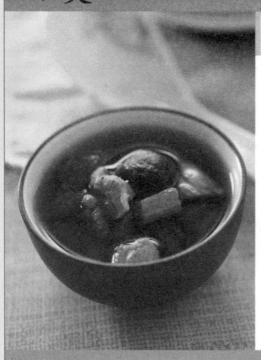

◎ 桂圆核桃瘦肉汤 ◎

功效：养血安神，护发黑发。

材料：猪瘦肉150克，桂圆肉5粒，核桃仁10克，姜、盐各适量。

做法：

❶ 猪瘦肉清洗干净，切成4厘米见方的小块，放入沸水中焯去血污，捞出沥干。

❷ 桂圆肉、姜、核桃仁分别清洗干净；桂圆肉、核桃仁每个都切成两半；姜刮去外皮，切成大片备用。

❸ 取一只砂锅，将猪瘦肉、桂圆肉、核桃仁、姜一并放入锅中，加适量水漫过所有材料，大火煮沸后盖上盖，转小火炖煮3小时，依个人口味放入少量盐调味即可。

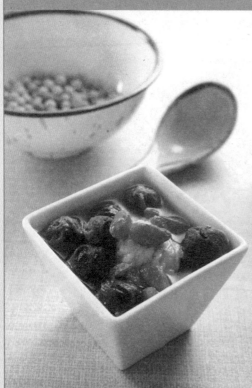

◎ 桂圆枸杞煲羊脑 ◎

功效：补气益血，益智补脑。

材料：羊脑50克，桂圆肉10粒，枸杞子、葱、姜各10克，盐适量。

做法：

❶ 羊脑去除血筋和白膜，放入清水中漂洗干净，沥干水分。

❷ 枸杞子用清水浸泡10分钟，捞出沥干；葱、姜分别洗净，葱切段，姜切大片。

❸ 取煮锅，加适量水，放入葱段和姜片，大火煮沸后，放入羊脑焯至变色成形，捞出沥干。

❹ 取一只砂锅，将步骤2中处理好的羊脑和桂圆肉、枸杞子一并放入砂锅内，加入适量水漫过所有材料，大火煮沸，盖上盖，转小火炖煮1小时，放盐调味即可。

| 小贴士 | 湿热体质、痰湿体质、阴虚体质的人忌食羊脑。 |

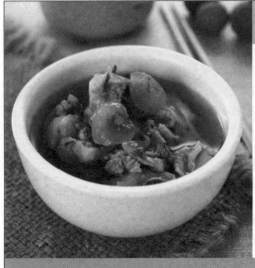

◎ 桂圆炖鸡汤 ◎

功效：益气活血，宁心安神。

材料：光鸡1只，桂圆肉20粒，盐适量。

做法：

❶ 鸡去内脏、指甲，斩成大块，放入沸水中焯去血污，捞出冲洗干净，沥干水分。

❷ 桂圆肉用温水漂洗干净，全部切成两半，备用；将其中一部分桂圆肉放入鸡腹中。

❸ 取一只瓦煲，将鸡与剩余桂圆肉一并放入瓦煲内，加适量水至瓦煲3/4处，大火煮沸后，盖上盖，转小火炖煮2小时30分钟，依个人口味放入适量盐调味即可。

◎ 桂圆瘦肉护发汤 ◎

功效：益气养血，固本补肾，护发生发。

材料：猪瘦肉200克，何首乌、党参、淮山、茯苓、莲子各20克，桂圆肉10粒，田七10克，红枣3颗，干瑶柱3粒，盐适量。

做法：

❶ 干瑶柱洗净，温水浸泡撕碎；莲子去心，温水泡30分钟，捞出沥干；红枣洗净、去核。

❷ 将何首乌、党参、淮山、茯苓、田七分别清洗干净，沥干，放入纱布袋中，封口备用。

❸ 猪瘦肉洗净，切块，放入沸水中焯去血污。

❹ 将猪瘦肉、红枣、桂圆、干瑶柱、莲子和步骤2的药材纱布袋一并放入砂锅中，加适量水，大火煮沸，改用小火炖煮2小时，下盐调味即可。

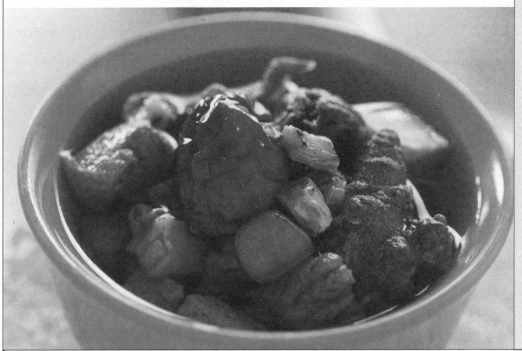

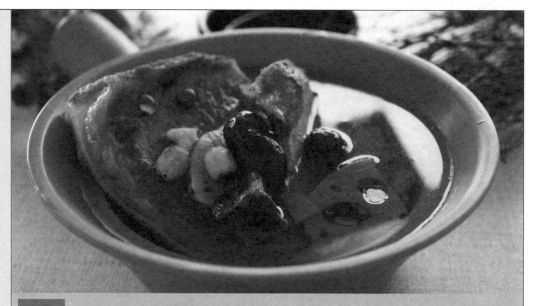

小贴士 猪扇骨是猪的后背上肩膀下面那块骨头，也叫肩胛骨；因为猪扇骨的前端有月牙状的脆骨，有些地区也称其为月亮骨。

◎ 首乌桂圆莲藕汤 ◎

功效：补益肝肾，宁心安神。

材料：莲藕、猪扇骨各 500 克，桂圆肉 15 粒，红枣 5 颗，莲子、芡实各 40 克，何首乌 20 克，盐适量。

做法：

❶ 莲藕刮皮，冲洗干净，切成滚刀块；将桂圆肉、红枣、莲子、芡实、何首乌分别清洗干净；莲子去心；红枣切开，去除枣核。

❷ 猪骨洗净，斩成大块，放入沸水中充分焯去血污，捞出冲洗干净，沥干水分。

❸ 将猪骨、莲子、桂圆、红枣、芡实和何首乌一并放入瓦煲内，加入水至瓦煲 3/4 处，大火煮沸后，转小火炖煮 1 小时。

❹ 放莲藕，小火炖煮 1 小时，下盐调味即可。

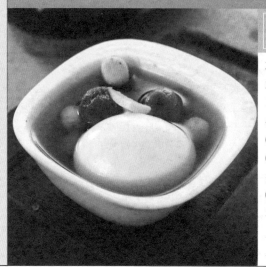

◎ 桂圆莲子鸡蛋汤 ◎

功效：养阴补血，安神定惊。

材料：鸡蛋 2 只，莲子 30 克，桂圆肉、南枣各 5 粒，姜、盐适量。

做法：

❶ 南枣切开，去核；莲子去心；生姜切大片。

❷ 取一只煮锅，加入适量水，放入鸡蛋中火煮 5 分钟至熟，捞出，剥去外壳。

❸ 另取一只砂锅，加入适量水，大火煮沸后，将桂圆肉、南枣、莲子、鸡蛋、生姜一并放入锅中，转小火炖煮 2 小时 30 分钟，依个人口味下适量盐调味即可。

茶饮糖水

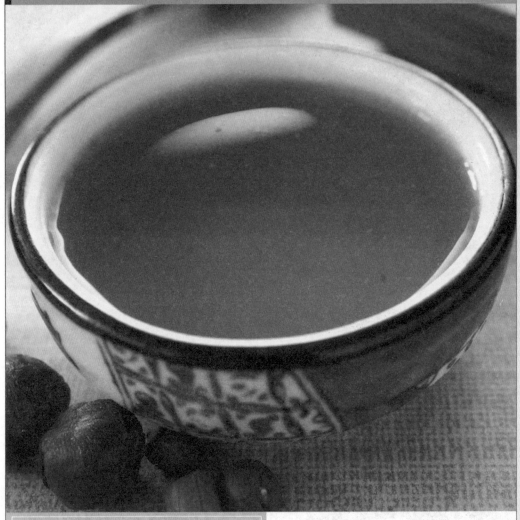

◎ 桂圆花生糖水 ◎

功效： 健脾益气，养心安神。

材料： 花生250克，桂圆肉、红枣各5粒，冰糖适量。

做法：

❶ 花生剥去外壳，留取花生仁；将花生仁、桂圆肉、红枣分别清洗干净；花生仁保留红衣；红枣切开，去除枣核。

❷ 取一只煮锅，将花生仁、桂圆肉、红枣一并放入锅中，加适量水漫过所有材料，大火煮沸后转中火煮15分钟。

❸ 待所有材料熟透时，依个人口味加入适量冰糖，继续煮10分钟即可。

小贴士 用桂圆泡茶、泡水的时候，可以不去除桂圆皮，将桂圆带皮清洗干净，捏破表皮后再使用即可。

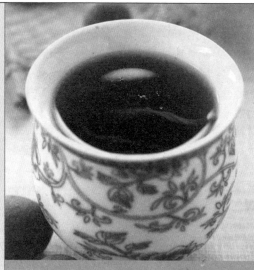

◎ 虫草桂圆茶 ◎

功效：养血安神，补肾益肺。

材料：桂圆肉 10 粒，冬虫夏草 2 克。

做法：

❶ 桂圆肉、冬虫夏草分别清洗干净；将桂圆肉用温水微微泡软后切成小块；冬虫夏草用温水浸泡 5 分钟，连同泡虫草水一并留用。

❷ 取一只炖盅，将切好的桂圆肉与冬虫夏草一并放入炖盅内，将浸泡冬虫夏草的水倒入炖盅内，盖上盖密封。

❸ 将步骤 2 的炖盅放入外锅内，隔水炖煮 1 小时即可饮用。

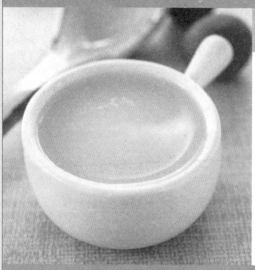

◎ 桂圆米浆 ◎

功效：补心安神，健脾和胃。

材料：大米 100 克，桂圆肉 20 粒，砂糖 50 克。

做法：

❶ 大米淘洗干净，放入清水中浸泡 3 小时，过网筛沥干水分；桂圆肉清洗干净。

❷ 将泡好的大米以及桂圆肉放入搅拌机中，再加入 4 碗水，搅打成浆。

❸ 将步骤 2 中搅打好的米浆倒入小锅中，加等量的开水，大火煮沸后，转小火边煮边搅拌并加入砂糖，至砂糖完全溶化后再煮 10 分钟即可。

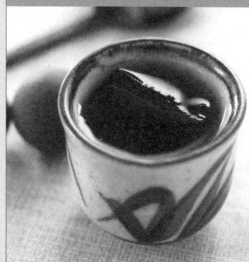

◎ 灵芝桂圆茶 ◎

功效：益气养血，安神止咳.

材料：野生灵芝 6 克，桂圆肉、蜜枣各适量。

做法：

❶ 将桂圆肉、蜜枣、灵芝分别清洗干净；桂圆肉用温水稍微浸泡后切成小块；灵芝用温水浸软，切片备用。

❷ 取一只砂锅，将桂圆、灵芝、蜜枣一并放入锅中，加适量水漫过所有材料，盖上盖，用小火炖煮 1 小时 30 分钟，放凉即可饮用。

糕点小吃

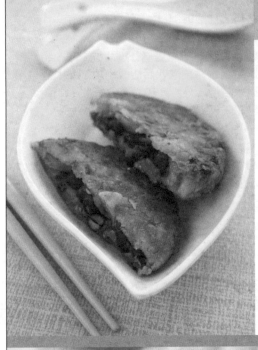

◎ 枸杞桂圆芋头饼 ◎

功效：健脾益肾，滋补养颜。

材料：芋头 400 克，红豆沙 100 克，蛋黄 1 个，桂圆肉 15 粒，桂花酒酿 40 毫升，枸杞子、生粉各适量。

做法：

❶ 桂圆肉、枸杞子分别清洗干净，枸杞子用清水浸泡 10 分钟，捞出沥干。

❷ 芋头去皮，洗净，放入碗中置于蒸锅内蒸 20 分钟至熟软，取出压成泥，再放入桂圆肉、枸杞子及桂花酒酿、蛋黄一并揉匀，和成团。

❸ 将拌好的芋头团分成小块，包入红豆沙，表面涂少许蛋液及生粉。

❹ 油锅烧热，下入芋头豆沙饼炸至表面金黄即可。

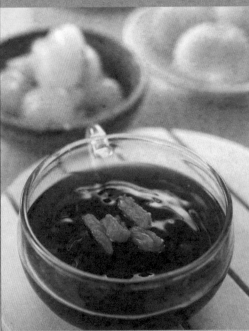

◎ 桂圆红枣茶冻 ◎

功效：养血安神，补中益气。

材料：珊瑚藻 100 克，桂圆肉 10 粒，红枣 5 颗，琼脂 10 克，枸杞、冰糖各适量。

做法：

❶ 珊瑚藻提前浸泡 4 小时，洗净，捞出沥干水分，切碎；桂圆、红枣、枸杞分别洗净，红枣去除枣核，与桂圆一并切碎；枸杞用清水浸泡 10 分钟，捞出沥干；琼脂放入小碗中用少量温水化开。

❷ 把红枣、桂圆、冰糖一并放入煮锅中，加适量水，小火煮至沸腾。

❸ 把珊瑚藻碎、枸杞子以及琼脂一并放入锅中，小火熬煮至琼脂完全溶化。

❹ 盛入模具中，放入冰箱冷藏，食用时倒扣入盘内即可。

小贴士　珊瑚藻需要用凉水浸泡，冬季要适当延长浸泡时间，如果喜欢口感较软的，可以在浸泡的时候连容器放入冰箱，浸泡时间延长至 6 小时即可。

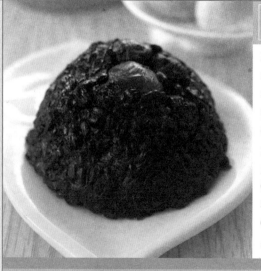

◎ 紫米桂圆糕 ◎

功效：补中益气，活血通络。

材料：紫米、糯米各 200 克，米酒 350 毫升，桂圆肉 100 克，红糖适量。

做法：

❶ 紫米洗净，用清水浸泡过夜，过网筛沥干水分；糯米淘洗干净，用清水浸泡 1 小时，过网筛沥干水分；桂圆肉清洗干净，切成碎块。

❷ 将紫米、糯米一并放入电饭锅内，再放入桂圆肉和米酒，用常规煮饭档煮熟。

❸ 将煮熟的米饭趁热拌上红糖揉匀，放入模具中压制成块即可。

◎ 桂圆淮山糕 ◎

功效：健脾和胃。

材料：淮山粉 500 克，砂糖 100 克，熟面粉 100 克，蛋糕 50 克，莲子 25 克，桂圆肉 20 粒，樱桃、果仁、蜂蜜各适量。

做法：

❶ 樱桃、桂圆肉分别清洗干净；淮山粉加熟面粉及适量水，揉搓成粉团；蛋糕切小块。

❷ 莲子去心，放入蒸笼中蒸至熟软。

❸ 取模具，在模具底部铺锡纸，将莲子、樱桃、桂圆肉、蛋糕块、果仁、淮山粉团依次分层放入，压制紧实，用锡纸包好，放入蒸锅中隔水大火蒸制 15 分钟。

❹ 砂糖及蜂蜜用大火煮溶，熬成糖浆，淋在糕点上即可。

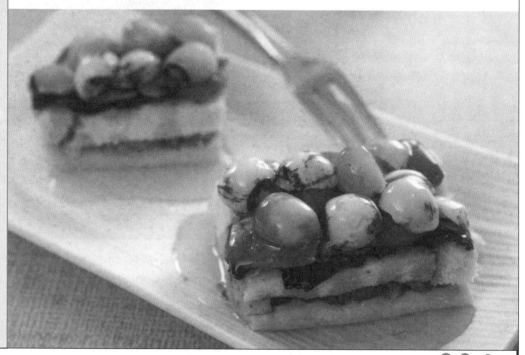

当归

《本草纲目》记载："当归本非芹类，特以花叶似芹，故得芹名。古人娶妻为嗣续也，当归调血为女人要药，有思夫之意，故有当归之名。"

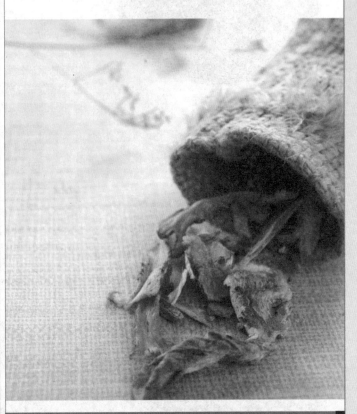

【别名】秦归，云归，西归等。

【科目】伞形科多年生草本植物。

【药用部位】当归全身和根部均可入药，中药典籍中有"十方九归"之说，当归也因此被称为"药王"。

【性味归经】味辛、甘，性温，无毒；归心、肝、脾经。

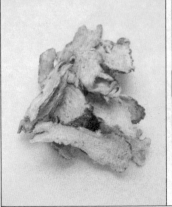

【中医功效与主治】

当归具有补血活血、调经止痛、润肠通便的功效。主治血虚萎黄、心悸眩晕、月经不调、虚寒腹痛、肠燥便秘、风湿痹痛、跌打损伤、痈疽疮疡、久咳气喘等症。

【现代医学药理作用】

促进血红蛋白、红细胞生成；抑制血小板聚集；抗血栓；对子宫有双向调节作用；减弱心脏收缩能力；抗动脉粥样硬化；降血压等。

营养价值

当归营养成分较为复杂，现代研究分析如下：

营养成分	结构
◎挥发油	当归的挥发油成分复杂，单是低沸点部分就有十多种成分，其中以蒿本内酯为主，还有少量如香荆芥酚、苯酚、对甲苯酚、别罗勒烯、正丁烯基辅内酯、β－罗勒烯、棕榈酸、邻苯二甲酸等。 可分成三类：中性油（88%）、酚性油（10%）、酸性油（2%）。
◎糖	当归所含的糖类主要是果糖、蔗糖和酸性多糖。 多糖当中，主要包括D－牛乳糖、阿拉伯半乳聚糖、D－木糖、葡萄糖醛酸、半乳糖醛酸等。
◎有机酸类	当归的水溶性部分含阿魏酸，是当归有机酸部分的主要成分。 当归所含的有机酸部分还有烟酸、丁二酸、香草酸、木蜡酸、棕榈酸等。

适用人群分析

◎月经不调、痛经的女性

中医自古都将当归用于治疗女性月经不调、痛经、子宫发炎等妇科疾病。这是由于当归对子宫具有双向的调节作用，它能调节子宫平滑肌的收缩，解除痉挛从而达到调经、止痛的目的。女性可以在月经来潮前一段时间就每天食用当归或加入了当归的药膳，可以有效防止痛经，并能有效抗菌抗炎，有利于经期的保养。

◎心血管疾病患者

当归可以增强心肌血液供应，患有冠心病、心律不齐、脑血栓等症的患者，可以经常食用当归。当归中含有一种叫作阿魏酸的物质，冠心病患者常吃的西药阿魏酸就是由这种物质制成的。心血管疾病患者经常食用当归以及加入了当归的膳食，可以减慢血栓增长速度，有抗血栓形成的作用，对预防中风等也能有所帮助。

◎贫血患者

当归中含有的阿魏酸可以抗恶性贫血，促进血红蛋白和红细胞的生成。此外，当归中还含有烟酸、尿嘧啶、亚叶酸等，这些都是和人体生血、造血系统息息相关的物质。因此，当归可以有效对抗贫血，建议贫血患者尤其是原发性贫血、妊娠性贫血患者经常进补当归，配合其他有生血功能的食材一并入药膳进补，功效会更为显著。

◎肝功能受损患者

患有脂肪肝、肝硬化或肝炎的患者，经常进补当归及相关的药膳，对修复肝脏的损伤会有一定帮助。当归能保护肝细胞，恢复肝脏功能，防止肝糖原降低。当归可以增加肝组织的耗氧量，从而可以促进肝功能的恢复，对慢性肝损害有保护作用。

◎ 免疫力低下的人群

　　长期生活不规律、工作压力大的都市青年以及老年人、儿童等都属于免疫力较弱的人群，应经常进补当归。当归中的多糖和阿魏酸钠能促进体液免疫作用，提高人体免疫功能，对于患病未愈者和体质较弱但没有明显病症的亚健康人群都具有同样的疗效。

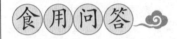

Q：如何选购与辨别当归？

Ａ：在选购当归时，以主根粗长、皮细、油润，质实体重，粉性足，香气浓郁的为质优。

　　当归以及市场上常见的 5 种当归伪品区别见下表：

种类	形状	色泽	味道	品质
当归（正品）	上部主根圆柱形，下部有多条支根，根梢不细于 0.2 厘米	表面棕黄或黄褐色，断面黄白或淡黄色，具油性	气芳香，味甘微苦	质实体重，粉性足
欧当归（伪品）	圆柱形，全长 20~35 厘米，头部膨大，下部有多条平直支根	表面灰褐色，断面棕黄色	半干时有当归香气，干燥时味道微甜而麻舌	干燥无油润感，质略柔韧
土当归（伪品）	圆锥形，长 3~6 厘米，顶部有叶基痕，下面长有几条支根	表面和断面均呈棕黄色	无当归香气，味道稍为辛辣	质硬或柔韧，容易折断
重齿毛当归（伪品）	圆柱形，长 10~30 厘米，顶端平圆，下部有几条支根	表面灰褐色或棕褐色，断面灰白色	具有特异香气，味道辛、苦，微麻舌	质较硬，吸潮变软
野当归（伪品）	圆锥形，主根长 1~3.5 厘米，全体饱满，支根长短不一	表面棕色、红棕色或黑棕色，断面黄白色	略有当归香气，味道微甜而后苦，稍为麻舌	质坚硬
大独活（伪品）	根头部短粗，长 2~5 厘米，下部有数条支根	表面渗出棕褐色黏稠的树脂样物质，断面灰白色	气味芳香，味道微甜而后苦辛	质脆

Q：如何贮藏当归？

Ａ：由于当归含有丰富糖分，容易走油吸潮，所以必须密封后贮藏于干燥、凉爽的地方。

　　家庭贮藏当归的存放容器最好是陶瓷制品，也可装入塑料袋后再放入木箱内。忌用铁制容器存放，以免走油后使铁生锈，污染药材。

Q：如何食用当归？

Ａ：当归可以制成饮片，入药方煎汁饮用，也可以冲泡代茶饮或泡酒；还可炖汤、入菜。同时，当归的不同部位具有不同功效，可以根据需要进行选择入馔。传统认为，当归身能补血，当归尾能破血化瘀，当归头能止血，全当归补血活血。

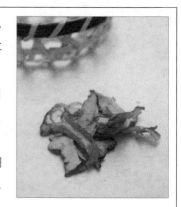

Q：食用当归有何注意事项？

A： 食用当归不可过量，用药不当会加重出血、腹泻等症状，因此，湿盛中满、脘腹胀满、大便溏泄者不宜食用当归。

此外，崩漏经多的妇女慎用当归。有研究表明，当归在子宫腔内压高时会增加子宫收缩，因此孕妇忌用当归。其他请遵医嘱。

《本草经集注》中指出：当归"恶南茹。畏菖蒲、海藻、杜蒙"。

Q：生当归、酒当归、炒当归、当归炭的功效有何区别？

A： 当归的炮制方法多样，功效也各不相同，古时有酒制、醋制、米炒、盐炒、芍药汁制等二十多种，现代沿用的主要有生当归、酒当归、炒当归、当归炭四种。

生当归质润，长于补血、调经、润肠通便，多用于血虚便秘、血虚提亏、痈疽疮疡等。

酒当归长于活血补血、调经，多用于血瘀经闭、痛经、月经不调、风湿痹痛等。

炒当归既有补血的功效，又不致滑肠，多用于血虚便溏、腹中时痛等。

当归炭以止血和血为主，多用于崩漏带下、血虚出血、月经过多等。

Q：当归通常与哪些其他药材配伍？

A： 当归常见配伍与保健功效如下表：

配伍	功效
桂枝、芍药、饴糖	用于血虚有寒的腹痛
肉苁蓉、火麻仁、首乌	用于阴虚或血虚津亏、肠燥便秘
红花、核桃、乳香	用于跌打损伤
金银花、丹皮、赤芍	用于痈肿疼痛
姜活、独活、桂枝、秦艽	用于风湿麻痹
生姜	温中散寒
熟地黄	用于血虚皆有的阴虚诸证
附子	用于肝脾虚弱、阳虚失血
荆芥	用于产后血虚、血虚生风、皮肤瘙痒
白芍	用于心血不足的心悸不宁、肝血不足的头晕耳鸣等

粥品

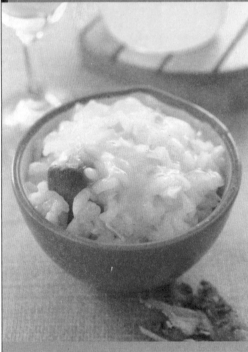

◎ 当归猪脚粥 ◎

功效：益气活血，通乳。

材料：猪脚350克，粳米100克，当归10克，葱、盐各适量。

做法：

❶ 当归清洗干净，用温水稍微浸软后切片；葱洗净，切成小粒；粳米淘洗干净，用清水浸泡30分钟，沥干水分。

❷ 猪脚用明火燎烧去除细毛，用温水刮洗干净，斩成大块，放入沸水中焯去血污，捞出沥干备用。

❸ 取一只砂锅，将当归、猪脚一并放进锅内，加适量清水漫过所有材料，小火熬煮1小时，取出当归。

❹ 放入粳米，大火煮沸，转小火熬煮1小时至粥成、猪脚熟烂，下盐和葱花调味即可。

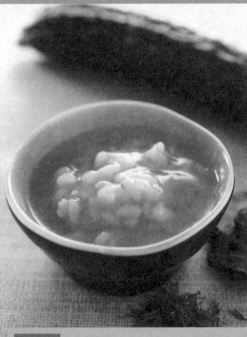

◎ 当归黄瓜粥 ◎

功效：清热解毒，补血活血。

材料：粳米100克，黄瓜50克，当归、川芎、红花各10克，清汤、盐各适量。

做法：

❶ 当归、川芎、红花分别清洗干净，当归、川芎用温水浸软后切成薄片；粳米洗净，用清水浸泡30分钟，过网筛沥水。

❷ 黄瓜洗净，切成薄片，和当归、川芎、红花一并放入纱布袋中，封口备用。

❸ 取一只砂锅，将步骤2中的药材纱布袋放入锅中，加两大碗水，小火煎煮20分钟，取出药材纱布袋。

❹ 将粳米放入锅中，大火煮沸后转小火熬煮30分钟至粥黏稠，依据个人口味放入适量盐调味即可。

小贴士 做黄瓜粥时可以保留"黄瓜把儿"，其含有的苦味素对于消化道炎症具有独特的功效，还有清肝利胆、安神、防止流感等保健作用。

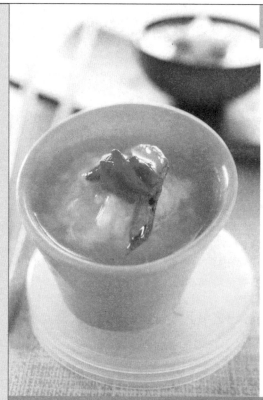

◎枸杞当归粥◎

功效：补肝固肾，益精明目。

材料：粳米100克，当归15克，枸杞子10克，盐适量。

做法：

❶ 当归、枸杞子分别清洗干净；当归用温水泡软后切成片；枸杞子用清水浸泡10分钟，捞出沥干水分备用。

❷ 粳米淘洗干净，用清水浸泡30分钟，过网筛沥干水分备用。

❸ 取一只砂锅，将当归、枸杞子、粳米一并放入锅内，加入适量清水至砂锅3/4处，大火煮沸，转小火熬煮30分钟。

❹ 持续搅拌并熬煮至粳米开花、粥黏稠时，依据个人口味放入适量盐调味即可。

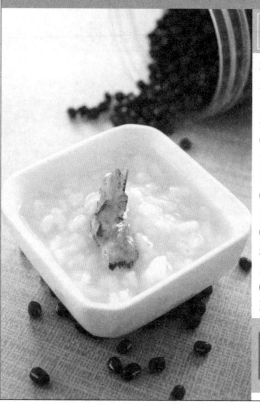

◎赤豆当归粥◎

功效：清热解毒，润燥滑肠。

材料：赤小豆、大米各100克，当归20克，白糖适量。

做法：

❶ 当归、赤小豆分别清洗干净，当归用温水浸泡后切成片；赤小豆用清水浸泡2小时至软后放进纱布袋中备用。

❷ 大米淘洗干净，用清水浸泡30分钟，过网筛沥水。

❸ 取一只砂锅，将步骤1中的赤小豆纱布袋和当归、大米一并放入锅内，加入适量清水漫过所有材料，大火煮沸后，转小火熬煮30分钟。

❹ 持续搅拌并熬煮至大米开花、粥黏稠时，取出纱布袋，加入白溶化调匀即可。

小贴士

赤小豆和红豆是有区别的，二者颜色相同，但形状不同，红豆较圆，赤小豆较细长，稍扁；红豆吃口较软，赤小豆吃口较硬。

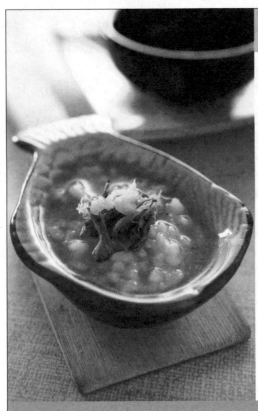

◎ 当归乌鸡粥 ◎

功效：补血滋阴。

材料：乌鸡1只，粳米200克，当归30克，姜、葱、酒、盐各适量。

做法：

❶ 当归清洗干净，用温水浸软后切片，放入纱布袋中封口备用。

❷ 粳米淘洗干净，用清水浸泡30分钟，沥干水分；葱、姜分别洗净，切碎。

❸ 乌鸡去除内脏、指甲，放入沸水中焯去血污，沥干水分。

❹ 取一只砂锅，将乌鸡、粳米和步骤1的当归纱布袋一并放入锅中，加水煮沸，转小火炖煮至鸡肉熟烂。

❺ 取出当归纱布袋，取出乌鸡，将鸡肉撕成丝，放回锅中搅拌均匀，下盐调味即可。

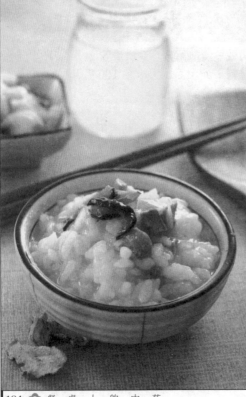

◎ 当归鸭粥 ◎

功效：补血活血，滋阴养胃。

材料：鸭1只（约500克），糯米250克，冬菇50克，当归10克，姜、蒜、葱、清汤、胡椒粉、盐各适量。

做法：

❶ 冬菇清洗干净，用温水泡软后，去蒂、切丝；当归洗净，温水泡软后切粒，浸液留用。

❷ 葱、姜、蒜分别洗净，姜切丝，葱、蒜切细末；糯米淘洗干净，用清水浸泡2小时，沥干。

❸ 鸭去内脏，洗净，放入沸水中焯去血污，剔骨留肉，切成小粒备用。

❹ 取砂锅，将鸭肉、冬菇、当归、糯米一并放入锅内，加入当归浸液和清汤，大火煮沸后转小火煮30分钟，然后加入姜丝、葱花、蒜末、胡椒粉、盐调味即可。

小贴士 浸泡冬菇时不宜使用冷水，因其含有核酸分解酶，只有在80℃的热水泡浸时，这种酶才能催化冬菇中的核糖核酸。

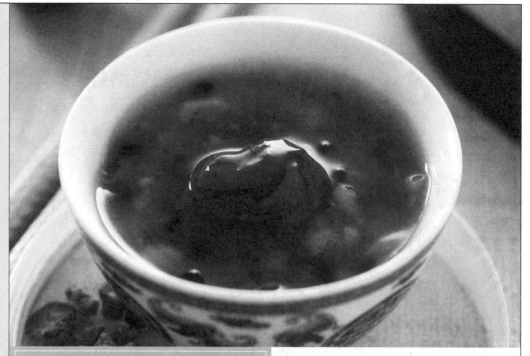

◎ 当归红枣黑米糯米粥 ◎

功效：补中益气，养血安神。

材料：糯米 100 克，黑米 50 克，当归 6 克，延胡索 3 克，红枣 3 颗，冰糖适量。

做法：

❶ 当归、红枣、延胡索分别清洗干净；红枣切开去除枣核；当归用温水浸软后切成片；将当归和延胡索放入纱布袋中备用。

❷ 黑米、糯米分别淘洗干净，放在清水中浸泡 3 小时，过网筛沥干水分。

❸ 取一只砂锅，将步骤 1 中的药材纱布袋、黑米、糯米一并放入锅中，加适量清水大火煮沸，改小火熬煮 30 分钟。

❹ 加入红枣，用小火继续熬煮 15 分钟，调入适量冰糖至溶化即可。

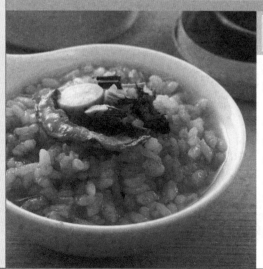

◎ 归杞白芍粥 ◎

功效：补气活血，健脾益胃，化瘀止痛。

材料：粳米 100 克，当归、黄芪、白芍各 15 克，泽兰 10 克，红糖适量。

做法：

❶ 粳米洗净，用清水浸泡 30 分钟，沥干水分。

❷ 将当归、黄芪、白芍、泽兰放入锅内，加三碗水，小火煎煮 15 分钟，用漏勺捞出药渣弃去，留药汁备用。

❸ 在步骤 2 的药汁内加入粳米，大火煮沸后转小火熬煮 30 分钟，粥黏稠时依据个人口味调入适量红糖，待红糖完全溶化即可。

小菜

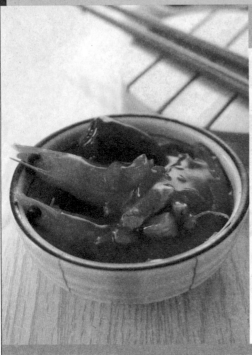

◎ 当归烧酒虾 ◎

功效：补血活血，通乳。

材料：草虾 300 克，米酒 200 克，当归 10 克，黄芪、枸杞子、陈皮各 6 克，红枣 2 颗，咸橄榄 1 颗，盐、冰糖各适量。

做法：

❶ 当归、黄芪、枸杞子、红枣分别清洗干净。

❷ 红枣去除枣核；陈皮用温水浸软后刮去白瓤；当归、黄芪分别用温水浸软后切片。

❸ 草虾切去头部，用牙签挑除肠线，清洗干净，沥干水分备用。

❹ 将当归、黄芪、枸杞子、陈皮、红枣、咸橄榄一并放入锅中，加入一碗水，小火煮 15 分钟。

❺ 加入草虾、米酒、盐、冰糖，大火煮沸后在汤面点火，待汤面的火自然熄灭即可。

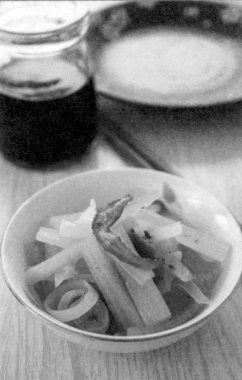

◎ 当归芹菜 ◎

功效：平肝降压，补血活血。

材料：芹菜 500 克，当归 10 克，姜、葱、麻油、盐各适量。

做法：

❶ 当归清洗干净，用温水浸软后切片备用；芹菜清洗干净，去除根和老叶，切成 3 厘米左右的小段；葱、姜分别清洗干净，葱切段，姜切片。

❷ 炒锅内放入适量油烧热，放入葱段、姜片翻炒出香味后，放入当归、芹菜翻炒片刻。

❸ 往锅中加入一小碗水，转中火，盖上盖焖煮 10 分钟至汤汁渐浓，转大火收汁，放入盐、麻油调匀即可。

小贴士　芹菜叶所含的营养成分比芹菜茎丰富很多，尤其心血管疾病患者最好根、茎、叶一同入菜，才能起到好的食疗效果。

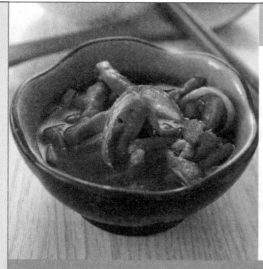

◎ 当归炒鸡丝 ◎

功效：滋补肝血，益气活血。

材料：鸡肉 350 克，当归 15 克，姜、花椒、生抽、冰糖、生粉、盐各适量。

做法：

❶ 当归用温水浸软后切片；姜去皮，切大片。

❷ 鸡肉清洗干净，沥干水分，切成粗丝，放入碗中，加少量生粉和盐稍腌。

❸ 炒锅内放油，烧至六成热，放进鸡丝、姜片和花椒，大火翻炒至鸡肉稍熟。

❹ 加入当归、生抽、冰糖和少量清水，继续翻炒至鸡肉熟烂，收干汤汁，加盐调味即可。

◎ 当归淮山猪心 ◎

功效：补血益气，养心健脾。

材料：猪心 200 克，党参 30 克，淮山 20 克，当归 10 克，蒜、生抽、麻油、盐各适量。

做法：

❶ 当归、淮山、党参分别清洗干净，一并切碎，放进纱布袋中备用；蒜洗净，切碎。

❷ 猪心去除白膜和血筋，放入锅中加水煮沸，焯透血污，捞出沥干。

❸ 将猪心和步骤 1 中的药材纱布袋放入瓦煲内，加入盐和适量清水，小火炖煮 2 小时，捞出猪心，切薄片摆盘，铺蒜蓉，淋麻油即可。

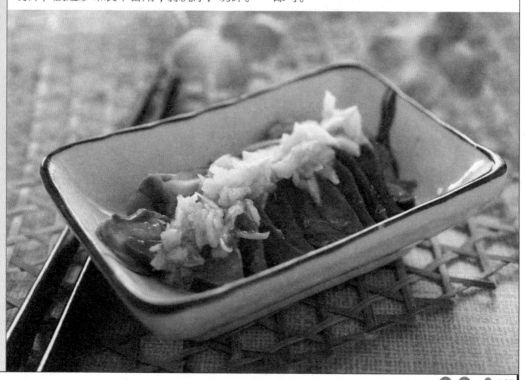

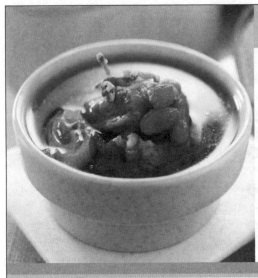

◎ 当归排骨 ◎

功效：补血益气，养肝壮骨。

材料：猪排骨 500 克，枸杞子 20 克，当归、人参须各 10 克，姜、葱、酒、盐各适量。

做法：

❶ 当归用温水浸软后切成大片；枸杞子用清水浸泡 10 分钟捞出沥干；葱切段，姜切片。

❷ 猪排骨洗净，斩成约 4 厘米的小段，放入沸水中充分焯去血污，捞出洗净沥干。

❸ 将当归、人参须、枸杞子、猪排骨放入锅内，加入酒和清水，大火煮沸后转小火炖煮 1.5 小时，转大火滚煮 20 分钟，放盐调匀。

◎ 当归冬菇煲 ◎

功效：补血益气，健脾开胃。

材料：油面筋 50 克，冬菇 50 克，竹笋尖 30 克，当归 15 克，清汤、盐各适量。

做法：

❶ 当归清洗干净，用温水浸软后切成片，放入碗里加少量水，入蒸锅蒸 30 分钟，捞出留汁；冬菇洗净泡发，去蒂，切片；竹笋尖、油面筋分别清洗干净，笋尖切片。

❷ 将冬菇表面切十字花刀，面朝下铺在大碗半边，油面筋铺在另一边，笋尖铺中间，加入少量盐和清汤蒸制 10 分钟，滤去汤汁，把食材扣入盘内。

❸ 将步骤 2 滤出的汤汁加入步骤 1 留下的当归药汁煮沸，放适量盐调匀，淋在盘内即可。

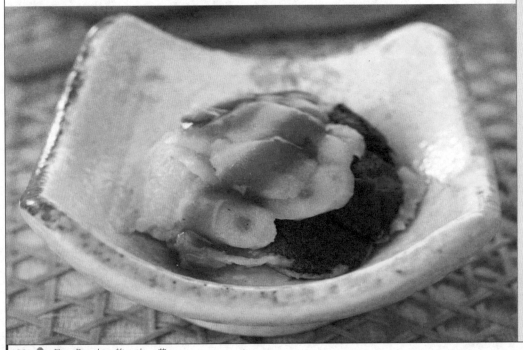

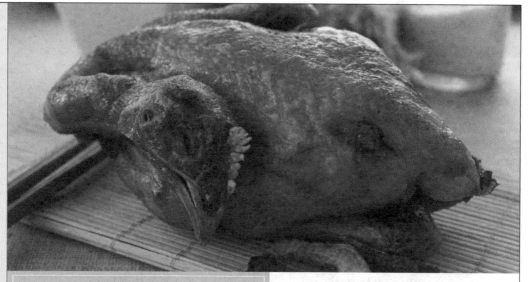

◎ 香酥当归鸡 ◎

功效：补血活血，健脾益气。

材料：鸡1只，党参20克，熟地黄15克，当归、白术、花椒各10克，姜、葱、酒、盐、五香粉各适量。

做法：

❶ 当归、白术、熟地黄、党参分别清洗干净，晾干，放入料理机中研成粉末。

❷ 葱、姜分别清洗干净，葱切段，姜切片；鸡除去内脏、指甲，洗净后擦干表面水分。

❸ 将步骤1中的药材粉末、五香粉、盐和酒拌匀，涂抹在鸡身表面和鸡腹内，将鸡放入盘中，加入姜片、葱段和花椒，隔水蒸30分钟，取出备用。

❹ 将蒸好的鸡改切成大块，烧热油锅，放入鸡块炸至呈金黄色，捞出即成。

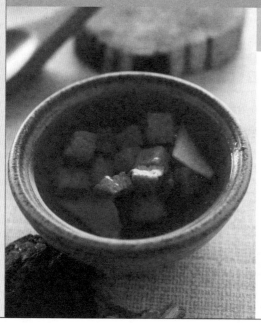

◎ 当归生地羊肉煲 ◎

功效：益气养血，和血止血。

材料：羊肉200克，当归、生地黄30克，姜、生抽、白糖、盐各适量。

做法：

❶ 当归、生地黄分别清洗干净，沥干水分后研成粗末，放进纱布袋，封口；姜洗净，切大片备用。

❷ 羊肉洗净，切成4厘米见方的小块，放入沸水中焯去血污，沥干备用。

❸ 取一只砂锅，将步骤1中的药材纱布袋、姜片和羊肉一并放进锅中，加水，小火煮1小时。

❹ 取出药材纱布袋，加入生抽、酒、盐，继续用小火炖煮1小时至羊肉熟烂，加入白糖，改中火收汁即可。

汤羹

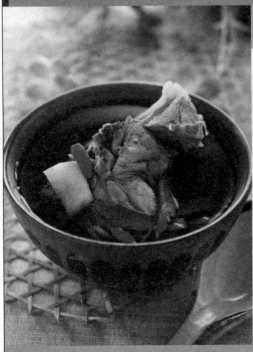

◎ 当归枸杞炖猪心 ◎

功效：补气健脾，养血安神。

材料：鲜猪心 1 个（约 400 克），大骨 100克，当归、枸杞各 5 克，清汤、盐、生姜、胡椒粉、绍酒各适量。

做法：

❶ 鲜猪心去除白膜、血筋，切成厚片，放入沸水中焯去血污，捞出洗净沥干；大骨洗净斩块，放入沸水中焯去血污，洗净沥干。

❷ 将当归、枸杞、姜分别清洗干净；将当归、生姜分别切片；枸杞用清水浸泡 5 分钟，捞出沥干。

❸ 取一只炖盅，将猪心、大骨、当归、枸杞、生姜一并放入炖盅内，注入清汤，再调入盐、胡椒粉、绍酒，加盖，置于外锅内隔水炖 2小时即可。

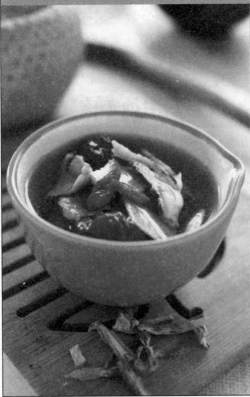

◎ 红枣当归羊汤 ◎

功效：补血益气。

材料：羊肉 500 克，当归、淮山、枸杞子各25 克，红枣 12 颗，盐适量。

做法：

❶ 当归、淮山、枸杞子、红枣分别清洗干净。

❷ 当归、淮山用温水稍微浸软后切片；红枣切开，去除枣核；枸杞子用清水浸泡 10 分钟，捞出沥干。

❸ 羊肉洗净，切成小块，放入沸水中焯透血污，捞出洗净，沥干水分。

❹ 取一只瓦煲，将当归、淮山、枸杞子、红枣与羊肉一并放入锅中，加水至瓦煲 3/4处，大火煮沸后转小火炖煮 3 小时，下盐调味即可。

小贴士　羊肉在焯血污的时候，可以放入一些花椒粒和大葱，大火稍煮片刻后捞出羊肉，花椒粒和葱弃去不用，这样可以去除羊肉的膻味。

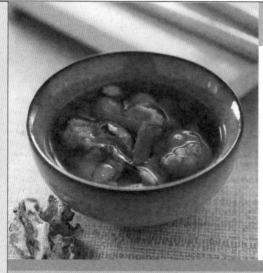

◎ 归芪虾仁汤 ◎

功效：调补气血。

材料：虾仁100克，黄芪30克，当归、枸杞子各15克，盐适量。

做法：

❶当归、黄芪用温水浸软后切片；枸杞子用清水浸泡10分钟，捞出沥干。

❷虾仁用牙签挑去肠线，用少量盐揉搓，腌10分钟后用清水冲洗干净，沥干水分。

❸将当归、黄芪、枸杞子一并放进锅内，加适量清水，用中火炖煮10分钟。放入虾仁，盖上盖，转小火炖煮20分钟，放适量盐调味。

◎ 滋补猪骨汤 ◎

功效：补血益气，填髓健骨。

材料：猪脊骨350克，猪排骨250克，当归、熟地黄各10克；党参、茯苓、白术、白芍、黄芪、甘草各5克，川芎3克，肉桂2克，姜、葱、酒、盐各适量。

做法：

❶将材料中的10种药材全部清洗干净，沥干水分，切成粗末用纱布袋包好。

❷姜、葱分别洗净，葱切段，姜拍碎；猪脊骨、排骨清洗干净，斩段，焯尽血污，捞出沥干。

❸取瓦煲，将步骤1中的药材纱布袋和猪脊骨、排骨一并放入煲中，加水，大火滚煮10分钟。

❹放入葱、姜、酒，盖上盖，转小火滚煮2小时，取出药材纱布袋，放入适量盐调味。

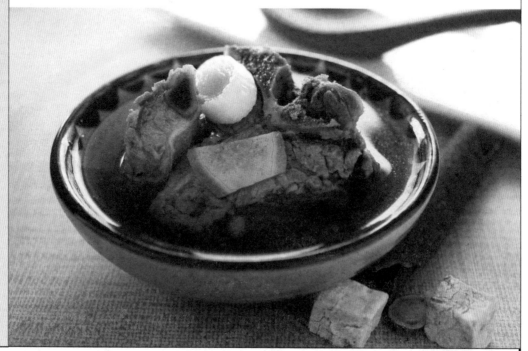

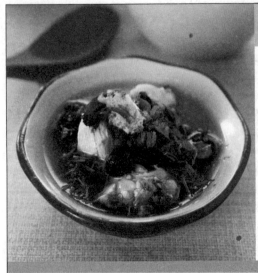

◎ 生地红花当归乌鸡汤 ◎

功效：通血活络，滋阴补肾。

材料：乌鸡 1 只，生地黄 30 克，当归、红花各 10 克，蜜枣 2 颗，盐适量。

做法：

❶ 当归、生地黄用温水稍微浸软后切片，与红花一并放入纱布袋中，封口。

❷ 乌鸡除去内脏、头和爪，洗净，斩成大块，放入沸水中焯去血污，捞出沥干。

❸ 取一只瓦煲，将步骤 1 的药材纱布袋放入煲内，加适量水，大火煮沸。放入鸡块、蜜枣，盖上盖，改小火炖煮 2 小时，放适量盐调味。

◎ 当归鸭肉汤 ◎

功效：滋阴养胃，活血补血。

材料：鸭腿肉 300 克，枸杞子、淮山各 20 克，当归、川芎各 15 克，红枣 5 颗，酒、胡椒粉、油、盐各适量。

做法：

❶ 当归、川芎、枸杞子、淮山、红枣分别清洗干净；红枣掏去枣核；淮山、当归用温水浸软后切片；枸杞子用清水浸泡 10 分钟，捞出沥干；鸭腿肉洗净，切成小块。

❷ 烧热油锅，放进鸭腿肉翻炒，再加入酒和少量清水，煮 5 分钟，取出鸭腿肉备用。

❸ 将当归、川芎、枸杞子、淮山、红枣和鸭腿肉一并放入锅内，加适量清水，大火煮沸后，上盖，转小火炖煮 1 小时，撒胡椒粉、盐，拌匀调味即可。

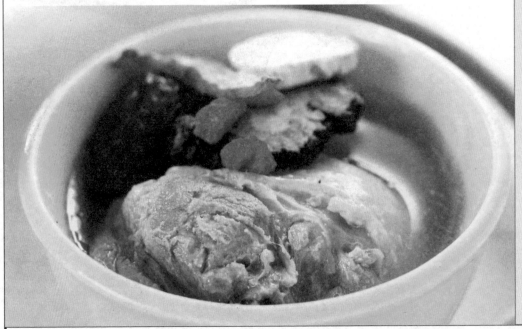

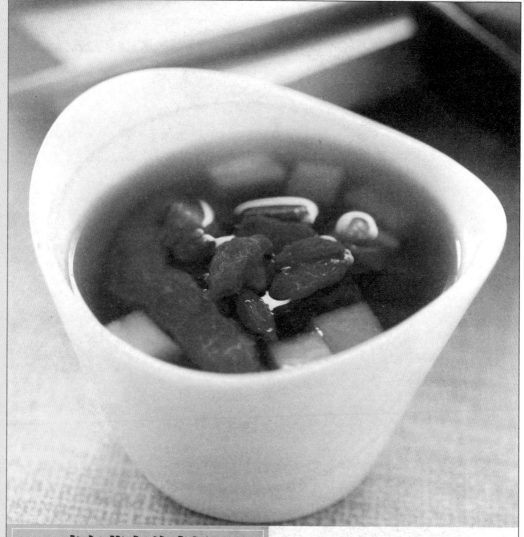

◎ 当归萝卜羊肉汤 ◎

功效：补血活血，和胃养肝。

材料：羊肉、萝卜各 200 克，当归、枸杞子各 10 克，姜、胡椒粉、酒、盐各适量。

做法：

❶ 当归、枸杞子、姜分别清洗干净；当归用温水浸软后切片；姜去皮、切片；枸杞子用清水浸泡 10 分钟，捞出沥干。

❷ 萝卜刮去外皮，切成 3 厘米见方的小块；羊肉清洗干净，切成小块，放入沸水中充分焯去血污，捞出沥干水分。

❸ 取一只炖盅，将羊肉、当归、姜片放入炖盅内，加水，盖上盖，隔水炖煮 1 小时。

❹ 放入萝卜、枸杞子、胡椒粉、酒，继续炖煮 1 小时，至羊肉和萝卜完全熟烂后，加盐调味即可。

小贴士 萝卜羊肉汤在炖煮时，可以先与羊肉一并放入几块萝卜，待第二次放入萝卜时，将之前的萝卜捞出扔掉，可以吸去羊肉的膻气，使汤更鲜美。

茶酒

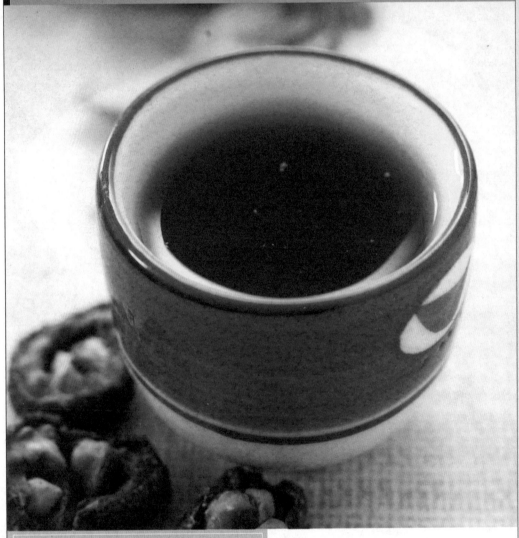

◎ 山楂当归饮 ◎

功效：活血祛瘀。

材料：山楂 30 克，当归 15 克，红糖适量。

做法：

❶ 当归、山楂分别清洗干净；当归用温水浸软后切片；山楂用温水稍微浸泡 3 分钟左右，挑除杂质和山楂核。

❷ 将当归和山楂一并放入砂锅内，加适量水至砂锅 3/4 处，小火煎煮 1 小时。

❸ 依据个人口味调入红糖，待红糖完全溶化后，用网筛隔去药渣，留取药汁代茶饮即可。

小贴士 山楂当归饮还可以调入三七粉，用于进一步治疗产后瘀血内阻、气闭不行所致的产后昏厥、产后腹痛等。

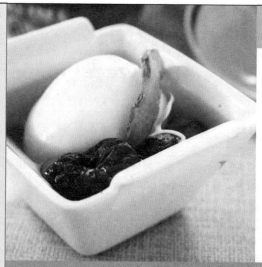

◎ 当归红枣茶 ◎

功效：补血养血。

材料：鸡蛋2个，桂圆10粒，当归30克，红枣6颗，红糖适量。

做法：

❶ 当归、桂圆、红枣分别清洗干净；当归用温水浸软，切片；红枣切开，掏去枣核。

❷ 鸡蛋放入锅中，加适量水，中火煮沸后续煮5分钟，捞出剥去外壳备用。

❸ 将当归、桂圆、红枣放入锅中，加水，大火煮沸后改用小火炖煮20分钟，加鸡蛋，续煮15分钟，再调入红糖，待红糖完全溶化。

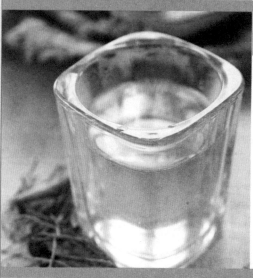

◎ 当归酒 ◎

功效：活血化瘀，祛风止痛。

材料：当归50克，川芎、白芷各30克，细辛5克，40°以上白酒500毫升。

做法：

❶ 将当归、川芎、白芷、细辛分别清洗干净，切片，晾干备用。

❷ 取干净无水的玻璃罐作为泡酒容器，将步骤1中处理好的当归、川芎、白芷、细辛一并放入玻璃罐中，加入白酒，密封。

❸ 将密封好的酒罐存放于阴凉处，每日晃匀一次，浸泡5~7天，将药渣捞出即可。

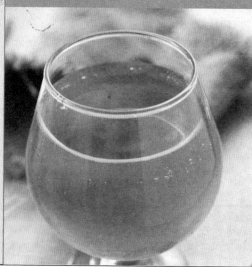

◎ 归圆仙酒 ◎

功效：养血活血。

材料：当归50克，桂圆20粒，40°以上白酒300毫升。

做法：

❶ 当归、桂圆清洗干净；当归用温水浸软后切片；每个桂圆切开成两半；将当归片与桂圆一并晾干备用。

❷ 取干净无水的玻璃罐作为泡酒容器，将当归、桂圆放入玻璃罐中，加入白酒，密封。

❸ 将密封好的酒罐存放在阴凉干燥处，浸泡7日后即可饮用。

糕点小吃

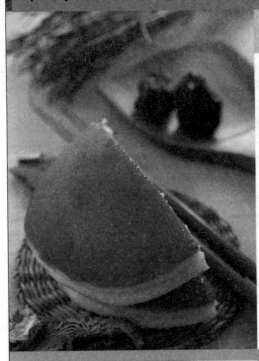

◎ 补中益气糕 ◎

功效：补中益气，活血调经。

材料：小麦面粉 500 克，鸡蛋 5 个，党参、黄芪各 20 克，生姜 15 克，当归、白术、陈皮各 9 克，甘草 6 克，苏打粉 5 克，泡打粉 2 克，红枣 5 颗，白糖适量。

做法：

❶ 将材料中含生姜在内的 10 种药材全部洗净，烘干，一并放入料理机中研成细末。

❷ 鸡蛋用打蛋器打至发泡，加入白糖继续打发。

❸ 加入步骤 1 中研磨好的药材细末和小麦面粉、苏打粉、泡打粉，继续打发至所有材料混合均匀，盖上盖子静置 15 分钟。

❹ 平底锅烧热，垂直倒入一勺面粉浆，小火煎至单面凝固，翻面再煎至金黄盛出；依次煎完所有面粉浆即可。

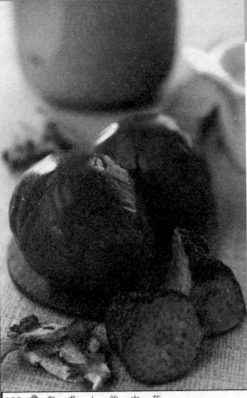

◎ 当归首乌蛋 ◎

功效：补血活血，养肝益肾。

材料：鸡蛋 10 个，当归、制首乌各 15 克，葱、姜、酒、盐各适量。

做法：

❶ 当归、制首乌分别清洗干净，用温水泡软，当归切片，制首乌切块；将当归、制首乌沥干水分后一并用纱布袋包好备用；姜、葱分别洗净，姜切块，葱切段；生鸡蛋外壳冲洗干净。

❷ 将步骤 1 中的药材纱布袋和鸡蛋一并放入锅内，加适量水，再放入姜片、葱段、酒和盐，大火煮沸后改小火煮 15 分钟至鸡蛋熟透。

❸ 取出鸡蛋，剥去外壳，放回锅内续煮 3 分钟，捞出纱布袋弃去即可。

小贴士：在挑选鸡蛋的时候需要注意，土鸡蛋个头较小，蛋壳的颜色较深；非土鸡蛋则个头较大，颜色发白。

食材档案

《本草纲目》记："橘皮，苦能泄能燥，辛能散，温能和。其治百病，总是取其理气燥湿之功。同补药则补，同泻药则泻，同升药则升，同降药则降。"

陈皮

【别名】红皮，橘皮，黄橘皮，贵老等。

【科目】芸香科。

【药用部位】成熟果皮。

【性味归经】味苦，辛，性温，无毒；归脾、肺经。

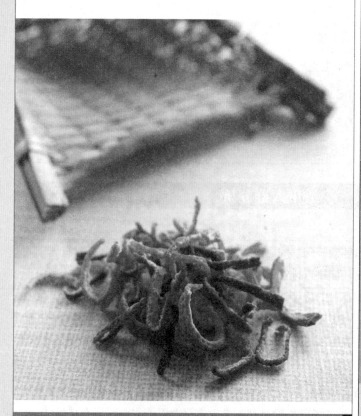

【中医功效与主治】

理气健脾，燥湿化痰。主要用于因湿重、寒痰引起的脾胃气滞、食积腹痛、疝气、乳痈、脘腹胀痛、恶心呕吐、腹泻、消化不良、呃逆、食欲不振、湿痰、寒痰、胸痹、咳嗽多痰、气喘。

【现代医学药理作用】

抗肝损伤；促进胆汁分泌；治疗支气管炎；增强心肌收缩力，扩张冠脉，降血压，降血脂；治疗单纯性肥胖；抑制子宫平滑肌收缩；抗炎；缩短凝血时间等。

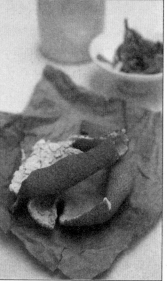

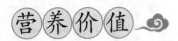

营养价值

橘子的营养价值很高，含丰富的蛋白质、有机酸、维生素以及钙、磷、镁、钠等人体必需的元素，其中的很多营养成分陈皮中也有包含。

橘子营养成分	含量（每100克）	橘子营养成分	含量（每100克）
◎碳水化合物	12.8 克	◎蛋白质	0.9 克
◎粗纤维	0.4 克	◎脂肪	0.1 克
◎钙	56 毫克	◎维生素 C	34 毫克
◎磷	15 毫克	◎胡萝卜素	0.55 毫克
◎维生素 B_2	0.3 毫克	◎铁	0.2 毫克
◎维生素 B_1	0.08 毫克		

适用人群分析

◎ **消化不良者**

调节胃肠功能是陈皮最重要的药用功能之一。陈皮中含有的挥发油对胃肠道有温和的刺激作用，能促进消化液分泌，促进胃排空率，同时可以加强小肠运动，帮助消化。由于饮食不节或脾胃虚弱导致食积不化的患者，可以直接嚼食陈皮或饮服陈皮泡的热茶，见效很快。除此之外，陈皮对于药物引起的肠道痉挛也有一定的抑制作用，需要服用阿司匹林等有损胃肠功能药物的患者，也可以进补陈皮，以达到调理的目的。

◎ **支气管炎患者**

急、慢性支气管炎患者及有咳嗽、多痰症状的患者可以适量食用陈皮。陈皮中含有以柠檬烯为主的挥发油类物质，能扩张支气管、抑制支气管平滑肌的收缩，具有祛痰作用。支气管炎患者在发病期间可以用陈皮、川贝、半夏一并煎煮，滤汁代茶饮用，或直接用沸水冲泡，代茶饮，每日 1~2 剂，数日即可见明显疗效。值得注意的是，痰湿、咳喘的患者，干咳少痰、无痰者不宜使用此种食疗方法。

◎ **胆固醇偏高者**

长期食用含胆固醇高的食物如海鲜、动物油脂、动物内脏等，会导致体内胆固醇变高，久而久之可能导致冠状动脉粥样硬化型心脏病。经常食用陈皮，可以避免体内胆固醇进一步增多。陈皮内的陈皮苷能降低血清胆固醇，明显减轻和改善血管粥样硬化病变，从而控制体内胆固醇，有效遏制病情。

◎ **癌肿患者**

陈皮有明显的消炎、抗癌的作用，能促使癌细胞凋零，抑制癌细胞增长。癌症患者或发现肿瘤的患者可以在药物治疗、化疗的同时，经常性的配合食用陈皮和其他抗癌食物，有辅助的食疗效果，有利于缓解病情。

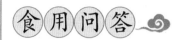

食用问答

Q：陈皮、青皮、新会陈皮、九制陈皮分别都是什么意思？

A： 陈皮是成熟橘子的干燥果皮，而青皮则是橘子幼果或未成熟果实的干燥果皮。二者功效各有所长，可按需选用：陈皮主脾肺，青皮主肝、脾；陈皮化痰，青皮行气；陈皮善健脾和胃，青皮擅解肝郁气滞、食积腹痛等。

新会陈皮指的是广东新会地区出产的陈皮，由于地理环境、气候等原因，新会出产的陈皮自汉朝起就作为贡品入朝，较之其他地区的陈皮具有更高的药用价值。

九制陈皮指的是经过多重炼制的陈皮食品，制作过程比较繁复，故称"九制"，制作时会加入甘草、甘梨酸等材料炮制，有生津止渴、消食提神的功效，多作为凉果食用。

Q：陈皮是越陈越好吗？如何挑选？

A： 通常来说，年份愈久远的陈皮功效愈佳，香味也愈甘醇。这是由于陈皮中的黄酮类物质陈皮苷会随时间增加，而刺鼻的柠檬烯则会逐渐减少。古云"陈皮须用隔年陈"，通常三年以上的陈皮才有明显药效。

陈皮存放越久越乌黑，内侧白瓤越稀薄。因此，选购时应该以外皮深褐色、皮瓤薄、质轻易折断、带陈皮香的为上品；同时，浸泡入水中，汤色应为清澈见底茶色，如出现浓茶色，有可能是染色陈皮，需谨慎挑选。

新会陈皮较之普通陈皮，皮薄而色泽更光滑，芳香甘醇，内侧白瓤也更薄。

Q：橘子的其他部分也具有药用价值吗？

A： 俗话说"橘子全身都是宝"，橘核、橘络、橘叶和化橘红均可入药。

橘核为橘的种子，味苦、性平、归肝经，具有理气散结、止痛的功效，适用于疝气疼痛、睾丸肿痛、乳房结块等症。

橘络为橘的中果皮与内果皮中间的纤维束群，味甘、苦，性平，归肝、肺经，能行气通络、化痰止咳，适用于痰滞经络之胸痛、咳嗽、痰多等症。

橘叶为橘树的叶子，味辛、苦，性平，归肝经，具有疏肝行气、散结消肿的功效，适用于胁肋作痛、乳痈、乳房结块等症。

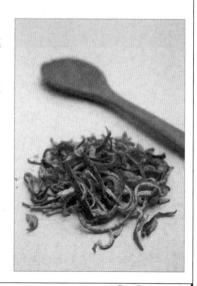

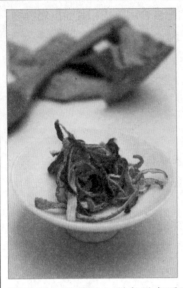

化橘红为橘类果皮外层的红色部分，味辛、苦，性温，归肺、脾经，能理气宽中、燥湿化痰，适用于湿痰或寒痰咳嗽、食积呕吐、胸闷等症。

Q：陈皮可以自制吗？如何贮藏？

Ａ：陈皮可以自制。冬季或初春剥下橘皮，置于箩筐中放室外晒干，注意避免早晚雨露沾湿，至橘皮干透，放入玻璃瓶密封置阴凉干燥处保存。或用棉线穿串，两片中间隔开 3~5 厘米空隙，整串悬挂于厨房屋顶处，隔数月检查一次即可。

陈皮在贮藏时一定要保持干燥，密封置于干燥处最佳。

如果发现回潮，需要再次晒干；如果发现霉斑，则需要立即晒干、刮去霉点后再贮藏。

Q：陈皮如何食用？有副作用或禁忌吗？

Ａ：陈皮可以用于煲汤、做菜、做调味等，咸甜皆宜。陈皮入馔之前，如果想要避免苦涩味，可以用冷水浸泡 1 小时后轻轻刮除白瓤，药性无太大区别。

陈皮入药使用安全，动物实验用煎剂大剂量连续给药均未见急性中毒现象。临床偶见有服用陈皮引起过敏反应者，出现喷嚏不止、流涕、咳喘、胸闷等现象。

陈皮健脾开胃，一般人都可以食用。但由于陈皮温燥，有干咳无痰、口干舌燥等症状或阴虚、内热体质的人不宜多食。

Q：陈皮通常与哪些药材配伍？有何功效？

Ａ：陈皮常见的配伍与功效如下：

配伍	功效
半夏	理气健脾、降逆止呕、燥湿化痰
人参	益气健脾、理气和胃、促进消化，适用于脾虚气滞者
枳实	行气和中、消胀止痛，适用于脾胃不健、消化不良、脘腹胀痛等
青皮	疏肝和胃、理气止痛，适用于肝郁气滞、胃气不和、两胁胀痛
苍术	燥湿健脾、理气和胃，适用于湿浊中阻、纳少便溏等
大腹皮	行气利水，适用于气滞湿阻之水肿、小便不利
木香	行气宽中、开胃止痛，用于脾胃气滞、食欲不振等
砂仁	行气化湿、温中止呕，用于脾气不运之食少腹泻、呕吐等

粥品

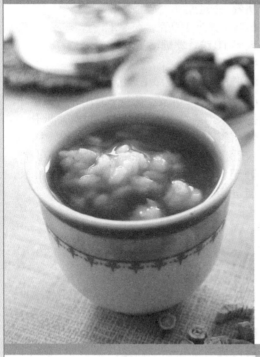

◎ 陈皮黄芪红糖粥 ◎

功效：益气养颜，润燥补血。

材料：大米 100 克，黄芪 30 克，陈皮 10 克，红糖适量。

做法：

❶ 陈皮用温水清洗干净，略微浸软后刮去白瓤；黄芪清洗干净，用温水浸软后切片，沥干水分，与陈皮一并放入纱布袋中封口备用。

❷ 大米淘洗干净，用清水浸泡 30 分钟，过网筛沥干水分备用。

❸ 取一只砂锅，放入步骤 1 中的黄芪陈皮纱布袋，加适量水，大火煮沸后放入大米，待水再次煮沸后，转小火熬煮 30 分钟，期间注意搅拌，避免粘锅。

❹ 待大米开花、粥黏稠时，取出黄芪陈皮纱布袋，放入红糖调匀即可。

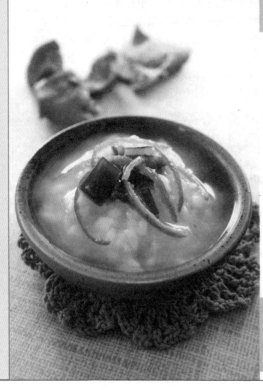

◎ 陈皮海带粥 ◎

功效：补气养血，清热利水。

材料：大米 100 克，海带 100 克，陈皮 10 克，白糖适量。

做法：

❶ 海带用温水浸软，再用清水漂洗干净，沥干水分后切成碎丁；陈皮洗净，用温水浸软后切细丝。

❷ 大米淘洗干净，用清水浸泡 30 分钟，过网筛隔去水分。

❸ 取一只砂锅，将大米放入锅中，加清水大火煮沸后加入陈皮、海带，转小火熬煮 30 分钟至大米开花、粥黏稠时，放白糖调味即可。

小贴士　吃海带后不要马上喝茶，也不要立刻吃酸涩的水果，因为海带中含有丰富的铁，以上两种食物都会阻碍体内铁的吸收。

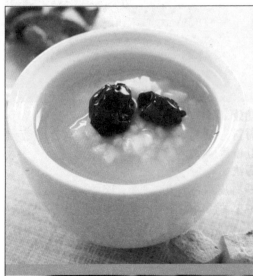

◎陈皮茯苓大枣粥◎

功效：祛湿化痰，健脾和中。

材料：大米 100 克，茯苓 15 克，陈皮 10 克，大枣 10 粒，冰糖适量。

做法：

❶ 陈皮用温水洗净；大枣切开去核；茯苓洗净，切成丁；陈皮、茯苓一并用纱布袋包好。

❷ 大米用清水浸泡 30 分钟，过网筛沥干。

❸ 将药材纱布袋、大枣、大米放入砂锅中，加入适量清水，大火煮沸后，转小火熬煮 30 分钟。

❹ 至大米开花、粥黏稠时，取出药材纱布袋，加适量冰糖调味即可。

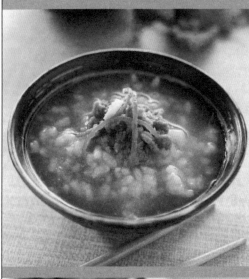

◎陈皮牛肉粥◎

功效：补血益气，强筋壮骨。

材料：牛肉 200 克，大米 100 克，陈皮 3 克，葱、生粉、油、生抽、盐各适量。

做法：

❶ 陈皮用温水浸软后切丝；葱洗净，切碎。

❷ 牛肉清洗干净，剁成肉末，放入小碗中，加入生粉、油和少量生抽调匀腌 10 分钟。

❸ 将浸泡 30 分钟的大米放入砂锅中，加清水大火煮沸后，放入陈皮，转小火熬煮 30 分钟。

❹ 至大米开花、粥黏稠时，放入牛肉、盐、葱粒，拌匀后继续小火煮至沸腾即可。

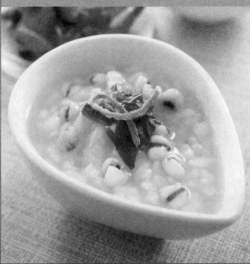

◎陈皮荷叶薏米粥◎

功效：祛湿化痰。

材料：大米 15 克，薏米 15 克，荷叶 10 克，陈皮 10 克，盐适量。

做法：

❶ 大米、薏米分别淘洗干净，用清水浸泡 30 分钟，沥干水分备用；荷叶、陈皮分别清洗干净，荷叶撕碎，陈皮用温水浸软后切细丝。

❷ 取一只砂锅，将薏米、陈皮、大米一并放入锅中，加两大碗清水，大火滚煮 20 分钟。

❸ 至大米、薏米都熟透、开花时，放入荷叶，转中火熬煮 5 分钟，放入适量盐调味即可。

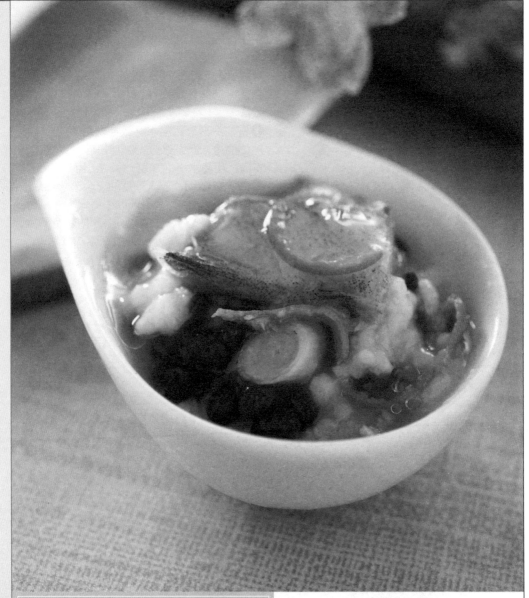

◎ 赤小豆鲤鱼陈皮粥 ◎

功效：利水消肿，通络行乳。

材料：鲤鱼 500 克，大米 150 克，赤小豆 100 克，陈皮 3 克，姜片、葱段、盐、米酒各适量。

做法：

❶ 将大米、赤小豆分别淘洗干净，用冷水浸泡 1 小时，过网筛沥干；陈皮用温水浸软、洗净。

❷ 鲤鱼去鳃、鳞，去内脏，清洗干净，用厨房纸吸去表面水分。

❸ 烧热油锅，下葱段、姜片炒香，加适量米酒、清水、赤小豆、鲤鱼、陈皮，用文火煨至鲤鱼熟烂，捞出鲤鱼，下入大米，续煮 30 分钟。

❹ 鲤鱼去骨，将鱼肉撕碎，放回粥内，下盐调味即可。

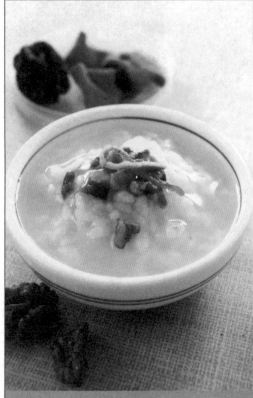

◎陈皮核桃粥◎

功效：补肝益肾，润肠通便。

材料：大米 100 克，核桃仁 20 克，陈皮 6 克，冰糖适量。

做法：

❶陈皮洗净，用温水略微泡软后切成丝；核桃仁洗净，沥干水分；冰糖压碎；大米淘洗干净，用清水浸泡 30 分钟，捞出沥干。

❷取一只炒锅，放入一匙油，小火烧热后放核桃仁翻炒片刻，取出沥油，压碎。

❸取砂锅，将大米放入锅中，加适量清水，用大火煮沸后，转小火熬煮至粥八成熟。

❹加入核桃仁、陈皮丝、冰糖拌匀，继续熬煮 15 分钟即可。

小贴士	挑选核桃的时候，应以个头均匀、缝合线紧密、外壳白而光洁的为佳，发黑、泛油的多数为坏果。

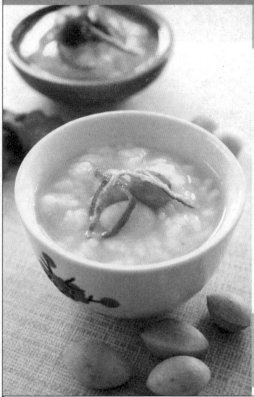

◎陈皮银杏粥◎

功效：燥湿化痰，止咳平喘。

材料：大米 100 克，陈皮 6 克，银杏（白果）6 克，盐适量。

做法：

❶陈皮用温水浸软，洗净，切成细丝；银杏去衣、去心，清洗干净。

❷大米淘洗干净，用清水浸泡 30 分钟，过网筛沥干水分。

❸取一只砂锅，放入清水至砂锅 3/4 处，大火煮沸后，依次放入大米、银杏、陈皮，继续用大火滚煮 5 分钟。

❹转小火熬煮 25 分钟至大米开花、粥黏稠时，依据个人口味放适量盐调味即可。

小贴士	为安全食用银杏，应去掉心和子叶，先用清水煮沸，倒去水和内种皮后，再加水煮熟或用于烹饪；此外，已发芽的银杏不能食用，食用银杏时不要同时吃鱼。

小菜

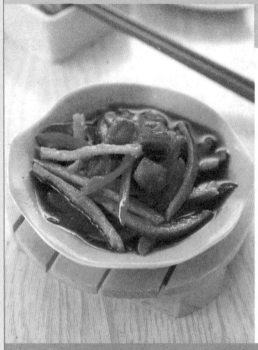

◎ 陈皮鸡丁 ◎

功效：温中益气，健脾开胃。

材料：鸡肉 500 克，红辣椒 15 克，陈皮 5 克，花椒 5 克，鸡汤 400 毫升，生抽、米酒、砂糖、麻油、姜片、蒜蓉、葱花、盐各适量。

做法：

❶ 鸡肉洗净，切丁；红辣椒去蒂、去子，洗净，切丝；陈皮用温水浸软，切丝。

❷ 鸡丁加生抽、米酒、白糖拌匀，腌约 1 小时。

❸ 烧热油锅，下鸡丁炸至金黄色捞出，倒出锅内余油，留底油备用。

❹ 底油内将花椒爆香，放辣椒炸至棕红色，放入姜片、葱花、蒜蓉、陈皮稍炒，下鸡丁、鸡汤，转小火煮 5 分钟后收汁，放盐调味，淋麻油即可。

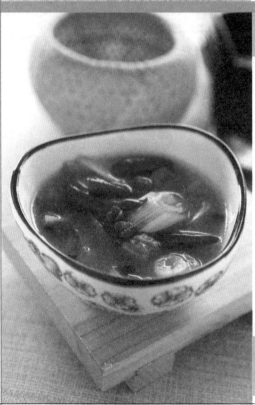

◎ 陈皮牛腩 ◎

功效：补气养血。

材料：牛腩肉 800 克，花椒 10 克，陈皮 10 克，干红辣椒 5 克，葱、姜、冰糖、老抽、生抽、蚝油、酒、水淀粉各适量。

做法：

❶ 将牛腩肉洗净切小块，在放入 5 克花椒的清水中浸泡 1 个小时至血污全部渗出；陈皮用温水浸软，去瓤，切丝；葱、姜洗净，葱切段，姜拍块。

❷ 锅中加入适量油，放入陈皮、生姜、花椒、大蒜、葱白、干辣椒、冰糖小火炒香，放入牛肉煸炒，加生抽、老抽、蚝油炒匀上色。

❸ 一次性加入漫过所有材料的开水，大火转开后小火炖煮 3 小时至牛肉软烂，放入水淀粉，大火收汁即可。

| 小贴士 | 牛腩即牛腹部及靠近牛肋处的松软肌肉，是指带有筋、肉、油花的肉块，适合红烧或炖汤。 |

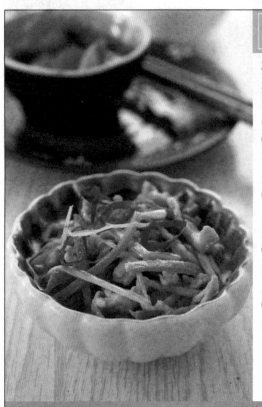

◎ 陈皮丝里脊肉 ◎

功效：补肾益精，滋肝养血。

材料：猪里脊肉150克，陈皮5克，干辣椒3枚，葱、生粉、葡萄酒、冰糖、盐各适量。

做法：

❶ 陈皮用温水洗净，切丝；干辣椒擦净，去蒂去子，剪成辣椒圈；葱洗净切丝；调一汤匙生粉水备用。

❷ 猪里脊肉洗净，沥干水分，切成细丝，放入碗中，加适量葡萄酒、生粉和少量油调匀腌制。

❸ 锅中放油，中火烧热，爆香辣椒圈、葱丝，放入肉丝翻炒至稍微变色，放入冰糖、陈皮丝炒匀。

❹ 放入步骤1中调好的生粉水略炒出芡汁，放盐调味即可。

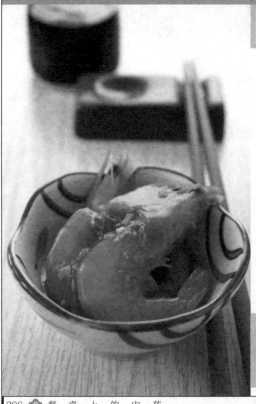

◎ 陈皮虾 ◎

功效：去痰通络，益气开胃。

材料：虾250克，陈皮15克，麻油、姜片、葱段、黄酒、上汤、盐、白糖各适量。

做法：

❶ 虾洗净，减去虾须，在虾背上划开一道口，用牙签挑去肠线，再次冲洗干净后沥干水分；陈皮洗净，用温水浸软，切碎。

❷ 烧热油锅，放入虾，大火爆炒至虾完全变色后盛起，沥干油分。

❸ 锅内留少许油，放入姜片、葱段爆炒至出香味，放入黄酒、上汤、盐和白糖略炒至白溶化。

❹ 放入陈皮和虾，中火熬炒至汁液浓稠后，淋少量麻油，拌匀即可。

小贴士　为了使成菜外观更好看，在料理明虾的时候也可以不开背，将牙签从虾头下方第二节背部穿入，就能挑出肠线，去除腥味。

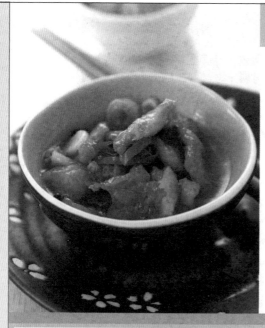

◎ 陈皮肉片 ◎

功效：益气养血。

材料：猪瘦肉 500 克，陈皮 20 克，干辣椒 10 克，米酒、生抽、盐、白糖、花椒、姜、葱各适量。

做法：

❶ 猪瘦肉清洗干净，沥干水分，切成薄片，放入碗中用盐、白糖、米酒拌匀腌制。

❷ 陈皮浸软，洗净，切碎；葱、姜分别洗净切碎；干辣椒擦干净切段。

❸ 烧热油锅，放入肉片，炸至金黄色，捞出沥油。

❹ 锅内留底油，放入姜片、葱段、花椒、干辣椒、陈皮一并用小火炒至出香味，加约一小碗清水，放入生抽，用小火煮 10 分钟，放入肉片拌匀，大火收汁即可。

◎ 陈皮炒猪肝 ◎

功效：理气养血，补肝明目。

材料：猪肝 100 克，黑木耳 30 克，陈皮 6 克，鸡蛋 1 只，生粉、绍兴酒、生抽、盐、姜丝、葱段适量。

做法：

❶ 猪肝去除白膜，清洗干净，沥干水分，切成薄片放入大碗内，放适量生抽、绍兴酒、生粉及鸡蛋，拌匀后腌制 20 分钟备用。

❷ 陈皮浸软，切丝；木耳发透，撕成小片。

❸ 烧热油锅，爆香姜丝、葱段，放入步骤 1 中腌制好的猪肝片，炒 3 分钟至变色，加入陈皮丝和黑木耳拌匀炒熟，下盐调味即可。

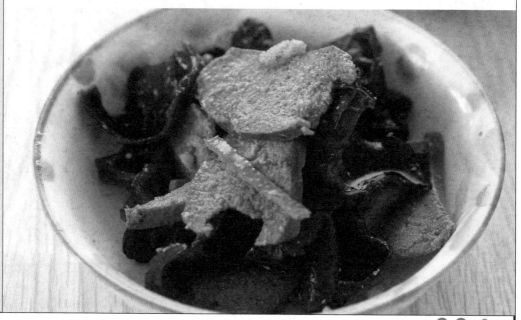

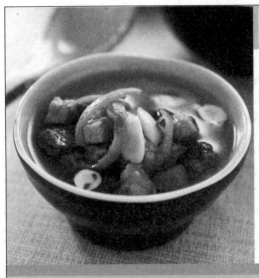

◎ 陈皮杏仁炖羊肉 ◎

功效：健脾益肾，化痰止咳。

材料：羊肉 250 克，北杏、陈皮各 10 克，姜片、葱段、盐、五香粉各适量。

做法：

❶ 羊肉切成厚片，放入沸水中焯去血污，捞出沥干；北杏去衣，陈皮用温水浸软后切丝。

❷ 将北杏、羊肉、陈皮一并放入砂锅内，加适量水，大火煮沸后转小火炖煮 45 分钟。

❸ 至羊肉及北杏熟烂时，放入姜片、葱段、盐、五香粉继续用小火炖煮 5 分钟，转大火将汤汁收至浓稠即可。

◎ 陈皮蒸桂花鱼 ◎

功效：补气和胃，下气消痰。

材料：桂花鱼 1 条，陈皮 6 克，盐、生抽各适量。

做法：

❶ 桂花鱼去鳞、鳃、内脏，清洗干净，用厨房纸吸去表面水分，并在两面均匀涂抹少量盐腌制 15 分钟以上。

❷ 陈皮用温水浸软，切成细丝；将步骤 1 中腌制好的桂花鱼摆盘，将陈皮丝均匀铺在桂花鱼表面。

❸ 蒸锅内放入适量水，大火煮沸后，将步骤 2 的鱼盘置于蒸架上，隔水大火蒸制 10 分钟，沥出鱼汁至小碗中。

❹ 另取一只炒锅，将步骤 3 的鱼汁倒入锅中，加适量生抽煮沸，淋在鱼表面即可。

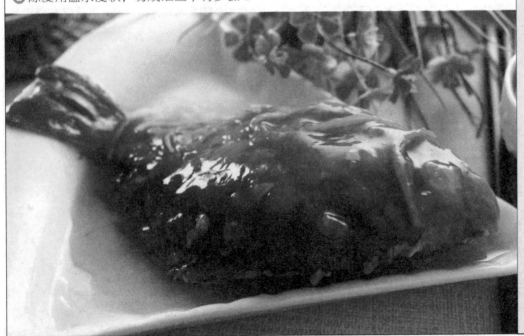

汤羹

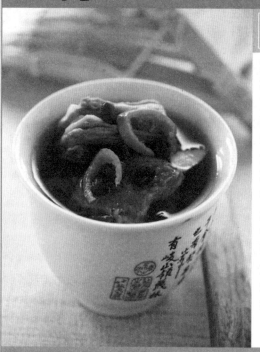

◎ 陈皮红豆排骨汤 ◎

功效： 健脾开胃，补血养颜。

材料： 排骨 500 克，赤小豆 100 克，陈皮 5 克，盐适量。

做法：

❶ 排骨冲洗干净，斩成 4 厘米左右的小块，放入沸水中充分焯除血污，捞出再次冲洗干净，沥干水分备用。

❷ 赤小豆淘洗干净，提前浸泡 2 小时，过网筛沥干；陈皮用温水洗净，掰成小块备用。

❸ 取一只瓦煲，放入适量清水至瓦煲 3/4 处，大火煮沸后，放入排骨、赤小豆、陈皮，滚煮 10 分钟，上盖，转小火炖煮 2 小时，依据个人口味下适量盐调味即可。

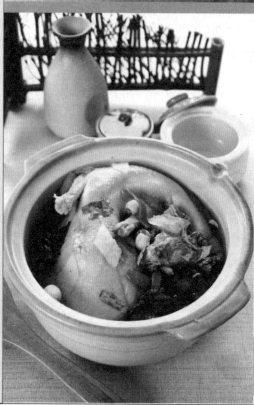

◎ 陈皮老鸭汤 ◎

功效： 健脾开胃，利水祛湿。

材料： 老鸭 1 只，冬瓜 500 克，莲子 100 克，荷叶 3/4 片，陈皮 6 克，姜、盐适量。

做法：

❶ 老鸭清洗干净，去头、爪、尾及内脏，放入沸水中焯去血污，捞出冲洗干净，沥干备用。

❷ 冬瓜去瓤，清洗干净，连皮切成厚片；莲子洗净，用牙签去除莲子心；荷叶、陈皮分别用温水洗净，荷叶撕成小片，陈皮掰成小块；姜洗净，切片。

❸ 取一只瓦煲，将老鸭、莲子、陈皮、姜片一并放入煲内，加适量水大火煮沸后转小火炖煮 1 小时。

❹ 放入冬瓜、荷叶，继续用小火炖煮 1 小时，放入适量盐调味即可。

小贴士 冬瓜用于炖汤时尽量带皮炖煮，因为冬瓜皮含有多种维生素和微量元素，具有清热利湿、利水消肿的功效。

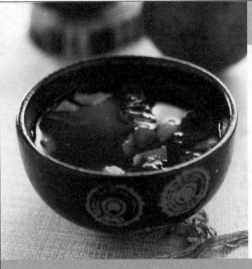

◎ 陈皮罗汉果汤 ◎

功效：止咳平喘，润肠通便。

材料：罗汉果 1 个，南北杏 10 克，陈皮 5 克。

做法：

❶ 将罗汉果洗净外壳，用硬物稍微敲开裂缝以后捏碎，将罗汉果壳掰开成数份备用。

❷ 南北杏、陈皮分别清洗干净；南北杏去衣；陈皮用温水略微浸泡至软后，撕成小块备用。

❸ 取一只砂锅或不锈钢煮锅，将罗汉果、南北杏和陈皮一并放入锅中，加适量水漫过所有材料，大火煮沸后，盖上盖，转小火炖煮 1 小时即可。

◎ 陈皮黄芪煲猪心 ◎

功效：补血养心，益肝宁神。

材料：猪心 1 个，胡萝卜 100 克，黄芪、党参各 15 克，陈皮 5 克，绍酒、生姜、盐各适量。

做法：

❶ 猪心去除白膜和血筋，清洗干净，放入沸水中焯去血污，捞出沥干，切成厚片。

❷ 胡萝卜去皮，切成滚刀块；生姜切大片。

❸ 将姜片、猪心、陈皮、党参、黄芪及一匙绍酒一并放入瓦煲中，加适量水，大火煮沸后用小火煲 30 分钟。放入胡萝卜，继续煲 40 分钟，下盐调味即可。

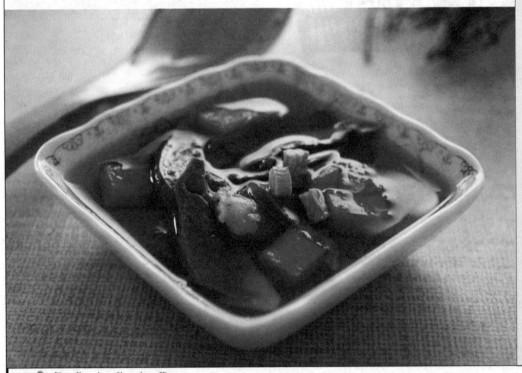

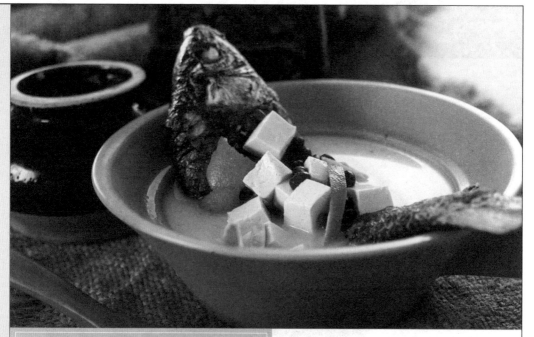

◎ 陈皮鲤鱼豆腐羹 ◎

功效：健脾利湿，止咳。

材料：鲤鱼 1 条，赤小豆 100 克，豆腐 50 克，陈皮 6 克，盐适量。

做法：

❶ 鲤鱼去鳞、鳃、内脏，清洗干净，用厨房纸吸去表面水分，下油锅煎至两面金黄，捞出沥干油分备用。

❷ 陈皮用温水清洗干净，略微浸软后切成细丝；赤小豆淘洗干净，提前用冷水浸泡 3 小时，用网筛沥干水分备用；嫩豆腐切成小丁备用。

❸ 取一只砂锅，将鲤鱼、陈皮、赤小豆一并放入砂锅内，一次性加满足量沸水，小火熬煮 1 小时 30 分钟。

❹ 至鱼汤渐浓时，放入豆腐，继续用小火煮 10 分钟，下盐调味即可。

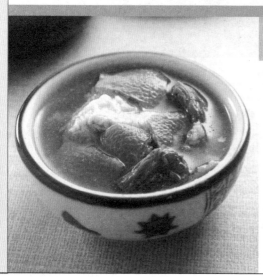

◎ 陈皮天麻猪脑汤 ◎

功效：平肝息风，化痰降浊。

材料：猪脑 1 个，天麻 10 克，陈皮 10 克，盐适量。

做法：

❶ 猪脑放入清水中浸泡 20 分钟，去白膜和血筋，放沸水中滚煮 5 分钟至成型，捞出沥干。

❷ 天麻、陈皮分别用温水清洗干净，略微浸软后，陈皮撕成小块，天麻切片备用。

❸ 将猪脑、天麻、陈皮一并放入炖盅内，加入适量沸水，盖上盖，放入外锅内，用小火隔水炖 2 小时，放入适量盐调味即可。

茶酒

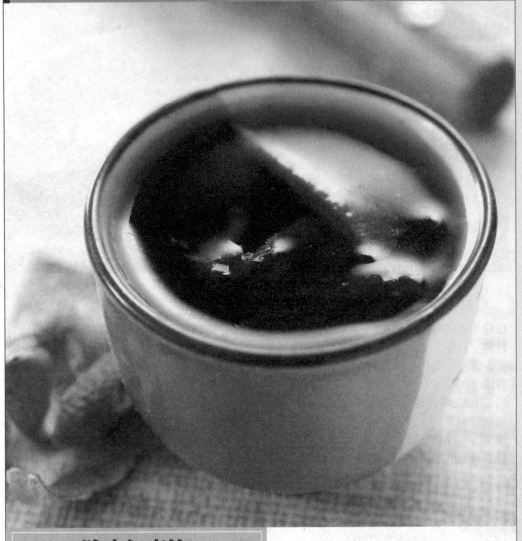

◎陈皮红枣饮◎

功效：行气健脾，降逆止呕。

材料：陈皮 10 克，红枣 3 粒。

做法：

❶陈皮用温水清洗干净，稍微浸软后切成细丝，不需要刮除白瓤。

❷红枣清洗干净，切开掏去枣核，再改切成细丝备用。

❸取一只煮锅，放入适量清水，大火煮沸后，加入红枣丝和陈皮丝，转小火煎煮 15 分钟，至陈皮丝、红枣丝颜色都微微发白即可。

小贴士　陈皮红枣茶对急性肝炎也有辅助治疗作用，但是饮用此茶时，不宜与其他温热类药物同时服用。

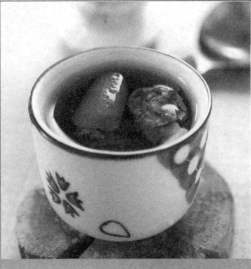

◎陈皮老姜茶◎

功效：温中散寒，理气和胃。

材料：老姜 200 克，黄糖 150 克，陈皮 10 克。

做法：

❶ 老姜洗净，去皮，用刀面拍裂，至拍成碎块；陈皮用温水洗净，撕成小块备用。

❷ 取一只煮锅，加满水，大火煮沸后，放入老姜、陈皮，转中火煮 10 分钟。

❸ 至汤色变浓，老姜味散发的时候，改小火继续煎煮 15 分钟，加入黄糖，待黄糖充分溶化、调匀，趁热饮用。

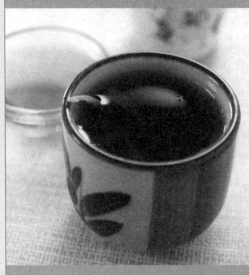

◎陈皮蜂蜜茶◎

功效：止咳化痰，健脾疏肝。

材料：陈皮 5 克，蜂蜜适量。

做法：

❶ 陈皮清洗干净，用温水略微浸泡至变软后，捞出沥干，切成细丝备用。

❷ 提前烧沸一壶水，取一只茶杯，将陈皮放入杯中，用沸水冲泡。

❸ 盖上杯盖，稍微闷泡 5 分钟，待茶温稍降后依据个人口味加入适量蜂蜜调匀即可饮用。

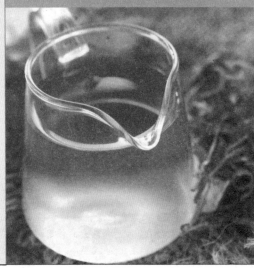

◎陈皮酒◎

功效：健脾行气。

材料：陈皮 50 克，白酒 500 毫升。

做法：

❶ 陈皮清洗干净，撕成小块，置于干燥处晾干备用。

❷ 取干净无水的玻璃罐作为泡酒容器，将步骤 1 晒制好的陈皮放入玻璃罐中，加白酒浸泡，密封。

❸ 将密封好的陈皮酒罐置于阴凉干燥处，静置 7 日以上即可饮用。

糕点甜品

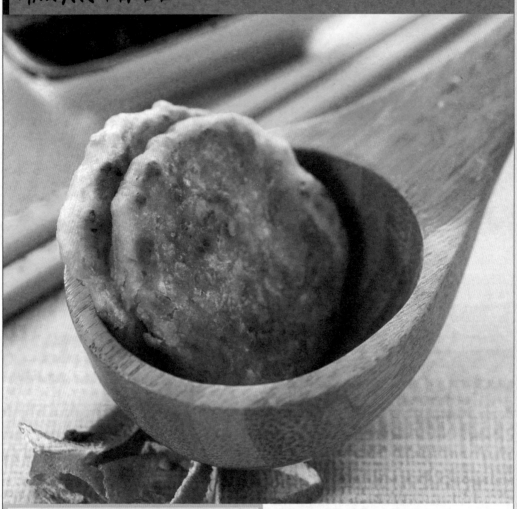

◎陈皮糯米苹果饼◎

功效：滋阴养血。

材料：苹果 4 个，糯米粉、小麦粉各 50 克，陈皮 10 克，白糖适量。

做法：

❶ 苹果洗净，去蒂、去核，切块；陈皮洗净，与苹果块一并放入料理机中打碎成蓉，盛入碗中，加少许白糖调匀作为馅料。

❷ 糯米粉、小麦粉放入大碗中，混合均匀，加温水和成面团，用保鲜膜包好，静置30分钟。

❸ 将步骤 2 中醒好的面团擀成合适大小的数个厚片，将步骤 1 的馅料包入其中，压成饼状。

❹ 平底锅放少许油烧热，将制好的苹果饼放入锅中，中小火煎至两面金黄即可。

小贴士 陈皮糯米苹果饼可以将糯米粉、小麦粉替换为糯米，制成苹果盏，蒸食，可用于辅助治疗婴幼儿腹泻，苹果连皮蒸熟后剜果肉给幼儿吃，有吸附水分、细菌和毒素的作用。

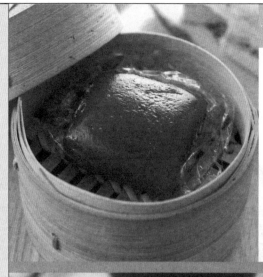

◎ 陈皮桂花红豆糕 ◎

功效：化痰止咳，温中散寒。

材料：红豆 40 克，琼脂 8 克，陈皮 3 克，桂花糖、冰糖各适量。

做法：

❶ 红豆、陈皮分别洗净，放入锅中加适量清水，小火炖煮约 1 小时至红豆软烂，将陈皮捞出。

❷ 琼脂切碎，用冷水浸泡 10 分钟，沥水。

❸ 冰糖、桂花糖及琼脂一并放入红豆汤中，小火炖煮至 3 种材料完全溶解，制成红豆糖水。

❹ 把步骤 3 的红豆糖水倒入模具中，置于冰箱冷藏至凝固，食用时倒扣入盘内即可。

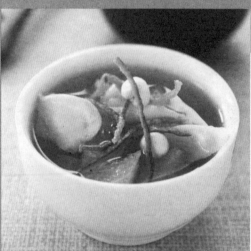

◎ 陈皮川贝百合炖雪梨 ◎

功效：清热润肺，化痰止咳。

材料：雪梨 2 个，川贝母、干百合、陈皮各 3 克，冰糖适量。

做法：

❶ 陈皮切丝；雪梨去蒂、去核，切成小块；干百合用清水浸泡片刻，捞出沥干水分。

❷ 将雪梨块、陈皮丝、干百合、川贝母一并放入炖盅内，加入热水至漫过所有材料，盖上盖，放入外锅内，隔水炖煮 1 小时 30 分钟。

❸ 揭盖，往炖盅内加入适量冰糖，继续炖煮 10 分钟，调匀即可。

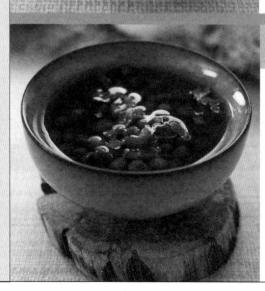

◎ 陈皮绿豆糖水 ◎

功效：清热解毒，滋润皮肤。

材料：绿豆 250 克，陈皮 5 克，片糖适量。

做法：

❶ 绿豆淘洗干净，用清水浸泡 30 分钟，过网筛沥干水分备用。陈皮用温水浸软，刮去白瓤，切成碎末。

❷ 取一只煮锅，将陈皮放入锅中，加入足量清水煮沸。

❸ 放入绿豆大火滚煮 10 分钟，转小火炖煮 30 分钟至绿豆开花，加入片糖，用小火继续炖煮 10 分钟至片溶化，调匀即可。

党参

《本草拾遗》记载："党参，一名黄参，黄润者良，出山西潞安太原等处。有白色者，总以净软壮实味甜者佳。嫩而小枝者，名上党参。老而大者，名防党参。味甘性平，治肺虚，能益肺气。"

【别名】防风党参，上党参，防党参，十头参等。

【科目】桔梗科多年生草本植物党参、素花党参或川党参。

【药用部位】根部。

【性味归经】味甘，性平；归脾、肺经。

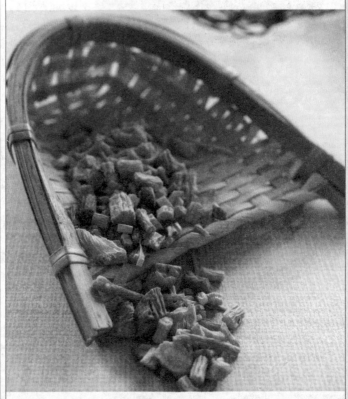

【中医功效与主治】

健脾益肺，补中益气，养血生津。用于治疗脾胃虚弱，中气不足，肺虚咳嗽，面色萎黄，心悸气短，津伤口渴，内热消渴等，常配生津敛汗药使用。

【现代医学药理作用】

影响消化系统、增强肠胃功能；增强机体免疫力；增强造血功能、改善血液流变；提高机体抗应激能力；抗衰老；强心、抗休克；抗溃疡；抗肿瘤；增强记忆力；抗心肌缺血等。

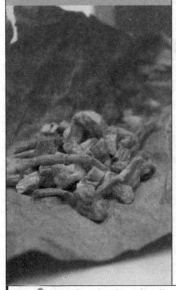

营养价值

党参营养成分	含量（每100克）
◎多糖：主要有蔗糖、葡萄糖、果糖、菊糖以及杂多糖	18~24.5 克
◎水分	16 克
◎总黄酮类成分	2.87 克
◎总皂苷：如丁香苷、党参苷、党参炔苷等	2~3 克
◎挥发油及脂溶性物质：含有醛、醇、脂肪酸、脂肪酸酯、烷烃、烯烃和含氮化合物，其中以棕榈酸等脂肪酸、烷烃含量较高	2.4 克
◎总氨基酸：含约17种氨基酸，如天冬氨酸、苏氨酸、丝氨酸、谷氨酸等	1~2 克
◎钾	865 毫克
◎钙	168 毫克
◎磷	143 毫克
◎镁	136 毫克

适用人群分析

◎胃肠功能较弱的人群

由于长期服药或其他疾病导致胃溃疡、胃肠功能紊乱的患者，应当经常进补党参。党参中的营养物质可以增加胃动力，调节胃肠运动，加快小肠运动，对胃溃疡等疾病有明显的辅助治疗作用。对于西药或不良饮食导致的胃部损伤，党参也有一定的修复作用。因为饮食不节，导致胃部剧痛时，除了吃药以外，可以喝一杯党参茶，能有效防止病情进一步恶化，防治肠道感染。

◎心脑血管疾病患者

患有高血压、冠心病、高血脂、脑血栓等疾病的患者，建议在日常饮食中经常食用加入党参的药膳。党参中所含的各种成分对人体心脑血管系统均有好处。进补党参能显著降低血清总胆固醇、低密度脂蛋白胆固醇等的含量，保护心肌，抗心肌缺血，降低血压，降低血液黏稠度，抑制体内外血栓的形成。除了食用党参药膳外，患者

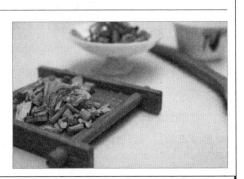

每日睡前饮用 10 毫升左右党参酒，对心脑血管疾病也会产生一定的疗效。

◎ 失眠、健忘人群

由于工作压力较大或精神负担较重导致失眠、注意力不集中等症状的人，建议经常进补党参。党参有镇定安神的功效，能延长睡眠时间，改善记忆力。此外，党参多糖可以提高身体对有害刺激的抵抗能力，增强身体抵抗力，补充体能，激发活力，从而缓解疲劳等所致的记忆力障碍。

◎ 免疫力低下的人群

包括儿童、老年人、女性和其他亚健康群体在内的免疫力较差的人，都可以经常食用党参或加入党参的药膳及药茶。党参中的党参多糖可以促进体液免疫，对增强抵抗力有重要作用。另外，党参还具有养血生津的功效，可以影响脾脏，促进红细胞生成，以达到补血的效果，对免疫力低下人群改善体质有明显效果。

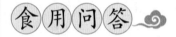

食 用 问 答

Q：同为补气药，党参和人参的功效有何异同？党参可以作为人参的替代品吗？

A：党参与人参均归脾、肺经，均为益气药，都有补气健脾、益肺固精的功效，均可用于治疗脾气不足引起的气虚倦怠、食少便溏，肺气亏损的咳嗽气促等各种气虚不足或气津两伤之症。

通常来说，因为功效类似，古方中以人参治疗的一般脾肺气虚及津伤血亏而症候较轻者，今多以党参代之。由于党参的补气作用仅为人参的八分之一至一半，十分缓和，所以使用剂量大一些。

但遇虚脱危重症急需大补元气以固脱时，宜用人参；而消化能力低下或值青壮年的患者宜用党参。

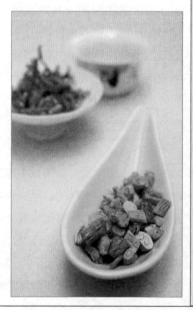

Q：明党参是党参吗？党参有哪些种类？

A：明党参是另一种常用中药材。明党参与党参均味甘，均入脾、肺经，皆能补益脾肺，然而明党参系伞形科植物，味微苦而性微寒，主入肺经，善于润肺化痰、养阴和胃，主治肺热咳嗽、咽干音哑、食少口干。党参为桔梗科植物，性质平和，主入脾经，功专补中益气，健脾生津，主治气虚倦怠、食少便溏、肺气亏虚、气津两伤、气血双亏。

党参通常按照产区来划分为西党（原植物多为素花党参或党参，产自甘肃、陕西及四川北部）、东党（又名吉林党，产自东北三省）、潞党（主产自陕西，尤以陕西潞州产为优）以及条党（四川、湖北、陕西三省接壤地所产，因形多条状而得名）。

Q：生党参、米炒党参与蜜炙党参功效有何异同？

A：生党参、米炒党参与蜜炙党参三者均性味甘平，归脾、肺经，都具有补中益气、健脾益肺的功效。生党参长于益气生津，多用于肺气亏虚、气血两亏、气津两伤。

米炒党参补气健脾作用更强，多用于脾胃虚弱、食少便溏。

蜜炙党参长于补中益气、养阴润燥，多用于气血两虚之证，如气短乏力、脏器下垂、四肢倦怠及妇女月经不调等症。

Q：党参如何选购与贮藏？

A：党参根头有多数疣状突起的茎痕及芽痕，俗称"狮子盘头"，野生品种的"狮子盘头"较大，环状横纹致密，以根条肥大、质柔润、气味浓、嚼之无渣为佳。

素花党参上半身近根头部有致密而明显的环状皱纹，俗称"蚯蚓头"，以根条肥大、粗实、皮紧、横纹致密、味甜者为佳。

川党参质较软而结实，以根条肥大、质柔润、气味浓为佳。

党参由于含糖分及黏液质较多，易变软发黏、虫蛀，贮藏前宜通风晾晒3~4小时，挑走发霉、虫蛀或带虫卵的劣品，用纸包好装入密封袋，置于通风干燥处或冰箱贮藏。

Q：党参如何食用？有什么禁忌？

A：党参可以配合不同材料入馔，甜咸皆宜；也可与其他中药一并泡酒，用于调理身体；或可单食以调补气血，但不建议长期服食。

以下情况慎服或禁服党参：阴虚内热、内火过盛慎服；气滞、肝火盛者禁服；结膜炎、流行性感冒、猩红热、流行性腮腺炎、传染性肝炎、肺气肿等禁服；实证、热证、正虚邪实证者不能单独服食；孕妇慎服，遵医嘱。

Q：党参通常与哪些药材搭配？有什么功效呢？

A：党参的常见配伍与功效如下：

配伍	功效
白术	补气健脾、祛湿化浊，用于脾气虚弱所致食少、便溏、吐泻等
黄芪	补脾益肺，用于肺脾气虚、气短乏力、食少便溏等
当归	补气养血，用于内伤气血不足诸症，如头晕、乏力、少气懒言等
麦门冬	补气生津，用于热伤气阴、津液大耗、心虚脉微等
熟地黄	补气生血，用于气血双亏所致面色萎黄、头晕心悸、体虚乏力等
石膏	补气养阴、清热生津，用于外感热病、热伤气津所致心烦口渴等

粥品

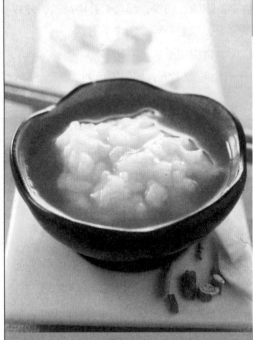

◎党参茯苓粥◎

功效：补气养胃，减肥。

材料：粳米 100 克，党参、白茯苓各 20 克，姜、盐各适量。

做法：

❶ 党参清洗干净，用温水浸软后，切段，沥干水分；姜洗净，切片。

❷ 白茯苓洗净，沥干水分，捣成碎末，放入小碗中，用少量清水浸泡 30 分钟。

❸ 粳米淘洗干净，用清水浸泡 30 分钟，过网筛沥干水分备用。

❹ 取一只砂锅，将党参、白茯苓、姜片一并放入砂锅中，加水用大火煮沸，转小火煎煮 30 分钟，用漏勺将所有药渣捞出弃去。

❺ 在步骤 3 留下的药汁内放入粳米，大火煮沸后用小火继续熬煮 30 分钟至粥成，下盐调味即可。

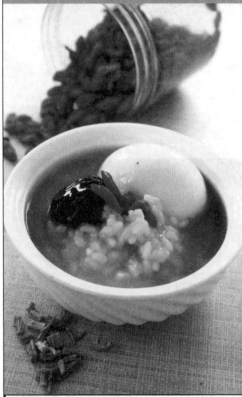

◎杞枣参蛋粥◎

功效：补中益气。

材料：大米 50 克，党参、枸杞子各 15 克，红枣 10 颗，鸡蛋 2 个，红糖适量。

做法：

❶ 党参用温水浸软，洗净，切片备用；红枣洗净，掏去枣核。

❷ 枸杞子洗净，在清水中浸泡 10 分钟，捞出沥干；鸡蛋煮熟，去壳备用。

❸ 大米淘洗干净，用清水浸泡 30 分钟。

❹ 将党参片放入锅中，加适量水煎煮 15 分钟，用网筛隔去药渣，留取药汁备用。

❺ 取一只砂锅，将大米、红枣、枸杞子、鸡蛋和步骤 2 中的党参汁一并放入锅中，再加入足量水，大火煮沸，转小火熬煮 30 分钟，加红糖至溶化即可。

小贴士 杞枣参蛋粥应该趁温热食用，早晚分服，适用于病后体虚，食欲不振，日渐消瘦等症的辅助食疗。

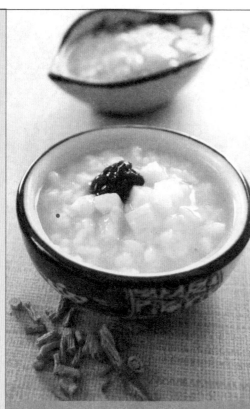

◎ 党参淮枣粥 ◎

功效：补脾益胃，滋补气血。

材料：大米、鲜淮山（山药）各100克，党参20克，红枣5颗，砂糖适量。

做法：

❶ 鲜淮山刮去外皮，清洗干净，切成小块；党参用温水浸软，洗净，切片。

❷ 红枣清洗干净，掏去枣核，切成两半。

❸ 大米淘洗干净，用清水浸泡30分钟，沥干备用。

❹ 党参放入煮锅中，加适量水，大火煮沸后转小火煎煮30分钟，用网筛隔去药渣，留取药汁备用。

❺ 取一只砂锅，将步骤2中的党参药汁与适量水倒入锅内，大火煮沸，放大米、淮山、红枣，转小火熬煮30分钟至粥成，加糖拌匀即可。

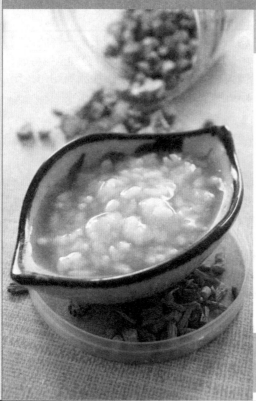

◎ 补虚正气粥 ◎

功效：补气益虚。

材料：大米100克，炙黄芪20克，党参10克，砂糖适量。

做法：

❶ 炙黄芪、党参切片，在清水中浸泡40分钟。

❷ 大米淘洗干净，用清水浸泡30分钟，沥干。

❸ 将炙黄芪和党参一并放入砂锅中，加水300毫升，大火煮沸后转小火煎煮30分钟，趁热用网筛隔去药渣，将留下的药汁倒出一半于杯中，备用。

❹ 砂锅中剩余药汁掺适量开水搅匀，大火煮沸，放入大米，改小火熬煮30分钟至粥成。

❺ 将步骤2中留取的另一半药汁倒入粥内，加砂糖调匀，继续小火熬煮10分钟即可。

小贴士　炙黄芪是用蜂蜜炮制的黄芪炒炙品，多数时候都与党参配伍，同用于治疗食少便溏、气虚乏力等。

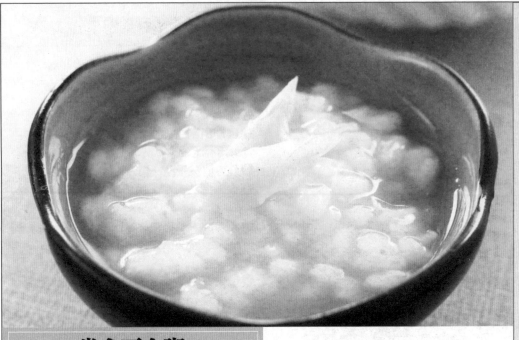

◎党参百合粥◎

功效：补脾益气，润肺止咳。

材料：大米 100 克，党参、干百合各 20 克，冰糖适量。

做法：

❶党参、干百合分别清洗干净，党参用温水稍微浸软后切片；干百合用清水浸泡 10 分钟，捞出沥干；大米淘洗干净，用清水浸泡 30 分钟，过网筛沥干备用。

❷党参放入锅中，加入两碗水，大火煮沸后改小火煎煮 30 分钟，用网筛隔去药渣，留取药汁备用。

❸取一只砂锅，将百合和大米一并放入锅中，加适量水，小火熬煮 30 分钟至粥将成，倒入步骤 2 的党参药汁，加冰糖调匀，用小火继续煮至沸腾即可。

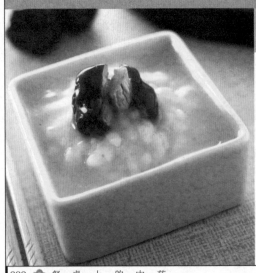

◎党参红枣糯米粥◎

功效：滋补气血。

材料：糯米 100 克，党参 20 克，红枣 5 颗，砂糖适量。

做法：

❶糯米放入清水中浸泡 2 小时，沥干水分。

❷党参放入清水中浸泡 30 分钟至软，捞出沥干，切片；红枣清洗干净，切开，去除枣核。

❸取一只砂锅，将糯米、党参、红枣一并放入锅中，加入足量清水，大火煮沸。

❹转小火熬煮 35 分钟，搅拌熬煮至粥黏稠后加入砂糖拌匀即可。

小菜

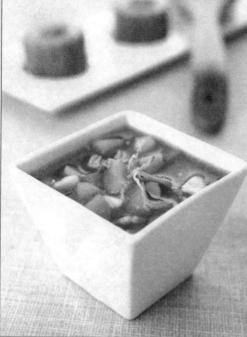

◎ 党参炖马铃薯 ◎

功效：补气养血，降低血脂，治疗溃疡。

材料：马铃薯 300 克，党参 15 克，姜、葱、料酒、盐、芝麻油各适量。

做法：

❶ 将党参清洗干净，用温水略微浸软后切碎；马铃薯刮去外皮，切成滚刀块；姜、葱分别清洗干净，姜拍块，葱切段。

❷ 锅内放入适量底油，烧热后放入马铃薯块翻炒 2 分钟。

❸ 往锅中加适量水漫过马铃薯块，放党参碎、姜、葱、料酒，稍微翻炒，大火煮沸。

❹ 将步骤 3 煮好的材料连汤汁一并倒入炖锅中，小火炖煮 35 分钟，放少量盐、芝麻油调味，转大火收汁即可。

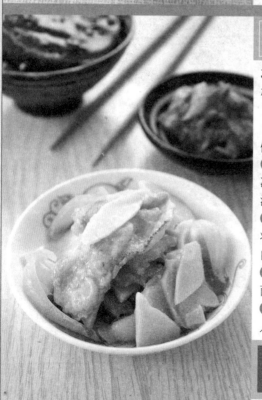

◎ 山药党参烩鳕鱼 ◎

功效：补气升阳。

材料：鳕鱼肉 200 克，山药 150 克，党参 15 克，鸡蛋清 2 个，油菜 4 棵，盐、淀粉、白胡椒粉、糖各适量。

做法：

❶ 鳕鱼肉洗净，切薄片备用；山药去皮、洗净，切薄片，用清水浸泡 10 分钟，捞出沥水；油菜洗净，过沸水焯至断生，摆盘。

❷ 党参洗净、晒干，放入料理机中打成细末；将鸡蛋清打入小碗中，放党参粉末、淀粉、白胡椒粉、盐调匀，放入鳕鱼片均匀上浆。

❸ 油锅烧至六成热，逐一放入鳕鱼片炸至表面金黄，捞出沥油。

❹ 锅内留底油，放山药、糖、盐，略炒后放入炸好的鳕鱼片，加水淀粉勾芡装盘即可。

小贴士	米炒党参也是党参的炮制方式之一，米炒后可增强党参健脾止泻的功能，又能缓和其燥性。

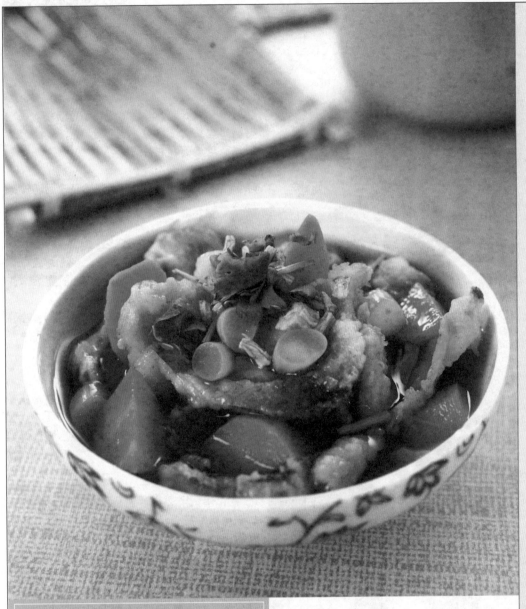

◎党参烧鱼肉◎

功效：补中益气，生津利水。

材料：鱼肉 500 克，党参 50 克，芫荽、胡萝卜各 30 克，绍酒、生抽、葱、姜、上汤、砂糖、盐各适量。

做法：

❶鱼肉清洗干净，去骨去刺，切成鱼片；党参用清水浸泡 10 分钟，捞出切段；胡萝卜、芫荽、葱、姜分别清洗干净，胡萝卜、姜切块，芫荽、葱切段。

❷烧热油锅，将鱼片逐一放入油锅中炸至表面微微变黄，捞出控干油分。

❸将锅内油倒出，留少量底油，烧热后爆香葱、姜，再放入鱼片、党参、胡萝卜、绍酒、盐、砂糖、生抽、上汤稍微翻炒。

❹将所有材料用中火煮 20 分钟，至汤汁收浓，放入芫荽拌匀即可。

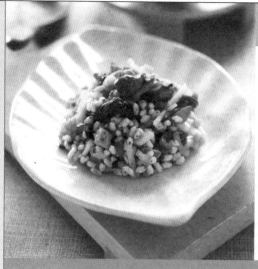

◎ 党参白术炒肚片 ◎

功效：益气健脾，生津止渴。

材料：猪肚 1 个，党参 20 克，白术 15 克，姜、干葱头、绍酒、大米、盐各适量。

做法：

❶ 猪肚放入沸水中焯透血污，捞出沥干，切片。

❷ 党参洗净沥干，放入净锅中，加入大米一并炒至焦黄，盛出备用。

❸ 白术浸软，切成小片；姜、干葱头剁成蓉。

❹ 烧热油锅，爆香姜蓉、干葱头蓉，下猪肚片、绍酒炒至猪肚变色，放入党参、白术，继续翻炒 5 分钟至熟后加盐调味即可。

◎ 党参拌豆角 ◎

功效：健脾和胃，利水祛湿。

材料：豆角 400 克，党参 20 克，葱、姜、绍酒、生抽、麻油、盐、砂糖各适量。

做法：

❶ 党参清洗干净，用清水浸泡至软，切成薄片，放入干净无水的锅中，中火翻炒 1 分钟焙干，盛出备用。

❷ 豆角撕去两端和侧筋，放入沸水中加适量油盐焯至熟透，捞出沥干水分；葱、姜分别洗净切丝。

❸ 将豆角和党参放入大碗内，加麻油、绍酒、生抽、葱姜丝、盐、砂糖拌匀，腌制 30 分钟后，盛入盘中即可食用。

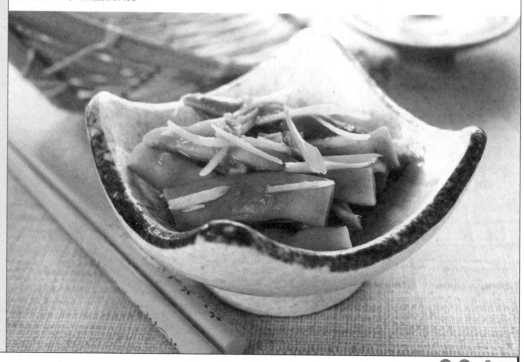

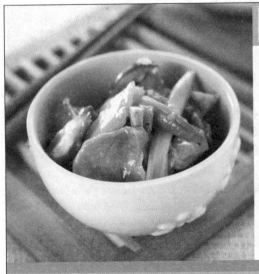

◎ 参花香菇鸡 ◎

功效：补中益气，健脾和胃，固表止汗。

材料：鸡肉150克，黄花菜50克，香菇30克，党参10克，绍酒、姜、盐各适量。

做法：

① 鸡肉清洗干净，沥干水分，切成小块。

② 黄花菜切成小段；香菇去蒂，切薄片；党参浸软后切成片；姜切小片备用。

③ 将鸡肉、党参、黄花菜、香菇一并放入盘中，加姜片、绍酒和适量盐拌匀。

④ 蒸锅中加足量水，大火煮沸后，将鸡肉整盘放入蒸锅内，小火蒸制1小时30分钟即可。

◎ 党参烧鸡腿 ◎

功效：补气健脾。

材料：鸡腿2只，胡萝卜100克，党参、淮山各20克，上汤300毫升，绍酒、生抽、姜、葱、盐、砂糖各适量。

做法：

① 党参、淮山分别清洗干净，党参切段，与淮山一并用温水浸泡10分钟，捞出沥干水分，浸泡药汁留用。

② 鸡腿清洗干净，斩成大块；胡萝卜刮去外皮，切滚刀块；葱、姜分别洗净，葱切段，姜切片。

③ 烧热油锅，爆香姜片、葱段，放入鸡腿、绍酒、砂糖和生抽炒至金黄，放入党参、淮山、胡萝卜略微翻炒，加入上汤和盐，熬煮15分钟，收汁即可。

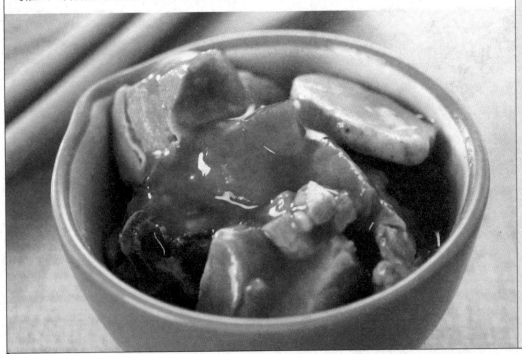

汤羹

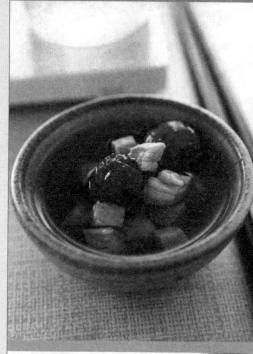

◎党参红枣牛肉汤◎

功效：补脾益气。

材料：牛腩肉 500 克，党参 50 克，红枣 10 颗，姜、葱、盐、绍酒各适量。

做法：

❶牛肉清洗干净，切成 4 厘米见方的小块，放入清水中浸泡 30 分钟至血污全部渗出，捞出沥干水分备用。

❷党参清洗干净，略微浸软后切成丁，装入纱布袋中封口，备用；葱、姜分别清洗干净，葱切段，姜切片；红枣清洗干净，切开去除枣核。

❸取一只砂锅，将牛肉、红枣和步骤 2 的党参纱布袋一并放入锅中，加入姜片、葱段、绍酒和水，大火煮沸，撇去浮沫。

❹改为小火，炖煮 3 小时至牛肉熟烂，取出党参纱布袋，加盐调味即可。

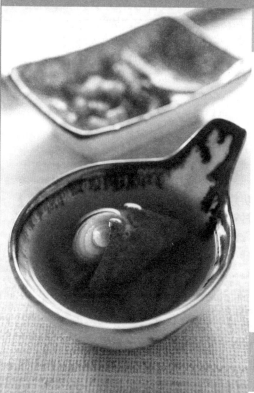

◎党参当归猪肝汤◎

功效：补血益气，宁心安神。

材料：猪肝 250 克，党参、当归各 15 克，酸枣仁 10 克，姜丝、葱白、盐、生粉各适量。

做法：

❶猪肝去除白膜，清洗干净，切成薄片，放入碗中，加盐和生粉拌匀腌制 15 分钟。

❷党参、当归分别清洗干净，用温水略浸软后成小段备用；酸枣仁洗净打碎。

❸将党参、当归、酸枣仁一并放入煮锅中，加足量水，小火煎煮 35 分钟，用网筛隔去药渣，留取药汁备用。

❹将步骤 3 的药汁放入锅中煮沸，加猪肝片、姜丝、葱白段，小火炖 15 分钟，放少量盐调味即可。

小贴士	猪肝汤要用小火煮，这样猪肝中的蛋白质才不会凝结成小颗粒，否则会影响口感与营养。

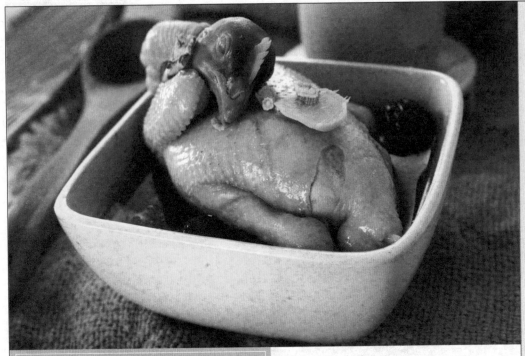

◎党参黄芪炖鸡汤◎

功效：补益气血。

材料：光鸡 1 只，党参、黄芪各 50 克，红枣 5 颗，姜、绍酒、盐各适量。

做法：

❶光鸡清洗干净，去除内脏、指甲，放入沸水中焯去血污，捞出冲洗干净，沥干水分备用。

❷党参、黄芪分别清洗干净，用温水略微浸软后切成小段备用；红枣清洗干净，切开，去除枣核；姜洗净，切片。

❸取一只瓦煲，将光鸡放入煲内，再加入党参、黄芪、红枣，加适量水漫过所有材料。

❹将瓦煲置于火上，大火煮沸后，盖上盖，转小火炖煮 2 小时，依据个人口味加少量盐调味即可。

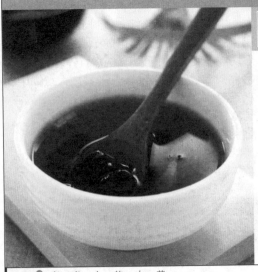

◎党参黑豆汤◎

功效：补气养血。

材料：党参 9 克，黑豆、红糖各 30 克。

做法：

❶党参清洗干净，用温水略微浸软后切成小段备用。

❷黑豆淘洗干净，提前用清水充分浸泡 1 小时，过网筛隔去水分，沥干备用。

❸取一只砂锅，将党参和黑豆一并放入砂锅中，加适量水至砂锅 3/4 处，大火煮沸。

❹盖上盖，转小火炖煮 1 小时至黑豆软烂，依据个人口味加入适量红糖调匀即可。

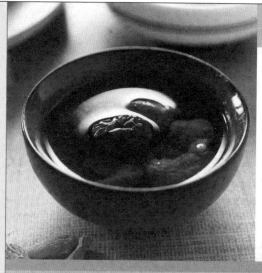

◎党参麦冬瘦肉汤◎

功效：养胃生津。

材料：猪瘦肉 500 克，党参 50 克，生地黄、麦冬各 30 克，红枣 10 粒，盐适量。

做法：

❶ 猪瘦肉清洗干净，切成 4 厘米见方的小块，放入沸水中焯去血污，捞出冲洗干净，沥干。

❷ 红枣去核；党参、生地黄、麦冬分别洗干净，沥干，将这 3 种药材用纱布袋包好，封口备用。

❸ 将红枣、猪瘦肉和步骤 2 中的药材纱布袋一并放入砂锅中，加适量水，大火煮沸后转小火炖煮 1 小时 30 分钟，下盐调味即可。

◎党参鸡丝冬瓜汤◎

功效：健脾补气，减肥降脂。

材料：鸡胸肉 200 克，冬瓜 200 克，党参、黄芪各 6 克，绍酒、盐各适量。

做法：

❶ 将鸡胸肉清洗干净，切成细丝；冬瓜清洗干净，掏去内瓤，带皮切成大薄片；党参、黄芪分别清洗干净，用温水略微浸软后切片备用。

❷ 取一只砂锅，将鸡肉丝、党参、黄芪一并放入锅内，加水，大火煮沸后，盖上盖，转小火炖煮 1 小时 30 分钟。

❸ 放入冬瓜片，再加入绍酒和盐，搅拌均匀后盖上盖，继续用小火熬煮 30 分钟至冬瓜熟烂即可。

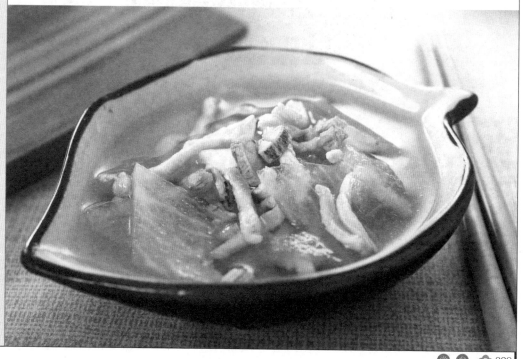

茶酒

◎ 参芪薏米茶 ◎

功效：补中益气，健脾除湿。

材料：薏米50克，黄芪20克，生姜、党参各10克，大枣5颗。

做法：

❶ 薏米淘洗干净，用清水浸泡30分钟，捞出沥干水分备用；党参、黄芪、生姜、大枣分别清洗干净；党参用温水略微浸软后切片；

生姜去皮，切片大枣切开，去除枣核。

❷ 将薏米、黄芪、党参放入干净锅中，小火煸炒至发黄，盛出研成碎末。

❸ 将药末放入保温瓶中，加生姜、红枣，晚间用沸水冲泡，加盖闷过夜，次日早晨代茶饮即可。

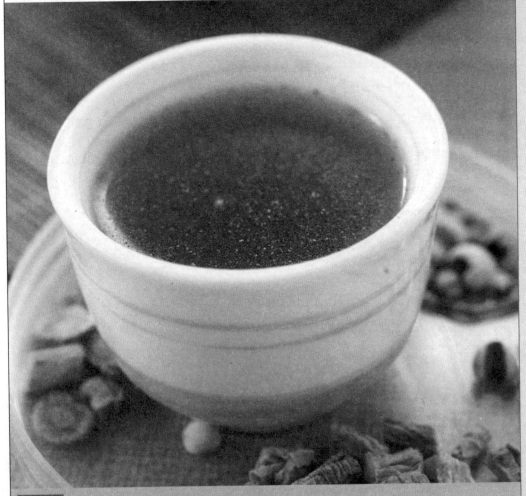

小贴士　炒熟后的薏米具有健脾益胃的功效，可以用于治疗脾虚泄泻，通常在锅中炒黄需要20分钟左右，注意避免糊锅。

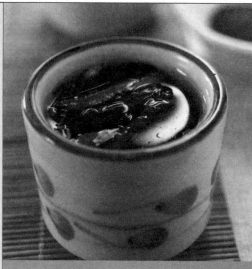

◎党参麦芽茶◎

功效：补气养血，健脾益胃。

材料：党参20克，麦芽15克，红枣6颗。

做法：

❶党参清洗干净，用温水略微浸软后切成薄片。

❷麦芽淘洗干净，挑除杂质；红枣清洗干净，切开掏去枣核，再改切成丝。

❸取一只砂锅，将党参片、麦芽和红枣丝一同放入锅中，加入足量水，大火煮沸后转小火煎煮15分钟即可。

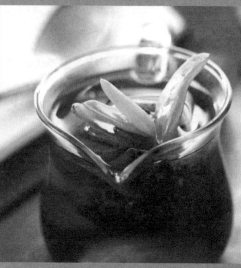

◎二花参麦茶◎

功效：疏肝解郁，健脾化痰。

材料：党参、炒麦芽各6克，厚朴花、佛手花、红茶各3克，橘络2克。

做法：

❶将党参、炒麦芽、厚朴花、佛手花、橘络分别清洗干净，晒干，放入料理机中共研成粗末，装入小纱布袋中，封口备用。

❷将步骤1中的药材纱布袋和红茶一并放入茶壶中，用沸水冲泡。

❸盖上茶壶盖，闷泡10分钟后即可饮用。

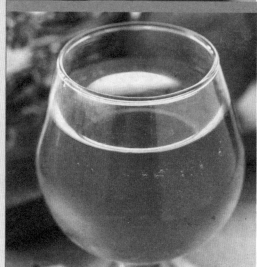

◎党参白术酒◎

功效：益气健脾。

材料：党参、淮山各45克，白术、茯苓、薏米各30克，炙甘草、砂仁各25克，黄酒2000毫升。

做法：

❶党参、淮山、白术、茯苓、薏米、炙甘草、砂仁分别研磨成碎末，装入纱布袋中封口。

❷将步骤1中的纱布袋置于容器中，装入黄酒，密封，置于阴凉处浸泡20天以上。

❸开封后取出纱布袋，用细网筛过滤药渣至酒液澄清后即可饮用。

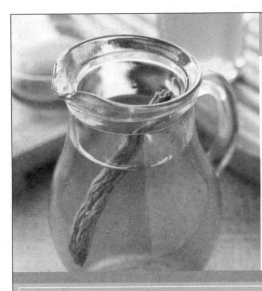

◎ 党参酒 ◎

功效：健脾益气。

材料：粗大连须老条党参1条（约40克），白酒500毫升。

做法：

❶ 将党参清洗干净，擦去表面水分，整条置于案板上，用刀背敲打，拍至党参表面出现裂缝。

❷ 取干净无水的玻璃罐作为泡酒容器，将整条党参放入罐中，加入白酒，密封。

❸ 将密封好的泡酒罐置于阴凉干燥处，静置7~14日即可开封饮用。

◎ 百益长寿酒 ◎

功效：益气健脾，补血养心。

材料：党参、生地黄、茯苓各4.5克，白芍、白术、红曲、当归各3克，川芎1.5克，木樨花25克，龙眼肉5粒，白酒750毫升，冰糖75克。

做法：

❶ 将上述10味药材分别清洗干净、晒干，放入料理机中共研磨成粗粒，用纱布袋包好，封口备用。

❷ 取干净无水的玻璃罐作为泡酒容器，将步骤1中的药材纱布袋放入罐中，加入白酒，密封置于阴凉处。

❸ 浸泡6日后，取出纱布袋，用细网筛过滤去渣，加入冰糖，待冰糖完全溶解后即可饮用。

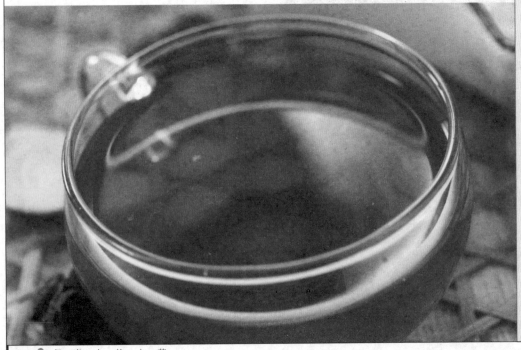

甜品

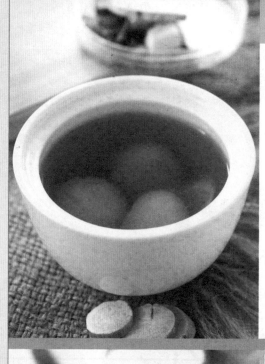

◎ 党参淮山大枣汤圆 ◎

功效：补气温中，祛寒止痛。

材料：鲜淮山 250 克，党参 15 克，茯苓粉、柴胡、白芍、甘草、麦冬各 10 克，桂枝粉 5 克，大枣 30 颗，干姜粉 3 克，冰糖适量。

做法：

❶ 党参、柴胡、白芍、甘草、麦冬分别洗净，放入锅中，加适量水用大火烧沸后转小火煎煮 45 分钟，去渣留汁备用。

❷ 将鲜淮山洗净，上蒸笼蒸至熟烂，去皮，捣碎成泥，加入茯苓粉、桂枝粉、干姜粉揉匀，搓成粉团。

❸ 大枣洗净去核，蒸熟、去皮，压成枣泥。

❹ 用淮山粉团搓成汤圆皮，包住枣泥馅，用步骤 1 所留药汁煮熟，连汤盛出，加入冰溶化即可。

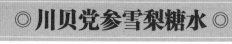

◎ 川贝党参雪梨糖水 ◎

功效：润肺止咳，化痰平喘。

材料：党参 20 克，川贝母、杏仁各 10 克，雪梨 2 个，冰糖适量。

做法：

❶ 党参、川贝母、杏仁、雪梨分别清洗干净，沥干水分。

❷ 杏仁放入沸水中焯至断生，捞出剥壳去衣；党参、川贝母分别放入料理机中打碎成粗粒；雪梨去蒂、去核，连皮切成厚片。

❸ 取一只砂锅，将党参、川贝母、杏仁、雪梨和冰糖一并放入锅中，加足量水，大火煮沸后，盖上盖，转小火炖煮 35 分钟即可。

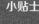

小贴士 中医入药所使用的苦杏仁具有一定的毒性，不能生食，必须煮熟或经过炮制才可以食用。

茯苓

《本草纲目》记载："茯苓，《史记·龟策传》作伏灵。盖松之神灵之气，伏结而成，故谓之伏灵、伏神也。"

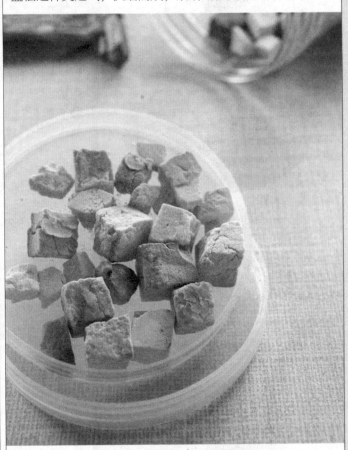

【别名】伏灵、伏菟、云茯、玉灵、松木薯等。

【科目】多孔菌科真菌茯苓的干燥菌核。

【药用部位】除了茯苓的干燥菌核外，茯苓菌核的外皮（茯苓皮）、削去外皮后的淡红色部分"赤茯苓"、切去赤茯苓的白色部分（白茯苓）及白茯苓中心抱有细松根部分（茯神）也均可食用。

【性味归经】茯苓味甘、淡，性平，无毒；归心、肝、脾、肾经。

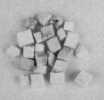

【中医功效与主治】

利水消肿、健脾和胃、宁心安神。主治水肿胀满、小便不利、脾虚腹泻、痰饮逆咳、食少脘闷、心悸不安、失眠健忘、遗精白浊等。

【现代医学药理作用】

增强身体免疫能力；调节心血管系统，降血压；抗衰老；利尿；抗溃疡；抗肝损伤；预防癌肿、抗肿瘤等。

营养价值

茯苓所含主要营养成分为 β - 茯苓聚糖（β-pachyman），约占干重的 9.3%，其余成分包括碳水化合物、水、蛋白质、烟酸、核黄素、钙、磷、钾等。

茯苓的营养成分	含量（每100克）	茯苓的营养成分	含量（每100克）
◎碳水化合物	82.6 克	◎水	14.5 克
◎蛋白质	1.2 克	◎脂肪	0.5 克
◎钾	58 毫克	◎磷	32 毫克
◎铁	9.4 毫克	◎镁	8 毫克
◎钙	2 毫克	◎锰	1.39 毫克
◎钠	1 毫克	◎锌	0.44 毫克
◎烟酸	0.4 毫克	◎铜	0.23 毫克
◎核黄素	0.12 毫克		

适用人群分析

◎浮肿病症患者

茯苓有利尿渗湿的功效。茯苓的利尿作用对健康人来说并不明显，但对于浮肿病症患者效果却非常显著。通常，肾炎、心脏病等患者都会出现水肿的状况，这期间直接用茯苓粉末调水送服，可以明显增加尿液排出，改善浮肿状况。同时，茯苓中的茯苓多糖又能抑制慢性炎症的反应，抗炎、抗病毒，对导致浮肿的病症本身也具有辅助治疗的效果。

◎胃溃疡患者

饮食不规律、饮食结构不合理等都可能导致胃黏膜受损。建议喜欢吃酸辣、生冷等刺激性食品的人，为了健康，除了调整饮食结构以外，还应该经常食用加入了茯苓的药粥或汤羹。茯苓对肠管有松弛作用，对胃黏膜有保护作用，可以降低胃液分泌和游离酸含量，从而抑制和预防胃溃疡。因此，胃溃疡、胃炎患者都适宜经常进补茯苓。

◎失眠、多梦的人群

茯苓具有镇惊安神的作用。传统中药中常常将茯苓与桂圆肉、酸枣仁等配伍治疗心神不安所致的心悸、失眠等症，这是由于茯苓对中枢神经系统有抑制作用，服食后有促进睡眠的功效。因此，睡眠质量不佳、失眠、多梦的人，可以于晚饭后服用少许茯苓酒或茯苓茶，对改善睡眠质量有很大帮助。

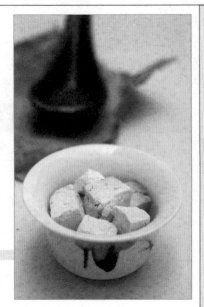

◎ 肝硬化及其他肝功能受损患者

家中如有肝硬化或其他肝损伤疾病的患者，可以经常使用茯苓煮粥、做菜、炖汤等。茯苓中的营养物质能明显降低肝内胶原含量、减轻肝硬化程度、促进肝脏胶原蛋白降解等。因此，患有肝硬化或其他肝损伤疾病的患者，除了日常服药之外，经常进补茯苓，能有效缓解病情，发挥食疗功效。

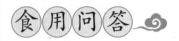

Q：茯苓有品种之分吗？

A： 茯苓分为野生和培植两种。黄河以南大部分地区都产有野生茯苓，其中根据产地不同，又分为云苓（云南产）、安苓（安徽产）、闽苓（福建产）等；培植茯苓则多见于云南、安徽、山西、浙江、福建、贵州、四川、广东、广西等地。

茯苓又分为茯苓个、茯苓皮、茯苓块和茯神。

茯苓个呈圆形、椭圆形或不规则块状，外皮薄，黑色或棕褐色，质坚实，有细小蜂窝样孔洞。

茯苓皮为削下的茯苓外皮，多为长条形，外面棕褐或黑褐色，断面白或淡棕色，体质松软。

茯苓块是去皮后切制的茯苓，多呈长方形片状或方形块状、白色、淡红或淡棕色，靠近外皮呈淡粉红色部分为"赤茯苓"，剩余白色部分为"白茯苓"。

茯神呈方块状，附有切断的一块茯神木，质坚实，色白。

Q：茯苓如何挑选与贮藏？

A： 茯苓个以体重、质实、外皮棕褐色、无裂缝、皱纹深、断面呈白腻色，嚼食时黏性强的为优质；茯苓皮以体软、质松、外皮黑褐色、内面灰白色、略具弹性的为优。茯苓块以块状不碎、色洁白者为佳，通常以云南出产的为优。

市场上的假茯苓通常是用碎茯苓粉加面粉合成，表面不平坦，嚼时不黏牙，放入清水中浸泡会化成颗粒状或粉状。茯苓粉只能通过化学方法鉴别，取茯苓粉加碘化钾溶液一滴，显深红色即为茯苓的正常反应。茯苓容易遭到虫蛀、发霉变色，因此宜密封置于阴凉干燥处，不宜曝晒、受寒、受潮等。

Q：茯苓有品级之分吗？

A： 茯苓通常分为两个品级。

一等品茯苓表面黑褐色或棕褐色、断面白色，质地坚硬、皮细，无杂质、霉变。

二等品茯苓表面黑褐色或棕褐色、断面白色或黄赤色，质地略松、体轻、皮粗，无杂质、霉变，但间有皮沙、水锈破块、破伤。

Q：茯苓如何食用？有什么禁忌？

A：茯苓通常分为两个品级。

茯苓可入馔，做汤、煮粥、炒菜，或可泡酒、泡茶，也可以单味煎服或制成"龟苓膏"等养生甜品。

用量方面，用于健脾利湿或利尿渗湿者，剂量为9~10克；如湿重或有显著浮肿者，用量可增至30~45克，最大用量60~90克。

禁忌：《本草经集注》记："恶白敛，畏牡蒙、地榆、雄黄、秦艽、龟甲。"《药性论》记："忌米醋。"

Q：什么样的人不适合食用茯苓？

A：关于食用茯苓的人群禁忌，传统医书中有所记载，《本草经疏》曰："病人肾虚，小水自利或不禁或虚寒精清滑，皆不得服。"《得配本草》曰："上坏阳虚，气虚下陷，心肾虚寒，汗多血虚，水涸口干，阴虚下陷俱禁服。"总结说来即是，阴虚津液枯乏者、滑精者、阴虚而无湿热、虚寒滑精、气虚下陷者禁服或慎服茯苓，请遵医嘱。

Q：茯苓通常和哪些药材搭配？有何作用？

A：茯苓常见配伍与保健功效见下表：

配伍	保健功效
猪苓、泽泻	用于小便不利、邪热伤阴
白术	治水肿
防己、黄芪、桂枝	可通阳利水、消肿
冬葵子	用于妊娠水肿、身重、小便不利
杏仁、甘草	用于胸脾气塞、短气
桂枝、甘草、白术	用于痰饮之心肌目眩、短气而咳
半夏、生姜	可化饮降逆、和胃止呕
人参、白术、砂仁	用于脾胃气虚、食少便溏、体倦乏力
人参、当归、酸枣仁、桂圆	用于虚烦不眠、心悸眩晕，可养心血、安心神
人参、远志、龙齿	补心气、安神镇惊
党参、黄芪	健脾益气、利水消肿

粥品

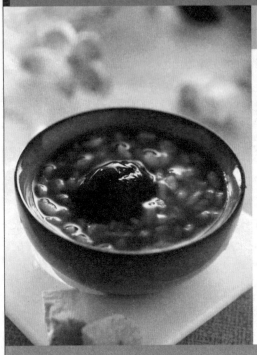

◎茯苓红枣粥◎

功效：健脾祛湿。

材料：粳米 100 克，茯苓 30 克，红枣 15 颗，红糖适量。

做法：

❶茯苓清洗干净，晾干，放入料理机中研成粉末；红枣清洗干净，切开，去除枣核；粳米淘洗干净，用清水浸泡30分钟，过网筛沥干水分备用。

❷将红枣放入锅中，加少量水，小火熬煮至熟烂，过细网筛将红枣肉与红枣药汁分开备用。

❸取一只砂锅，将粳米与红枣一并放入锅中，加足量清水，大火煮沸后加入红枣汁，放茯苓粉，搅匀后用中火熬煮30分钟至大米开花、粥黏稠时，放红糖溶化拌匀即可。

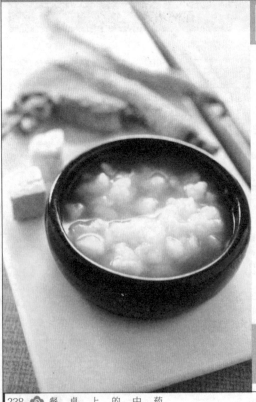

◎人参茯苓粥◎

功效：健脾和胃，益气祛湿。

材料：粳米 100 克，茯苓 20 克，人参 5 克，姜、盐各适量。

做法：

❶将茯苓清洗干净，沥干水分，放入研磨中捣成粗末；人参、姜分别清洗干净，切薄片；粳米淘洗干净，用清水浸泡30分钟，沥干备用。

❷将茯苓、人参、姜分别分次放入锅中，加适量水，小火煎煮 10~15 分钟，用网筛隔去药渣，留取药汁备用。

❸取一只砂锅，将粳米放入锅中，分别加入茯苓药汁、人参药汁和姜汁，再加入适量清水，大火煮沸，转小火熬煮30分钟，下盐调味即可。

小贴士　人参茯苓粥适宜气虚体弱、倦怠乏力、面色苍白、食欲不振、大便溏薄等症患者，建议每日早晚各服食一次。

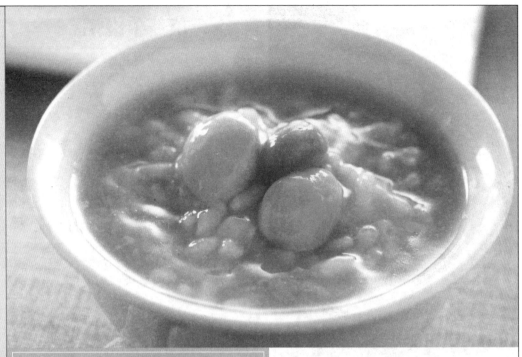

◎茯苓银杏粥◎

功效：健脾益气，祛湿止带。

材料：粳米 60 克，党参、银杏（白果）各 30 克，茯苓 20 克，红糖适量。

做法：

1️⃣ 茯苓、党参、银杏分别清洗干净。

2️⃣ 茯苓、党参分别用温水稍微浸软后切成碎块；银杏去壳、去衣、去心；粳米淘洗干净，放入清水中浸泡 30 分钟，沥干备用。

3️⃣ 取一只煮锅，将茯苓、党参放入锅中，加适量水，小火煎煮 15 分钟，过网筛隔去药渣，留取药汁备用。

4️⃣ 取一只砂锅，将银杏和粳米一并放入锅中，加足量水，大火煮沸后加入步骤 2 的药汁，改小火熬煮 30 分钟，加红溶化调味即可。

◎茯苓栗子粥◎

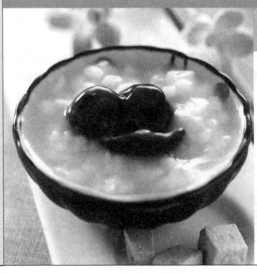

功效：健脾补肾。

材料：粳米 100 克，栗子 50 克，茯苓 30 克，红枣 10 颗，白糖适量。

做法：

1️⃣ 茯苓、栗子、红枣分别清洗干净。

2️⃣ 红枣去核，切成小块；栗子去壳去衣。

3️⃣ 粳米淘洗干净，用清水浸泡 30 分钟，过网筛沥水备用。

4️⃣ 取一只砂锅，将粳米放入锅中，加足量水，大火煮沸后，放入茯苓、栗子肉和红枣，转小火熬煮 1 小时至粥成，放白糖调匀即可。

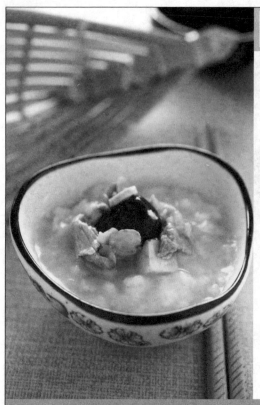

◎茯苓羊肉粥◎

功效：健脾益气，补肾和胃。

材料：羊肉100克，大米100克，茯苓、黄芪各30克，人参5克，红枣5颗，葱花、盐各适量。

做法：

❶茯苓、黄芪、人参、红枣分别清洗干净，红枣切开，去除枣核。

❷羊肉用清水浸泡1小时，充分泡除血污后，捞出洗净，沥干水分，切成薄片。

❸大米淘洗干净，用清水浸泡30分钟，沥干备用。

❹取一只砂锅，将茯苓、黄芪、人参、红枣、大米一并放入锅内，加入足量水，大火煮沸。

❺转小火熬煮15分钟，加入羊肉片，继续熬煮30分钟，撒葱花、盐，拌匀即可。

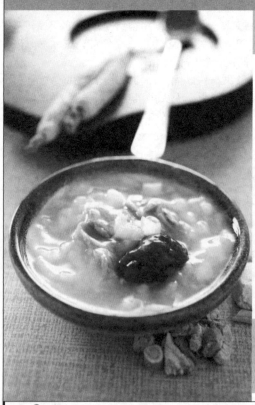

◎茯苓瘦肉补益粥◎

功效：补气、利湿。

材料：猪瘦肉100克，大米50克，茯苓、党参、黄芪各30克，红枣2颗，葱花、盐各适量。

做法：

❶茯苓放入料理机中研成细末；党参、黄芪一并放入纱布袋中，封口备用。

❷大米用清水浸泡30分钟；猪瘦肉切薄片。

❸取一只砂锅，将党参黄芪纱布袋放入锅内，加入足量清水，用大火煮沸，转小火煎煮20分钟，取出药材纱布袋。

❹在药汁中放入大米，大火煮沸后转小火熬煮至粥成，加入茯苓粉末和猪瘦肉，小火加热至猪肉变色、熟透，放入盐拌匀，撒葱花。

小贴士
猪肉的肉质比较细、筋少，横切后炒熟会变得凌乱散碎，因此最好使用斜切，可使其不破碎，吃起来又不塞牙；另外猪肉不宜长时间泡水。

小菜

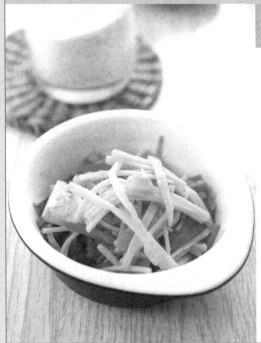

◎ 茯苓炒三丝 ◎

功效：健脾益胃，明目降脂。

材料：金针菇 200 克，胡萝卜 100 克，茯苓 80 克，冬菇 50 克，葱、姜、盐各适量。

做法：

❶ 将金针菇、胡萝卜、茯苓、冬菇、葱、姜分别清洗干净、沥干水分。

❷ 金针菇去根，切段；胡萝卜刮去外皮，切成细丝；冬菇用温水泡发，去蒂，切成丝；茯苓稍微浸软后，切丝；葱、姜分别切丝。

❸ 烧热油锅，下茯苓丝、金针菇、胡萝卜丝、冬菇丝，中火翻炒 3 分钟左右至材料熟透，加姜丝、葱丝再稍微翻炒 2 分钟，放盐调味即可。

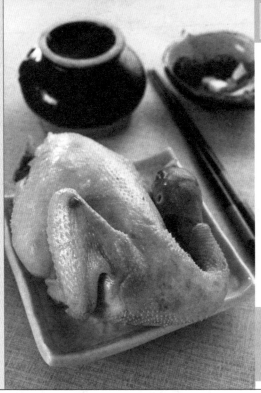

◎ 当归茯苓鸡 ◎

功效：健脾益肝。

材料：光鸡 1 只，枸杞子、党参各 25 克，茯苓、当归各 15 克，红枣 6 颗，盐适量。

做法：

❶ 红枣去核；枸杞子用清水浸泡 10 分钟，沥干；茯苓、党参、当归分别浸软，切片。

❷ 鸡去除内脏、指甲，清洗干净，沥干，并用厨房用纸吸干表面及腹内水分。

❸ 在鸡表面、腹内分别均匀涂抹少量盐，将步骤 1 中处理完毕的 5 种药材一并填入鸡腹内，置于盘中。

❹ 蒸锅内放足量水，大火煮沸后将步骤 3 的鸡整只置于蒸架上，转小火蒸制 1 小时 30 分钟即可。

小贴士 除了指甲、内脏以外，为了保证用餐的安全与健康，鸡头和鸡尾也最好不要食用，尤其是鸡尾，是贮藏病毒和致癌物的"仓库"。

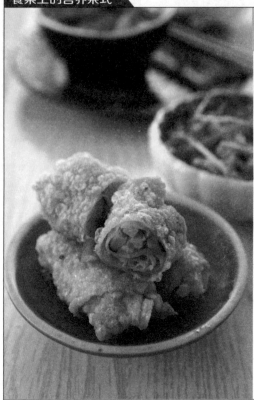

◎ 茯苓腐皮卷 ◎

功效：健脾和胃，利水渗湿。

材料：腐皮2张，鸡蛋1个，冬笋75克，冬菇、马蹄各50克，茯苓15克，葱、姜、酒、生粉、盐各适量。

做法：

❶ 冬菇、腐皮分别用温水泡发；冬笋、马蹄、茯苓、葱、姜分别清洗干净、沥干水分。

❷ 茯苓研成粉末；葱、姜、冬菇切丝；马蹄、冬笋去皮切丝；腐皮切方块；鸡蛋拌匀成蛋液。

❸ 烧热油锅，下姜丝、葱丝爆香，放入冬菇丝、冬笋丝，加茯苓粉、酒、盐略炒，盛出后加入马蹄丝拌匀成馅料。

❹ 取适量馅料放入腐皮一角，折卷后用蛋液封口，下油锅炸至金黄，捞出沥干即可。

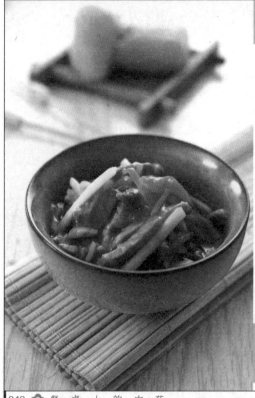

◎ 茯苓肉丝 ◎

功效：健脾益肾。

材料：猪瘦肉200克，胡萝卜、韭菜根各50克，茯苓片、芡实粉各10克，生抽、蚝油、生粉、盐各适量。

做法：

❶ 猪瘦肉洗净，切成细丝，放入小碗中加入生抽、生粉、芡实粉、盐、拌匀后腌制15分钟。

❷ 茯苓用温水浸软，切成细丝；胡萝卜去皮、洗净，切细丝；韭菜根洗净，切掉两端，再改切成小段备用。

❸ 炒锅放油，大火烧至八成热时，放入肉丝，快速翻炒至变色，盛出备用。

❹ 锅内留底油，放茯苓丝、韭菜根、胡萝卜、蚝油炒至所有材料完全熟透，放入炒好的肉丝，加水淀粉勾芡，下盐调味即可。

小贴士　韭菜中含有大量的硝酸盐，如果放置时间过长，可能会转化为亚硝酸盐，危害身体健康，因此炒熟后的韭菜不宜存放过久。

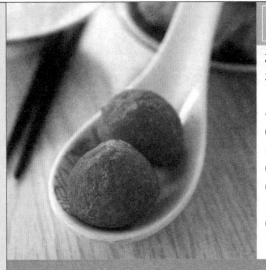

◎茯苓炸肉丸◎

功效：健脾和胃，利水渗湿。

材料：猪里脊肉 150 克，鸡蛋白 3 个，茯苓 75 克，姜、葱、椒盐、麻油、盐各适量。

做法：

❶ 茯苓用料理机研成粉末；鸡蛋白放入碗中打发至起泡，加入茯苓粉，搅拌成蛋糊备用。

❷ 猪里脊肉剁成碎末；葱、姜切成细蓉。

❸ 将猪肉碎放入碗中，加葱蓉、姜蓉、麻油、盐拌匀，充分搅打上劲，搓成肉丸，隔水蒸熟。

❹ 将熟肉丸取出，蘸蛋糊裹匀，油锅烧热，下肉丸炸至金黄，捞出沥油，撒椒盐即可。

◎茯苓炸葱卷◎

功效：健脾和胃，调补阴阳。

材料：鸡蛋清 3 个，葱白、猪瘦肉各 100 克，茯苓 50 克，酒、麻油、面粉、盐各适量。

做法：

❶ 茯苓清洗干净，晾干，放入料理机中研成粉末，均匀分成两份；葱白洗净、切段，每段侧面划开一道破口；猪瘦肉洗净，剁蓉。

❷ 将肉末放入碗中，加 1 个鸡蛋白、酒、麻油、盐和 1 份茯苓粉，调匀成馅料。

❸ 取一个小碗，将余下 2 个鸡蛋白和茯苓粉放入碗中一并打发成蛋糊。

❹ 将肉馅包入葱白内，再将整只葱白裹满蛋糊成葱卷，下油锅炸至金黄色，取出沥干即可。

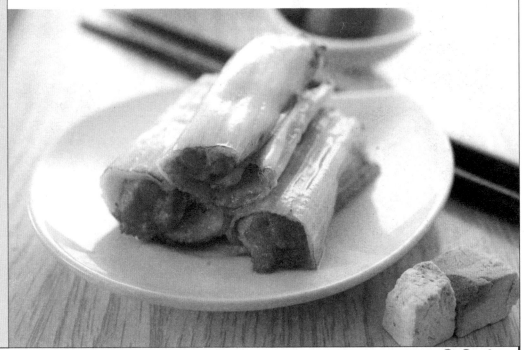

汤羹

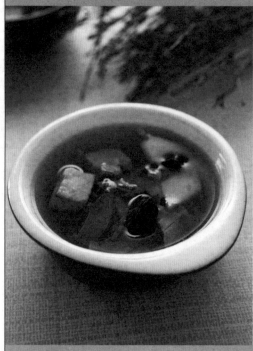

◎ 茯苓党参猪心汤 ◎

功效：补中益气，养心安神。

材料：猪心 150 克，猪瘦肉 100 克，茯苓、党参各 25 克，酸枣仁 20 克，蜜枣 3 颗，姜、盐各适量。

做法：

❶ 茯苓、党参、酸枣仁、蜜枣、姜分别清洗干净；茯苓、党参分别用温水略微浸软后切片；姜去皮，切大片。

❷ 猪心去除白膜和血筋，切开成两半，放入沸水中充分焯去血污，捞出冲洗干净，沥干后切成厚片；猪瘦肉清洗干净，过沸水焯去血污，切成厚片。

❸ 取一只砂锅，将猪心、猪瘦肉、茯苓、党参、酸枣仁和蜜枣一并放入砂锅内，加足量水，大火煮沸，上盖，转小火炖煮 2 小时，放入适量盐调味即可。

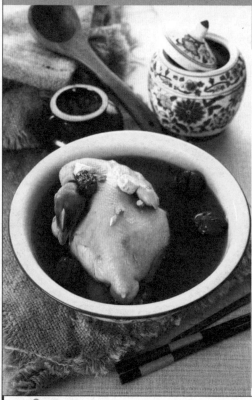

◎ 茯苓红枣黄芪炖鸡 ◎

功效：益气固表。

材料：光鸡 1 只，茯苓、黄芪各 30 克，红枣 12 颗，盐适量。

做法：

❶ 茯苓、黄芪、红枣分别清洗干净，沥干水分；茯苓、黄芪浸软后切片；红枣切开，去除枣核。

❷ 光鸡除去内脏、指甲，放入沸水中焯去血污，捞出冲洗干净，沥干水分。

❸ 取一只炖盅，将光鸡、茯苓、黄芪、红枣一并放入炖盅内，加水至炖盅 3/4 处，盖上盖，放入外锅内，大火煮沸后，转小火隔水炖煮 2 小时，依据个人口味放少量盐调味即可。

小贴士

在炖煮肉类汤的时候，都需要放入沸水中焯烫血水，这个过程称为"飞水"，飞水不宜冷水下锅，会导致肉类营养的流失，最好先将水烧至稍温热再放肉类煮沸。

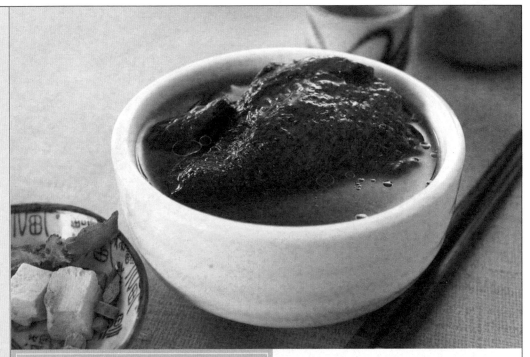

◎ 归芪茯苓乌鸡 ◎

功效：益气养血，养心安神。

材料：乌鸡 1 只，茯苓、当归、黄芪各 10 克，盐适量。

做法：

❶ 茯苓、当归、黄芪分别清洗干净，沥干水分，磨成粗粒，用纱布袋包好，密封备用。

❷ 乌鸡去除内脏、指甲、臀尖，冲洗干净，沥干水分。

❸ 将乌鸡表面、腹中均匀涂抹少量盐，将步骤 1 中准备好的药材纱布袋填入鸡腹内。

❹ 蒸锅内放入足量水，大火煮沸后将步骤 3 处理完毕的整鸡放入蒸架，盖上盖，转小火蒸制 1 小时 30 分钟，盛出，取出药材纱布袋，摆盘即可。

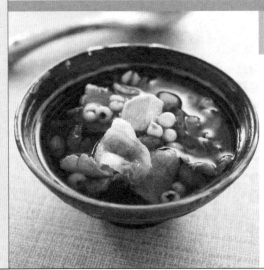

◎ 川贝茯苓枸杞羊肉煲 ◎

功效：益气养血，润肺止咳。

材料：羊肉 500 克，茯苓、杏仁、薏米各 20 克，川贝、雪耳、枸杞子各 15 克，胡椒粉、麻油、盐各适量。

做法：

❶ 雪耳用水浸软，去蒂，撕成小块；羊肉切片。

❷ 烧热油锅，放入茯苓、杏仁、薏米、枸杞子、雪耳，翻炒至八成熟，盛出备用；羊肉放入油锅炒至八成熟，盛出备用。

❸ 将上述材料放入砂锅中，放入川贝，加水煨煮至熟烂，撒胡椒粉，淋麻油，下盐拌匀。

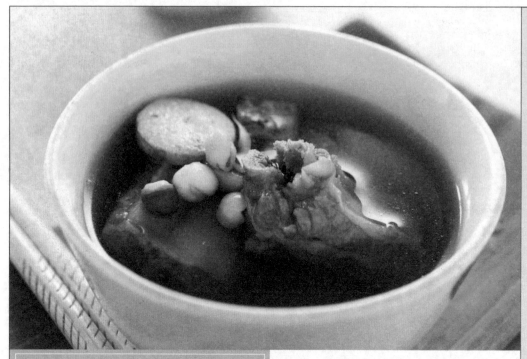

◎茯苓淮山排骨汤◎

功效： 健脾益气，补肾益脑。

材料： 排骨500克，茯苓、淮山、芡实、薏米各30克，盐适量。

做法：

❶ 茯苓、淮山、芡实、薏米分别清洗干净；茯苓、淮山用水略浸软后切片；芡实、薏米用清水浸泡片刻后捞出沥干。

❷ 排骨斩成4厘米左右的小段，放入沸水中焯透血污，捞出冲净，沥干水分备用。

❸ 取一只砂锅，放足量清水，大火煮沸后放排骨，滚煮10分钟。

❹ 放入茯苓、淮山、芡实、薏米，盖上盖，转小火炖煮2小时，下盐调味即可。

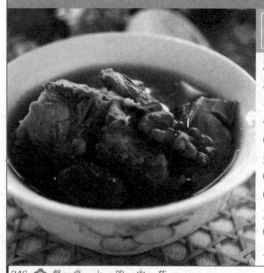

◎茯苓核桃瘦肉汤◎

功效： 美容养颜。

材料： 猪瘦肉、脊骨各250克，茯苓15克，核桃仁20克，红枣10颗，老姜、盐各适量。

做法：

❶ 猪瘦肉、脊骨分别斩成大块，放入沸水中焯去血污，捞出冲洗干净，沥干水分。

❷ 红枣切开，去除枣核；姜拍块。

❸ 取一只瓦煲，盛入足量清水，大火煮沸，放入脊骨、瘦肉、姜块，用大火滚煮15分钟。

❹ 放入茯苓、核桃仁、红枣，盖上盖，转小火炖煮2小时，下盐调味即可。

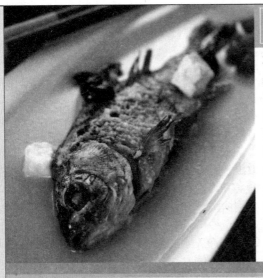

◎ 田七茯苓鲫鱼汤 ◎

功效：健脾利湿。

材料：鲫鱼 1 条（约 300 克），茯苓 50 克，田七 10 克，蜜枣 3 颗，盐适量。

做法：

❶ 茯苓、田七用温水略浸软后切片。鲫鱼洗净，去鳞、鳃、内脏，用厨房纸吸去表面水分。

❷ 烧热油锅，将鲫鱼放入锅中炸至两面金黄，捞出沥干油分备用。

❸ 取一只砂锅，将煎好的鲫鱼放入砂锅内，放入茯苓、田七、蜜枣，加足量开水，盖上盖，小火炖煮 1 小时 30 分钟，下盐调味即可。

◎ 参苓猪骨汤 ◎

功效：养阴健脾。

材料：猪脊骨 500 克，茯苓 30 克，生地黄 20 克，麦冬、玄参各 15 克，蜜枣 3 颗，盐适量。

做法：

❶ 茯苓、生地黄、麦冬、玄参、蜜枣分别清洗干净，茯苓、生地黄用温水略微浸软后切成片；以上 5 种药材一并放入纱布袋中，封口备用。

❷ 猪脊骨斩成大块，洗净，放入沸水中充分焯透血污，捞出冲洗干净，沥干水分备用。

❸ 取一只瓦煲，盛入足量开水，大火煮沸后放入猪脊骨，大火滚煮 10 分钟。

❹ 待瓦煲中的汤色发白时放入步骤 1 备好的药材纱布袋，盖上盖，转小火炖煮 2 小时，依个人口味加适量盐调味即可。

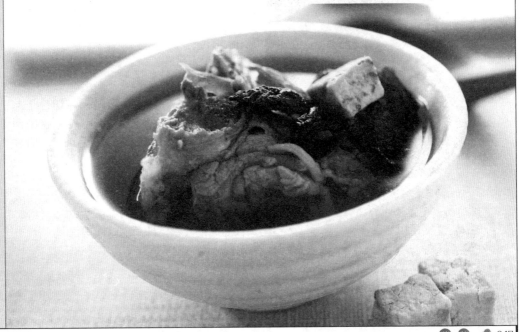

茶酒

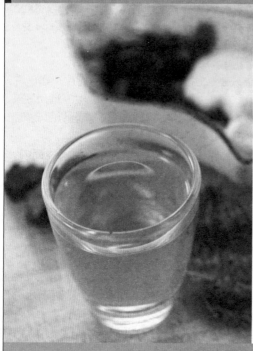

◎ 茯苓减肥酒 ◎

功效：健脾益气，降脂减肥。

材料：茯苓、白术、党参、泽泻、荷叶、淮山各150克，白酒2500毫升。

做法：

❶ 将茯苓、白术、党参、泽泻、荷叶、淮山分别清洗干净、晾干，捣成粗末，再分别包入6个纱布袋中，封口备用。

❷ 取干净无水的大玻璃罐作为泡酒容器，将步骤1中的6个药材纱布袋一并放入罐内，注入2500毫升白酒，密封。

❸ 将密封浸泡的酒置于阴凉干燥处，每日握住罐口，将酒液晃匀一次，浸泡10日后即可饮用。

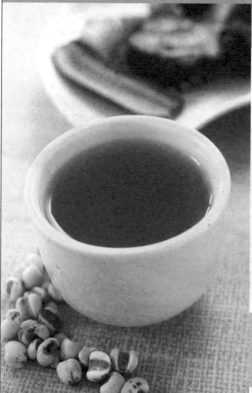

◎ 桂枣蜂蜜茯苓茶 ◎

功效：益气养血，祛湿消脂。

材料：茯苓、灵芝、莲子、薏米各15克，冬菇10克，桂圆、红枣各5颗，蜂蜜适量。

做法：

❶ 茯苓、灵芝、莲子、薏米、桂圆、红枣分别清洗干净；冬菇用温水泡发洗净。

❷ 茯苓、灵芝用温水略微浸软后切片；莲子去心；薏米用清水浸泡15分钟后捞出沥干水分；红枣去除枣核；冬菇去蒂，切片备用。

❸ 取一只砂锅，将处理完毕的7种药材一并放入锅中，加入足量清水，大火煮沸后，改小火炖煮45分钟，过网筛隔去药渣，待药汤稍凉后加入蜂蜜拌匀即可饮用。

小贴士　冬菇的清洗应该在泡透后进行，将冬菇放在盛水容器中沿同一个方向淘洗，不宜揉搓或来回搅动，否则会使泥沙重新回到菇褶里。

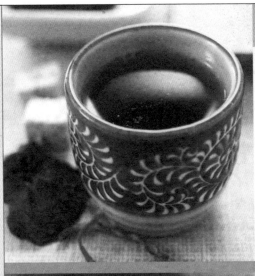

◎ 首乌虫草茯苓茶饮 ◎

功效：补肾益精，润肠通便。

材料：茯苓 150 克，何首乌 100 克，生地黄、熟地黄、天冬、肉苁蓉各 90 克，冬虫夏草 30 克。

做法：

❶ 茯苓、何首乌、生地黄、熟地黄、天冬、肉苁蓉、冬虫夏草分别清洗干净，晒干后分别放入料理机中研成细末。

❷ 将上述研磨好的药材细末充分混合均匀，放入玻璃瓶中，密封，置于干燥阴凉处保存。

❸ 每次取 30 克药材粉末，放入杯中，加适量沸水，盖上杯盖，闷泡 20 分钟即可饮用。

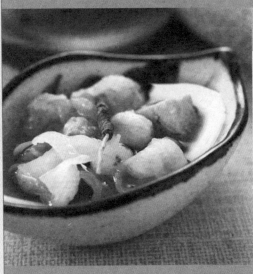

◎ 茯苓莲子雪耳饮 ◎

功效：健脾益气，宁心安神。

材料：雪耳 15 克，茯苓、莲子各 10 克，远志 6 克，红枣 5 颗，冰糖适量。

做法：

❶ 雪耳用温水充分泡发，去蒂，撕成小块，沥干水分备用。

❷ 莲子去除莲子心，红枣切开，掏去枣核。

❸ 取一只炖锅，将雪耳、茯苓、莲子、远志和红枣一并放入锅中，加入足量水，大火煮沸，盖上盖转小火炖煮 45 分钟，依据个人口味放入适量冰糖调匀，至冰糖完全溶化即可。

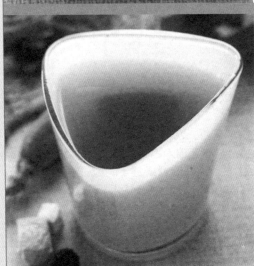

◎ 人参茯苓酒 ◎

功效：益气养血，活血通络。

材料：桂圆 150 克，茯苓、当归、人参、生地黄、白术各 20 克，川芎 15 克，高粱酒 1000 毫升，冰糖适量。

做法：

❶ 将食材别洗净，晾干，放入料理机中研成粗末，用纱布袋包好，封口，备用。

❷ 取干玻璃罐作为泡酒容器，将步骤 1 中的药材纱布袋放入罐内，加入高粱酒，密封。

❸ 酒罐置于阴凉干燥处，每日摇匀一次；5 天后取出纱布袋，加入冰糖至其完全溶化即可。

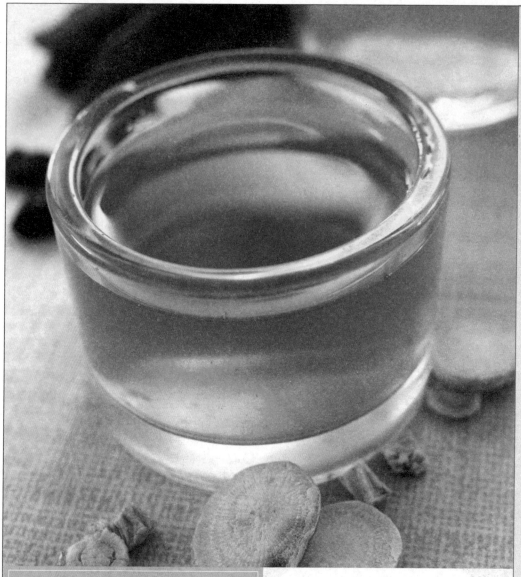

◎ 十全大补酒 ◎

功效：补血益气，温阳散寒。

材料：茯苓、黄芪、当归、白芍、熟地黄、党参、白术、川芎各60克，肉桂、甘草各30克；白酒2000毫升。

做法：

❶ 将茯苓、当归、黄芪、白芍、熟地黄、党参、

白术、川芎、肉桂、甘草分别清洗干净，晒干后，放入料理机中研成粉末。

❷ 取干净无水的大玻璃罐作为泡酒容器，将药材粉末放入罐内，加入白酒，密封。

❸ 将密封好的酒罐置于阴凉干燥处，每天晃动一次，浸泡10天后即可饮用。

小贴士 饮用十全大补酒的时候，忌生冷、油腻食物；由于本酒中含有肉桂，属温热药，有实热证者禁用；感冒期间慎饮。

糕点小吃

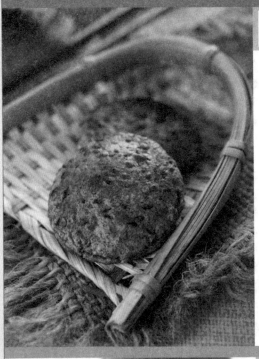

◎ 茯苓芝麻饼 ◎

功效：健脾益气，补肾壮骨。

材料：糯米粉500克、茯苓、黑芝麻各100克，色拉油、蜂蜜各适量。

做法：

❶ 茯苓洗净、烘干，放入料理机中研成粉末。

❷ 黑芝麻淘洗干净，烘干后放入净锅中，小火炒至出香味，盛出备用。

❸ 将糯米粉放入大碗中，加入茯苓粉末，加适量水搅拌成糊状，放步骤2中炒好的黑芝麻，拌匀成芝麻饼浆。

❹ 平底锅内倒入适量色拉油烧热，下芝麻饼浆，均匀涂抹开，小火烙成薄饼，盛出置于盘中，食用前抹蜂蜜即可。

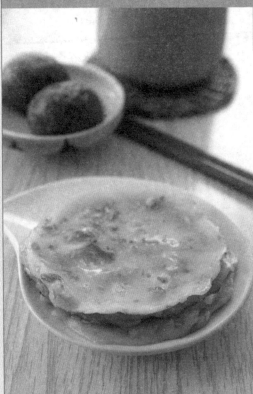

◎ 陈皮茯苓煎饼 ◎

功效：理气调经，祛湿化痰。

材料：面粉300克，茯苓200克，陈皮30克，绵白糖适量。

做法：

❶ 将茯苓和陈皮分别清洗干净，陈皮用温水略微浸软后刮去白瓤。

❷ 将清洗好的茯苓和陈皮分别烘干或晒干，放入料理机中研成细末。

❸ 取一只大碗，将步骤2中研磨好的茯苓粉、陈皮粉放入碗中，放入面粉、适量白糖，用凉开水调匀，搅拌成浓稠的面糊状作为饼浆。

❹ 烧热平底锅，倒入一勺饼浆，用木铲抹匀，小火烙成薄煎饼即可。

小贴士

陈皮茯苓煎饼可以用于痰湿内阻所致的月经不调等症，在搅面糊的时候加入约两匙生粉或打入一个鸡蛋，可以使煎饼更具有韧性，煎好后不易碎。

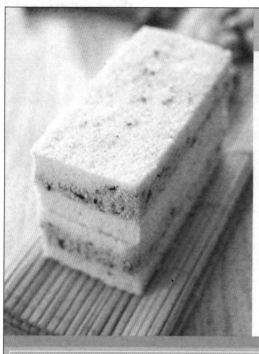

◎ 莲子茯苓糕 ◎

功效： 健脾益气，养胃止泻。

材料： 莲子、粳米各 100 克，茯苓 50 克，芝麻、花生、核桃仁各 20 克，白糖适量。

做法：

❶ 莲子、粳米分别清洗干净，莲子用牙签去除莲子心；茯苓清洗干净，烘干。

❷ 将莲子、粳米与茯苓分别放入料理机中，研成粉末，备用；芝麻、花生、核桃仁分别炒香后研碎。

❸ 将茯苓粉、米粉、莲子粉放入碗中，加入适量白糖拌匀。

❹ 将混合均匀的米粉在模具中铺一层，均匀洒满芝麻、花生碎、核桃碎，再铺一层压实，放进蒸盘内；蒸锅内放足量水，大火煮沸，将蒸盘放入锅中，大火蒸 30 分钟即可。

◎ 淮山莲子茯苓糊 ◎

功效： 健脾和胃，消食止泻。

材料： 大米 500 克，淮山、莲子各 100 克，茯苓、麦芽各 50 克，白糖适量。

做法：

❶ 将食材分别清洗干净，莲子去除莲子心。

❷ 将步骤 1 中清洗完毕的 5 种材料全部烘干，放入料理机中研成粉末备用。

❸ 将步骤 2 中研磨好的食材粉末放入煮锅内，慢慢加入适量清水，小火熬煮成糊状，依个人口味加适量白糖调匀即可。

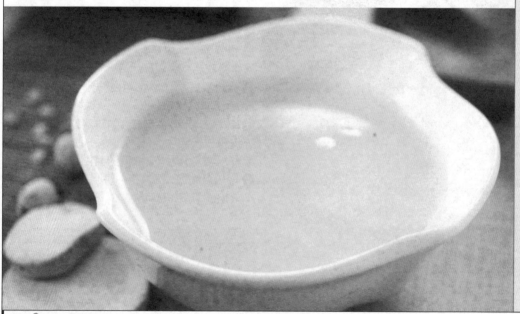

食材档案

《本草纲目》记载："赤爪、棠球、山楂，一物也。古方罕用，故《唐本》虽有赤爪，后人不知即此也。自丹溪朱氏始著山楂之功，而后遂为要药。"

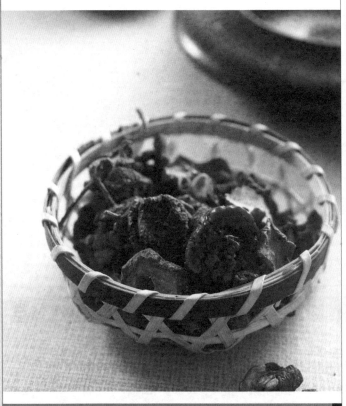

山楂

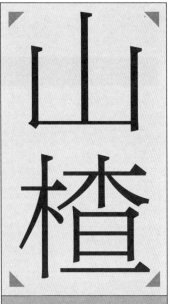

【别名】山里红，胭脂果，红果子，山梨等。

【科目】蔷薇科植物山里红的干燥成熟果实。

【药用部位】山楂果实、茎叶（山楂叶）、木材（山楂木）、种子（山楂核）、根（山楂根）均可供药用。

【性味归经】味酸、甘，微温，无毒；归脾、胃、肝经。

【中医功效与主治】

消化积食，活血散瘀，平喘化痰。主治肉食积滞，胃脘胀满，泻痢腹痛，瘀血经闭，产后瘀阻，心腹刺痛，疝气疼痛等。

【现代医学药理作用】

增强心肌收缩力、扩张血管、抗心肌缺血；降压、降血脂、抗动脉粥样硬化；镇静；镇痛；利尿；抗氧化；提高机体免疫力；抗菌；抗肿瘤等。

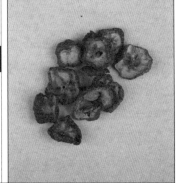

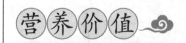

营养价值

山楂营养成分	含量(毫克/100克)	山楂营养成分	含量(毫克/100克)
◎水分	73000	◎碳水化合物	25100
◎膳食纤维	3100	◎灰分	800
◎脂肪	600	◎蛋白质	500
◎钾	299	◎胡萝卜素	100
◎维生素A	17	◎维生素C	53
◎钙	52	◎磷	24
◎镁	19	◎维生素E	7.32
◎钠	5.4	◎硒	1.22
◎铁	0.9	◎烟酸	0.4
◎锌	0.28	◎锰	0.24
◎铜	0.11	◎硫胺素	0.02
◎核黄素	0.02		

适用人群分析

◎肥胖人群

　　无论是因为饮食不节、缺乏运动导致的肥胖症患者，还是追求窈窕身材的女性，都非常适宜经常食用山楂。山楂中含有多种维生素、果酸、黄酮类和钙、铁、磷等微量元素，其中包含一种被称为解脂酶的物质，能促进脂肪类食物的消化。山楂中的果胶也有助于增强身体的排泄能力，避免脂肪囤积。因此，肥胖人群经常饮用鲜山楂或用干山楂泡水，都能获得降脂、瘦身的效果。

◎心血管疾病患者

　　患有高血压、高血脂、冠心病等心血管疾病的患者，建议经常食用山楂或含有山楂的膳食。山楂能显著降低血清胆固醇及甘油三酯，有效防治动脉粥样硬化。山楂中含有大量矿物质，有助于稳定和调节血压，山楂中的总黄酮更有扩张血管、持久降压的作用。另外，山楂还能强心、预防心绞痛。因此，患有心血管疾病的患者常食山楂，可以有效减轻病症，预防并发症。

◎中老年人

　　中老年人随着年龄增长，肠胃功能会衰减，易引起消化不良、厌食等症状，从而减少对营养成分的吸收，降低身体抵抗力。经常食用山楂，可以促进消化，刺激味觉，并调理中老年人肠胃功能。山楂中含有大量维生素，尤其是维生素 C、维生素 E 和胡萝卜素，这些都有抗氧化的作用，有助于延缓衰老。此外，山楂还有很强的抗炎作用，能增强中老年人对于各种细菌的抵抗能力。

◎ 儿童

小儿缺钙、厌食、缺铁性贫血等都适宜进补山楂。山楂中含有可以促进胃液分泌、增加胃内霉素的物质，可以助消化、促食欲，对解决小儿厌食有很大帮助。同时，山楂中还含有极易吸收的各种微量元素，对于缺钙、缺铁性贫血的儿童也是很好的补益品。但需要注意的是，儿童吃山楂需要控制用量，生山楂更是不能多吃。

食用问答

Q：山楂有种类区别吗？如何选购？

A： 山楂通常按口味分为甜口山楂和酸口山楂两种，也根据产地分北山楂、南山楂、辽山楂，或根据植物性状分山楂、野山楂、山里红等。

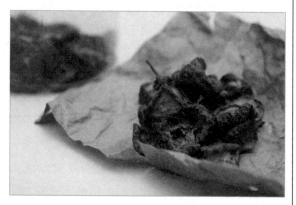

在选购山楂时应该注意从形状、颜色、产地、质地等几个方面进行挑选，下列 5 条任选其一进行参考即可：①果形，山楂扁圆的偏酸，近似正圆则偏甜；②果点，山楂表皮上多有点，果点密而粗糙的酸，小而光滑的甜；③产地，产自山东和东北的发酸，河北、河南的酸甜适中；④果肉颜色，果肉呈白色、黄色或红色的甜，绿色的酸；⑤果肉质地，软而面的甜，硬而质密的偏酸。

Q：山楂通常如何贮藏？

A： 大量贮藏鲜山楂时多使用缸贮法或冷库贮存法进行保存，缸贮法可以从秋冬保存至春节，冷库贮存法可以贮藏半年左右。少量购买的情况下可以清洗沥干后密封放入冰箱冷冻保存。

干山楂片宜密封置于阴凉干燥处，或密封放入冰箱冷藏，防潮、防虫蛀。

Q：生山楂、炒山楂、焦山楂、山楂炭的功效有何异同？

A： 山楂不同炮制品所含的总黄酮和有机类成分差异很大，功效也各有不同。

生山楂长于活血化瘀、开胃消食，常用于血瘀闭经、产后瘀阻腹痛、疝气疼痛以及高血脂、高血压、冠心病等心血管疾病的辅助治疗，也可用于食积。

炒山楂酸味变弱，可以缓和对胃的刺激，因此长于消食化积，多用于积食停滞、脾虚食滞等。

焦山楂酸味很弱且略带苦味，长于消食止泻，具有抑制痢疾杆菌、绿脓杆菌的作用，多用于食积腹泻等症。

山楂炭则微苦、涩，善入血分，有化瘀止血、收涩的功效，多用来止泻、止血，适用脾虚泄泻、痢疾、胃肠出血诸症。

Q：山楂如何食用呢？有哪些好的配伍呢？

A：山楂作为一种水果，可以直接生吃。此外，还可以制成果脯、果酱、甜点等，也可入馔、入药、泡茶、泡酒等。

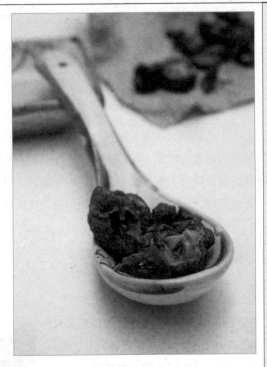

山楂常见的配伍有：配神曲——可消食除积、破气化瘀，适用于饮食停滞之脘腹胀痛、矢气频频、腹泻等症；配麦芽——消食和中，尤其适合消面食之积、解油腻，适用于饮食不节、胃纳过度所致食积不化、腹痛腹胀等；配排骨炖汤或做菜——美容养颜；配荷叶煎水代茶饮——降血脂，可常服；配红糖煎水服——可治疗妇女产后恶露不净或儿枕痛。

Q：食用山楂有哪些注意事项？

A：人群禁忌：孕妇、儿童、胃酸分泌过多者、牙病患者慎吃山楂。用量注意：山楂在服食时有生用、炒用之分，活血化瘀多用生山楂，消食导滞多用熟山楂。山楂用量一般10~15克，大剂量可调整至30~120克。

食用禁忌：山楂不宜与人参同服，会降低人参疗效；如与猪肝、南瓜、黄瓜、胡萝卜、柠檬同服则有可能破坏人体对维生素C的吸收及利用；山楂与海鲜同食，则易引起腹痛、恶心。此外，生山楂中所含的鞣酸与胃酸结合容易形成胃石，很难消化掉，如果胃石长时间消化不掉就会引起胃溃疡、胃出血甚至胃穿孔，因此，胃肠功能弱的人要少吃生山楂。

Q：如何用山楂排出体内绦虫？

A：取1千克鲜山楂洗净后，从下午15时开始嚼至22时，禁吃晚饭，次晨用100克槟榔水煎服后卧床休息，有大便感时，忍一会再去大便；可以排出完整的绦虫。冬天宜坐温水便桶，免得绦虫遇冷收缩。

另外，20%山楂煎剂加糖矫味后，每次服200毫升，每月3次，7～10天为一疗程，可以有效治疗急性菌痢。

粥品

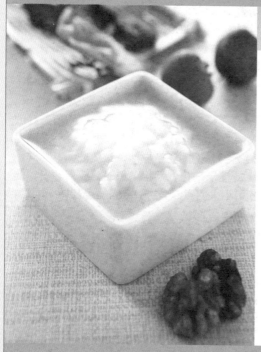

◎ 山楂核桃粥 ◎

功效：活血化瘀，理气止痛。

材料：粳米 100 克，山楂、川芎、核桃、陈皮各 10 克，盐适量。

做法：

❶ 核桃清洗干净，剥去核桃衣，切成碎末；山楂洗净，去除山楂核；陈皮洗净，用温水略浸软后刮除白瓤，切丝；川芎洗净，沥干水分备用。

❷ 粳米淘洗干净，用清水浸泡 30 分钟，过网筛沥干水分，备用。

❸ 取一只砂锅，将核桃、山楂、陈皮一并放入砂锅内，加足量水，小火煎煮 30 分钟，过细网筛隔去药渣，留取药汁备用。

❹ 将砂锅中剩余药汁加适量水，大火煮沸后，放入粳米，转小火熬煮至粥黏稠，下盐调味即可。

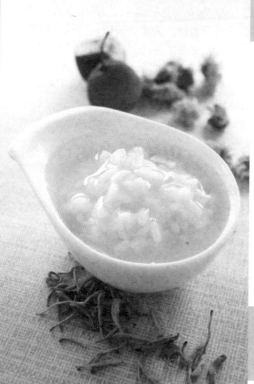

◎ 菊花山楂粥 ◎

功效：清热平肝，活血化瘀。

材料：大米 50 克，山楂、菊花、金银花各 20 克，冰糖适量。

做法：

❶ 将山楂、菊花、金银花分别淘洗干净，山楂去除山楂核；金银花、菊花用冷水浸泡片刻捞出沥干；大米淘洗干净，用清水浸泡 30 分钟，捞出沥干水分。

❷ 取一只砂锅，加入足量水，大火煮沸后，放入山楂、菊花、金银花，转小火煎煮 1 小时，用网筛隔去药渣，留取药汁备用。

❸ 在步骤 2 留取的药汁中继续加适量水，大火煮沸后，放入大米，转小火熬煮 30 分钟至大米开花、粥黏稠时，放冰溶化，调匀即可。

小贴士：在选购菊花时注意，白色菊花偏甜，主用于清肝明目；黄色菊花略苦，清火能力强；野菊花主要用于解毒、防流感。三者不可互相替代，也不可混用。

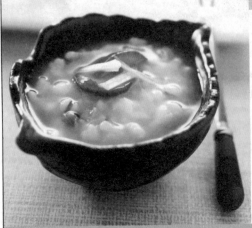

◎ 薏米山楂粥 ◎

功效：健脾和胃，渗湿止泻。

材料：粳米 100 克，薏米 50 克，山楂 15 克，葱白、盐各适量。

做法：

❶ 将薏米、粳米用清水浸泡 30 分钟，沥干；山楂洗净，去核；葱白洗净，切成细丝。

❷ 取一只砂锅，将薏米、粳米、山楂一并放入锅中，加足量水，大火煮沸，转小火熬煮 30 分钟，期间注意搅拌，避免粘锅。

❸ 待粳米开花、粥将黏稠时，放入葱白，继续用小火熬煮 5 分钟，放入适量盐调味即可。

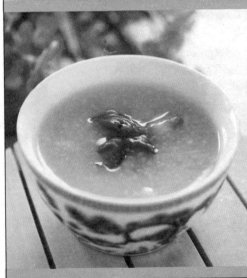

◎ 山楂玉米粥 ◎

功效：健脾和胃，活血化瘀。

材料：玉米糁 400 克，山楂 20 克，冰糖适量。

做法：

❶ 玉米糁用清水淘洗干净，提前用水浸泡 30 分钟，浸泡用水留下备用。

❷ 山楂洗净，放入锅内，加适量水大火煮沸，捞出沥干水分，去皮、去核，切成小粒备用。

❸ 取一只砂锅，将玉米糁与山楂肉一并放入砂锅中，倒入浸泡玉米糁的水，大火煮沸后转小火熬煮 30 分钟，依据个人口味加入适量冰糖调味即可。

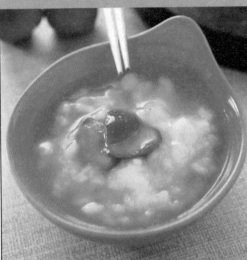

◎ 山楂糯米粥 ◎

功效：开胃消食。

材料：糯米 50 克，山楂 20 克，砂糖适量。

做法：

❶ 山楂清洗干净，去除山楂核，切成小块；糯米淘洗干净，用清水浸泡 30 分钟，过网筛沥干水分，备用。

❷ 取一只砂锅，将山楂、糯米一并放入锅中，加入足量清水至砂锅 3/4 处，大火煮沸。

❸ 将粥滚煮片刻后，转小火熬煮 30 分钟，至糯米和山楂都软烂、粥黏稠时，依个人口味加适量砂糖，溶化拌匀即可。

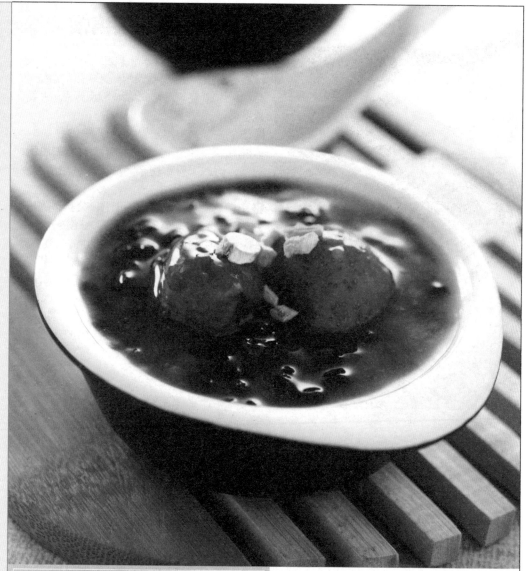

◎ 山楂黄芪黑米粥 ◎

功效：益气补血，健脾开胃。

材料：黑米 100 克，黄芪 15 克，山楂 10 克，大枣 3 颗，盐适量。

做法：

❶ 黄芪、山楂、大枣分别清洗干净；山楂、大枣分别切开，取出内核。

❷ 黑米淘洗干净，用清水浸泡 1 小时，过网筛沥干水分，备用。

❸ 取一只砂锅，将黄芪、山楂、大枣和黑米一并放入锅中，加入足量水，大火煮沸，转小火熬煮 1 小时至黑米开花、粥黏稠时，依照个人口味放入适量盐调味即可。

小贴士 在选购黑米的时候应注意，由于黑米的黑色集中在皮层，胚乳应为白色，因此，将米粒外面皮层全部刮掉后，若米粒不是呈白色，极有可能是染色黑米。

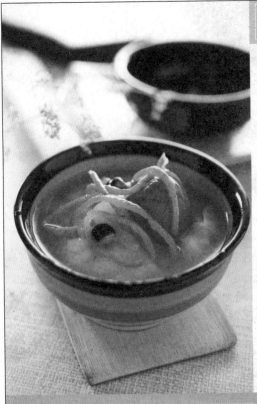

◎ 山楂淮山瘦肉粥 ◎

功效：健脾开胃，理气化痰。

材料：猪瘦肉 250 克，粳米 100 克，山楂 40 克，淮山 20 克，芡实 15 克，陈皮 6 克，生姜、盐各适量。

做法：

❶ 猪瘦肉清洗干净，放入沸水中焯去血污，沥干，切成肉碎；粳米淘洗干净，用清水浸泡 30 分钟，沥干水分。

❷ 山楂清洗干净，去核；淮山、芡实、陈皮、生姜分别清洗干净；陈皮用温水略浸软，刮去内瓤，切丝；生姜去外皮、切片。

❸ 取一只砂锅，将粳米、山楂、淮山、芡实、陈皮、生姜一并放入锅中，加入足量水，大火煮沸。

❹ 放入猪瘦肉，转小火熬煮 1 小时，期间注意搅拌，待肉块软烂时，加盐调味即可。

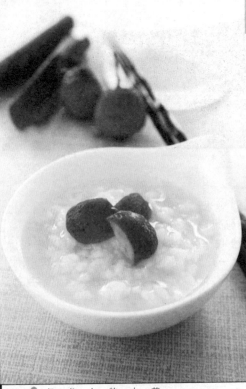

◎ 肉桂山楂粥 ◎

功效：温补肾阳，通经活络。

材料：大米 50 克，山楂 30 克，肉桂 4 克，红糖适量。

做法：

❶ 山楂清洗干净，掏去山楂核；肉桂清洗干净，擦干表面水分；大米淘洗干净，用清水浸泡 30 分钟，过网筛沥干水分，备用。

❷ 取一只砂锅，将肉桂放入锅中，加足量水至砂锅 3/4 处，小火煎煮 20 分钟。

❸ 往砂锅中放入大米和山楂，大火煮沸后转小火熬煮 30 分钟。

❹ 持续熬煮至大米开花、粥黏稠时，取出肉桂，加入红糖调味即可。

小贴士 肉桂山楂粥适宜血虚血瘀、手脚发凉、体寒不孕的女性进补，但实热证及风热感冒者应忌食。

小菜

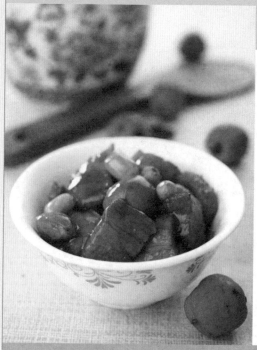

◎ 山楂红烧肉 ◎

功效：滋阴润燥，润肠通便。

材料：猪五花肉 500 克，山楂 50 克，花生 20 克，醋、姜片、黄酒、老抽、冰糖、八角、盐、胡椒粉各适量。

做法：

❶ 五花肉带皮切块，加醋浸泡 15 分钟，然后用水冲掉醋汁，沥干备用。

❷ 山楂、花生洗净，山楂去核，花生用水浸泡备用。

❸ 烧热油锅，放入姜片爆香，加入五花肉翻炒 5 分钟至肥油渗出，盛出五花肉。

❹ 余油中放入冰糖、八角，翻炒至冰溶化起泡，放入五花肉大火翻炒，加入山楂、花生、老抽，继续翻炒片刻后加两大碗开水，盖上盖转中火煮 1 小时，至汤汁浓稠时，加盐和胡椒粉调味即可。

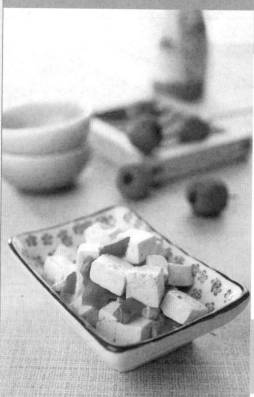

◎ 山楂烧豆腐 ◎

功效：健脾理气，消食和胃。

材料：豆腐 500 克，山楂 20 克，葱、姜、盐各适量。

做法：

❶ 豆腐冲洗干净，放入开水中略焯一下至断生，捞出沥干水分，切成 2 厘米见方的小丁。

❷ 山楂清洗干净，切开去除山楂核，改切成小粒；葱、姜分别清洗干净，葱切碎末、姜切细丝备用。

❸ 炒锅中放入适量油，中火烧至六成热，放入葱末、姜丝爆炒至出香味。

❹ 放入步骤 1 中焯熟的豆腐丁快速翻炒，再撒入山楂粒和适量盐，继续翻炒均匀即可。

小贴士 山楂烧豆腐具有消食化积、减肥降脂的作用，此外，豆腐对于人体牙齿、骨骼等的生长发育也十分有益，因此这道菜很适合少年儿童食用。

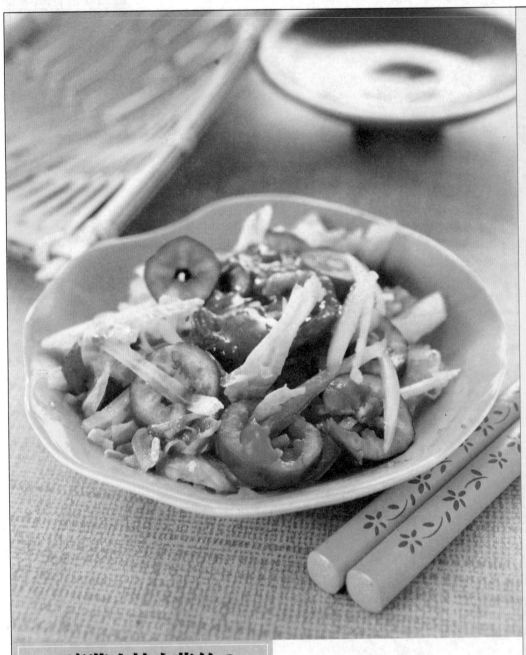

◎ 麻酱山楂白菜丝 ◎

功效：清热化痰，消食健胃。

材料：大白菜 500 克，白糖 100 克，鲜山楂、芝麻酱各 75 克，上汤、盐各适量。

做法：

❶ 大白菜清洗干净，纵切成细丝，放入大深盘中，撒少量盐拌匀，将白菜中的水分腌出，挤干水分后放入沸水中焯至断生，捞出沥干水分备用。

❷ 鲜山楂清洗干净，掏去山楂核，切成薄片，放入碗中，撒白糖拌匀。

❸ 芝麻酱用少量上汤调匀，把白菜丝铺在碟中，放山楂片，最后淋上调好的芝麻酱即可。

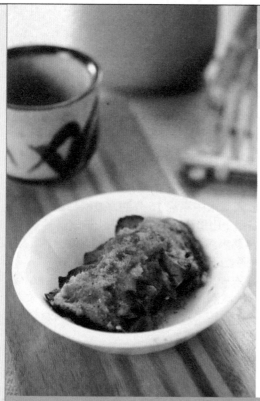

◎ 山楂蒸鸡肝 ◎

功效：健胃消食，滋补肝肾。

材料：鸡肝 1 个，山楂、淮山各 15 克，薏米 10 克，醋适量。

做法：

❶ 鸡肝清洗干净，放入沸水中焯去血污，煮至断生，捞出沥干水分，切片备用。

❷ 将山楂、淮山、薏米分别清洗干净，山楂切开，去除山楂核；薏米用清水浸泡 20 分钟，捞出沥干。

❸ 山楂、淮山、薏米一并烘干后，放入料理机中共研成细末。

❹ 将鸡肝片置于碗中，放入步骤 2 中研磨好的药末与食醋，调匀后置于盘中。

❺ 蒸锅内放入足量水，大火煮沸后，将鸡肝蒸盘放入蒸架，盖上盖，小火蒸 15 分钟即可。

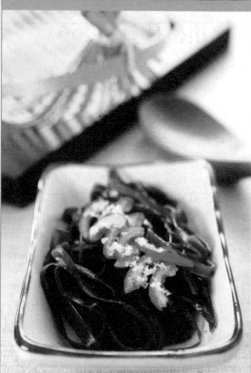

◎ 山楂拌海带 ◎

功效：散结利水，消食化积。

材料：水发海带 300 克，鲜山楂 100 克，白糖 30 克，姜、葱、黄酒各适量。

做法：

❶ 海带、山楂分别清洗干净；海带充分冲净表面盐分；山楂切开，去除山楂核，改切成丝，备用；姜、葱分别清洗干净，姜切大片，葱切段。

❷ 取一只煮锅，将海带放入锅中，加入适量水，再放入姜片、葱段、黄酒，用大火煮沸后转小火炖煮 30 分钟至海带熟烂，捞出过凉水冷却，沥干水分，切成细丝。

❸ 把海带丝放入大盘内，加少量白糖拌匀，撒上山楂丝，再稍微撒一些白糖，略微腌制10 分钟后再次拌匀即可。

小贴士 干海带水发通常需要浸泡24小时，也可以直接将干海带放入锅中加水煮发，煮的时候放一点小苏打，海带比较容易变得软嫩。

汤羹

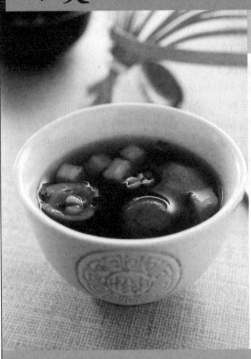

◎ 山楂薏米萝卜汤 ◎

功效：健脾祛湿，化积消滞。

材料：白萝卜 250 克，薏米 30 克，山楂 20 克，盐适量。

做法：

❶ 白萝卜清洗干净，刮去外皮，切成滚刀块，放入清水中浸泡 15 分钟，过网筛沥干水分备用；山楂清洗干净，掏去山楂核。

❷ 薏米淘洗干净，用清水浸泡 30 分钟，过网筛沥干水分备用。

❸ 取一只砂锅，一次性往锅中加入足量水，大火煮沸，将萝卜块、山楂和薏米一并放入锅中，转小火炖煮 30 分钟，至所有材料熟透软烂，下盐调味即可。

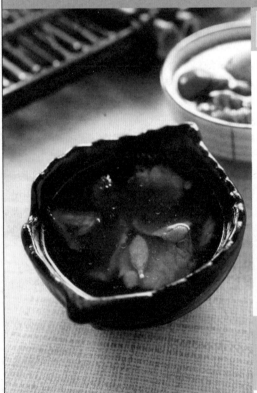

◎ 山楂丹参麦冬汤 ◎

功效：健脾消滞，软化血管。

材料：猪瘦肉 150 克，山楂片、丹参各 10 克，麦冬 5 克，盐适量。

做法：

❶ 猪瘦肉清洗干净，放入沸水中焯去血污，捞出冲洗干净，切成大片备用。

❷ 山楂片、丹参、麦冬分别清洗干净；山楂片和麦冬分别用清水略浸泡 10 分钟，捞出沥干水分，备用。

❸ 取一只砂锅，将山楂片、丹参、麦冬一并放入锅中，加入足量水，大火煮沸，放入猪瘦肉，继续滚煮片刻。

❹ 待肉汤滚煮至发白时，盖上盖，转小火炖煮 1 小时，依据个人口味放适量盐调味即可。

小贴士　选购丹参时，应该以条粗壮、色紫红者为佳，会有微微气味，味微苦、涩；如果是丹参片，则泡水应该是无色的，如果水色发红，则为伪品。

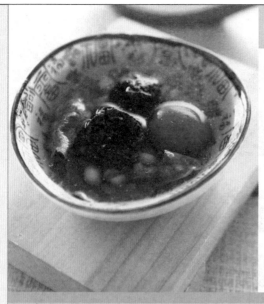

◎ 山楂荷叶乌梅汤 ◎

功效：清热解暑，生津止渴。

材料：鲜山楂、薏米各50克，新鲜荷叶半张，乌梅2颗，高汤1000毫升，盐适量。

做法：

❶ 荷叶洗净，撕成小块；山楂、薏米、乌梅分别清洗干净。

❷ 山楂切开但不切断，去蒂、去核；薏米浸泡30分钟，沥干水分；乌梅用凉水略浸软。

❸ 砂锅内放入山楂、薏米、乌梅及乌梅水一并放入锅中，加高汤，大火煮沸后滚煮10分钟，转小火炖煮20分钟。

❹ 待所有材料熟透后，再放入荷叶继续用小火稍煮5分钟，下盐调味即可。

◎ 山楂马蹄瘦肉汤 ◎

功效：开胃消滞，强心降压。

材料：马蹄300克，猪瘦肉150克，山楂60克，盐适量。

做法：

❶ 山楂、马蹄分别清洗干净；山楂切开，去除山楂核；马蹄刮去外皮，切成小块备用。

❷ 猪瘦肉洗净，放入沸水中焯去血污，捞出冲洗干净，沥干水分，切成厚片备用。

❸ 取一只砂锅，将山楂、马蹄一并入锅，加足量水，大火煮沸后，放入猪瘦肉，盖上盖。

❹ 肉汤滚煮片刻后，转小火炖35分钟，至猪肉熟烂时，依个人口味下适量盐调味即可。

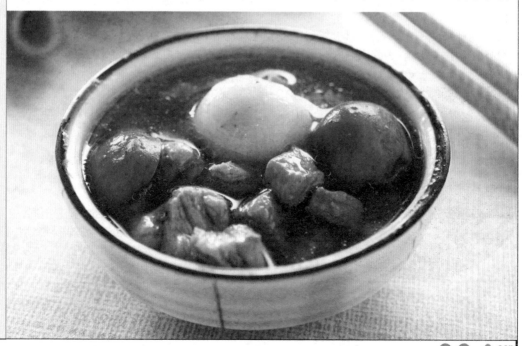

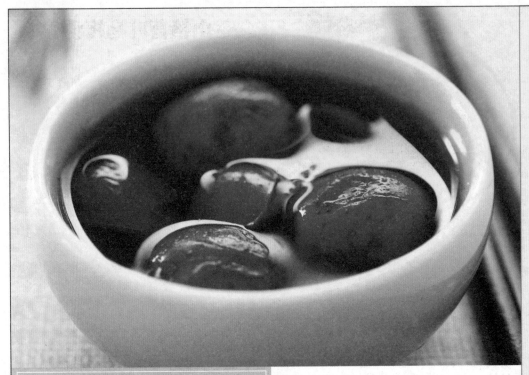

◎山楂西红柿汤◎

功效：健脾开胃。

材料：西红柿 200 克，山楂 15 克，姜、葱、盐各适量。

做法：

❶ 西红柿清洗干净，去蒂，切成薄片；山楂清洗干净，切开，去除山楂核。

❷ 姜切大片，葱切小段，备用。

❸ 取一只煮锅，将西红柿、山楂、姜片一并放入锅中，加入足量水，大火煮沸后转小火炖煮 20 分钟，放入葱段，继续用小火炖煮 10 分钟，依个人口味下适量盐调味即可。

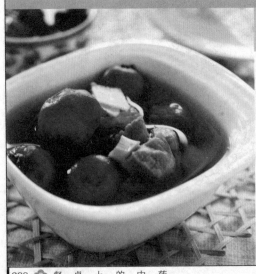

◎山楂瘦肉降压汤◎

功效：滋阴潜阳，降压减脂。

材料：猪瘦肉 200 克，山楂 15 克，姜、葱、盐各适量。

做法：

❶ 猪瘦肉放入沸水中充分焯去血污，捞出冲洗干净，沥干水分，切成 4 厘米见方的小块备用。

❷ 山楂去核；姜切大片，葱切段。

❸ 取一只砂锅，将山楂、猪瘦肉、葱段和姜片一并放入锅中，一次性加入足量水，大火煮沸，盖上盖，转小火炖煮 1 小时，至猪肉完全熟烂时，下盐调味即可。

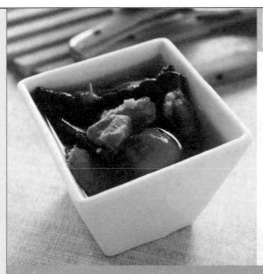

◎ 山楂灵芝香菇汤 ◎

功效：养血护肝，补中益气。

材料：猪瘦肉 150 克，香菇 6 朵，山楂干 5 粒，灵芝 2 片，姜块、葱段、盐各适量。

做法：

❶ 猪瘦肉放入沸水中焯透血污，捞出冲洗干净，沥干水分，切成厚片备用。

❷ 香菇用温水充分浸软，去蒂，在表面切十字花刀备用。

❸ 取砂锅，加入足量水，大火煮沸，放入猪肉片、山楂干、灵芝片，用大火滚煮 5 分钟。放入香菇，盖上盖，转小火炖煮 1 小时，下盐。

◎ 山楂赤小豆煲牛肉 ◎

功效：行气利水，化积消滞。

材料：牛肉 500 克，赤小豆 80 克，山楂 50 克，盐适量。

做法：

❶ 牛肉清洗干净，切成 4 厘米见方的小块，放在冷水中浸泡 30 分钟至血污全部渗出，过网筛沥干水分备用。

❷ 山楂清洗干净，去除山楂核；赤小豆淘洗干净，用水浸泡 30 分钟，过网筛沥干水分备用。

❸ 取一只瓦煲，将牛肉、山楂、赤小豆一并放入煲内，加入足量水，大火煮沸后，撇去浮沫。

❹ 盖上盖，转小火炖煮 1 小时 30 分钟，至牛肉、赤小豆完全熟烂，放适量盐，续煮 5 分钟即可。

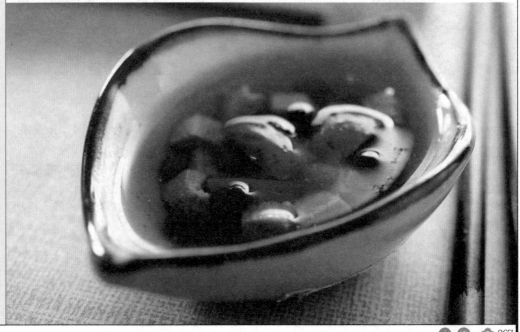

糖水

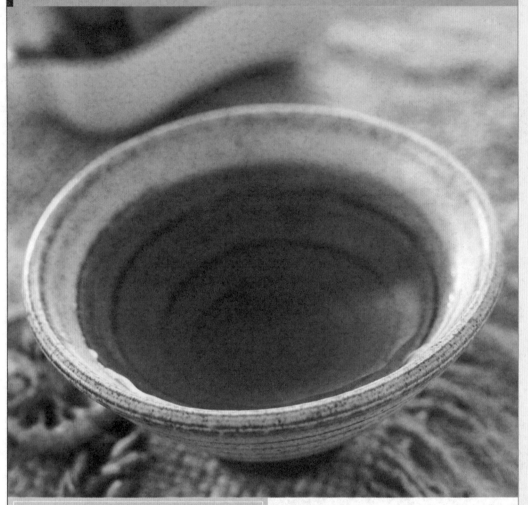

◎ 山楂麦芽甜汤 ◎

功效：消食化积，理气和中。

材料：山楂 25 克，麦芽 15 克，枳实 10 克，红糖适量。

做法：

❶ 山楂清洗干净，切开去除枣核；麦芽、枳实分别淘洗干净；红糖切碎。

❷ 取一只砂锅，将山楂、麦芽和枳实一并放入锅中，一次性加入足量水，大火煮沸，盖上盖，转小火炖煮 1 小时。

❸ 将步骤 2 中炖好的山楂汤用细网筛过滤，隔去果肉和药渣，留取汤汁备用。

❹ 将汤汁趁热倒入合适容器中，放入红糖碎搅拌至溶化即可。

> **小贴士** 麦芽不仅能消食，还能下乳，选购时应以色黄粒大、饱满、芽体完整者为佳。

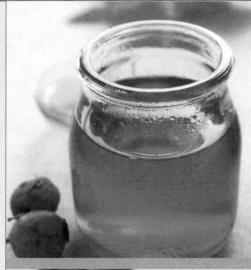

◎ 山楂蜂蜜水 ◎

功效：化积消滞，祛瘀降脂。

材料：鲜山楂 500 克，蜂蜜 250 克。

做法：

❶ 将鲜山楂洗净，切开成两半，掏去山楂核。

❷ 将切好的山楂块放入煮锅，加适量水，中火煮沸后转小火煎煮 20 分钟，并用勺子将山楂果肉稍微碾碎。将煮好的山楂水过粗网筛，留取细肉和山楂汁备用。

❸ 待留取的山楂汁静置至稍凉后，加入适量蜂蜜拌匀，放入玻璃瓶中密封，置于冰箱冷藏，每次取服 30 毫升左右。

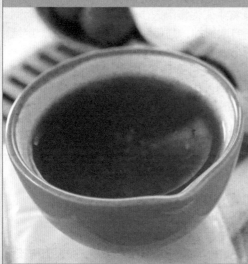

◎ 山楂乳酪 ◎

功效：活血化瘀，降低血脂。

材料：山楂 30 克，原味乳酪 100 毫升。

做法：

❶ 山楂清洗干净，掏去枣核，切成碎块备用。

❷ 取一只小砂锅，将山楂碎放入砂锅中，加入 500 毫升水，大火煮沸后转小火炖煮 30 分钟，期间可以用小勺将山楂果肉碾碎。

❸ 将步骤 2 中煮好的山楂水用干净纱布过滤，滤净山楂果肉，留取山楂汁备用。

❹ 将乳酪放入小煮锅内，加入步骤 3 的山楂汁，小火慢慢煮沸，再放凉即可。

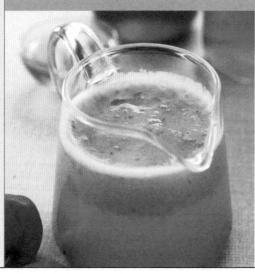

◎ 山楂雪饮 ◎

功效：开胃解暑。

材料：山楂 20 克，330 毫升装雪碧一听。

做法：

❶ 山楂清洗干净，切开，去除山楂核，切碎。

❷ 取一只煮锅，将山楂碎放入锅中，加适量水大火煮沸后转小火煮 20 分钟，用细网筛隔去山楂果肉，留取山楂汁备用。

❸ 将步骤 2 中留用的山楂汁盛入合适容器中，放入冰箱冰冻约 2 小时。

❹ 将冻好的山楂冰放入刨冰机中打碎，取适量冰碴儿放入杯中，倒入雪碧即可饮用。

糕点小吃

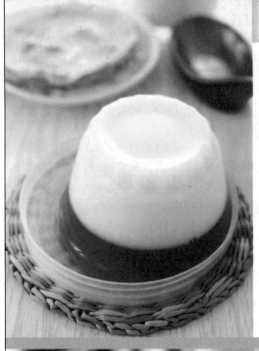

◎ 山楂牛奶布丁 ◎

功效：滋阴润燥，健脾开胃。

材料：山楂糕400克，牛奶400毫升，鱼胶粉10克。

做法：

① 将鱼胶粉放入小碗中，倒入150毫升温水，浸泡10分钟以上；山楂糕放入碗中捣碎备用。

② 取一只小锅，将步骤1中泡好的鱼胶粉汁倒进锅内，小火熬煮5分钟至完全溶化。

③ 将牛奶慢慢倒入步骤2的小锅中，沿着同一方向搅拌，与鱼胶汁完全混合均匀，继续用小火煮至微微沸腾，离火放凉。

④ 在模具底部填入山楂糕，将步骤3煮好的牛奶倒入模具中，置于冰箱内冷藏至凝固，食用时倒扣入盘内即可。

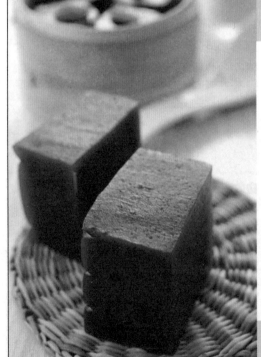

◎ 水晶山楂糕 ◎

功效：清热解暑，降脂减肥。

材料：鲜山楂15粒，琼脂5克，冰糖2克。

做法：

① 鲜山楂清洗干净，对半切开，掏去山楂核；琼脂洗净，用少量温水浸泡1小时，水浸液保留备用。

② 将鲜山楂放入锅内，加水漫过山楂，中火煮15分钟至山楂全部浮起。

③ 加入冰糖搅至溶化，同时将山楂压成泥状备用。

④ 另起一锅，将步骤1中浸泡好的琼脂连水放入，小火边煮边搅拌，至完全溶解后倒入山楂泥，继续煮3分钟，并保持搅拌，离火放凉，倒入碗中，置于冰箱内冷藏至凝固即可。

小贴士 熬煮山楂酱和山楂糕的时候不宜使用铁锅，否则会影响到色泽与口感。

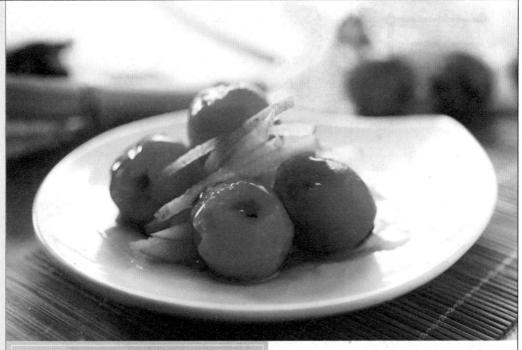

◎ 山楂腌雪梨 ◎

功效：行气化痰，润肺生津。

材料：雪梨 500 克，鲜山楂 200 克，白糖 125 克。

做法：

❶ 雪梨清洗干净，去蒂，切开掏去梨核，改切成丝，盛入大碗中备用。

❷ 鲜山楂清洗干净，放入沸水中浸泡 5 分钟，捞出沥干水分，撕去外皮，用小刀剜去山楂核，再改切成细丝，备用。

❸ 取一只煮锅，在锅内加入 100 毫升水和白糖，中火熬至起黏丝时，放入山楂，炒至糖汁透明后出锅。

❹ 将熬好的山楂糖汁淋在雪梨丝上，用筷子搅拌均匀后，静置 5 分钟，装盘即可。

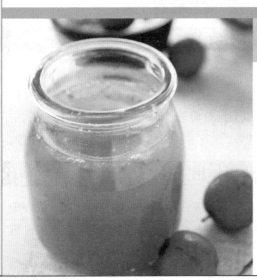

◎ 山楂果酱 ◎

功效：开胃健脾，理气化滞。

材料：鲜山楂 1000 克，白糖 500 克。

做法：

❶ 将鲜山楂清洗干净，沥干水分，对切成两半，掏去山楂核。

❷ 将步骤 1 中处理好的山楂放入锅内，倒水至漫过山楂，中火煮沸，滚煮 10 分钟后分次加入白糖，转小火熬煮 30 分钟。

❸ 至水分慢慢挥发，山楂汁煮至浓稠时，把锅内的山楂全部搅碎，继续熬煮至汁快收干时熄火，冷却后装入瓶中，密封冷藏即可。

灵芝

《滇南本草》记载："灵芝草，此草生山中，分五色。俗呼菌子。"

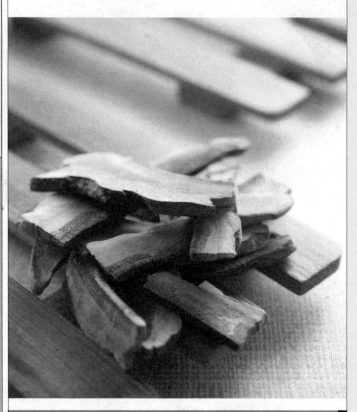

【别名】万年蓉，仙草，瑞草，神芝等。

【科目】真菌类多孔菌科。

【药用部位】真菌类多孔菌科赤芝或紫芝的全株，全株均可入药，一般认为菌盖最佳。

【性味归经】味甘，性平；入心、肝、肺、肾经。

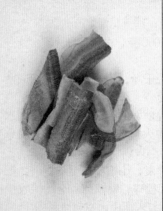

【中医功效与主治】

补气安神，止咳平喘，扶正固本。主治虚劳气短，肺虚咳喘，失眠心悸，消化不良，心神不宁、失眠等病症。《神农本草经》中以五行分灵芝为五色：青芝主明目、赤芝主强心、黄芝主健脾、白芝主益肺、黑芝主补肾、紫芝强筋骨。

【现代医学药理作用】

抗肿瘤；抑制神经系统；增强机体免疫功能，提高抵抗力；保肝解毒；降血压，加强心脏收缩力；抗衰老；抗神经衰弱；改善血液循环，提高机体耐缺氧能力等。

营养价值

灵芝的营养成分	含量（每100克）	灵芝的营养成分	含量（每100克）
◎碳水化合物（可溶性）	33.6 克	◎蛋白质	26.4 克
◎灰分	19 克	◎水分	6.9 克
◎脂肪	4.5 克	◎纤维	0.1 克
◎磷	4.15 克	◎钾	3.59 克
◎胆碱	1.15 克	◎钙	53
◎钙	52	◎磷	832 毫克
◎钠	375 毫克	◎铁	82.6 毫克
◎肌醇	307 毫克	◎烟酸	61.9 毫克
◎维生素 B_2	17.1 毫克	◎维生素 B_1	3.49 毫克
◎维生素 B_6	0.71 毫克		

适用人群分析

◎癌肿患者

良性肿瘤患者或癌症患者都适宜经常进补灵芝。灵芝中含有的多糖和锗可以有效提高人体的免疫功能，阻止免疫功能下降或失调，防治癌细胞的形成或扩散。灵芝被视为抗肿瘤、防癌以及辅助治疗癌肿的优选药材，能提升人体造血能力，改善营养状况或代谢异常，抑制癌细胞增殖。并且，灵芝对人体几乎没有任何毒副作用，适宜作为食补的优先选择。

◎"三高"人群

"三高"人群指的是患有高血压、高血脂、高血糖的人群。"三高"病症也是现代社会对大众健康危害最为广泛的"富贵病"。患有"三高"病症的人群，在调整饮食结构的基础上，建议经常进补灵芝。灵芝能软化血管、降低胆固醇，防止并治疗动脉粥样硬化。灵芝还能促进人体糖原利用，降低血糖、防治糖尿病。此外，灵芝还能有效扩张冠状动脉，预防心肌缺血所致的冠心病、心绞痛等。因此，"三高"人群适宜经常食用灵芝及灵芝制成的膳食。

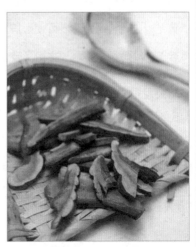

◎ 女性

　　灵芝中含有的多糖类能保持和调节皮肤水分，恢复皮肤的弹性。灵芝取出的精油成分可以使女性的肌肤更柔软细腻，并能抑制黑色素的形成，有效清除色斑。常服灵芝，还可以增加头发的光泽。此外，灵芝中含有的多糖、多肽类成分，还能有效延缓衰老。因此，青年、中年女性可以将灵芝作为美容养颜、护肤保健的膳食食材经常食用。

◎ 肝硬化患者

　　灵芝有保肝、护肝的功效，也可以避免肝脏受损，也能减轻肝脏已有的损伤。肝炎、肝硬化患者可以经常进补灵芝，能促进肝脏对药物和毒物的代谢，从而缓解和抑制慢性肝炎、肝功能障碍等病症，促进肝功能正常化。

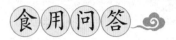

Q：灵芝有哪些品种，分别有什么功用呢？

A：灵芝依据质地、形状的不同，分为鹿角芝、半角芝、云芝、石芝、肉芝、木芝和草芝；依据颜色不同又分为青芝、赤芝、黄芝、白芝、黑芝和紫芝。目前作为药用和保健的主要有赤芝和紫芝两种。

具体功效见下表：

名称	性味	功效
赤芝	味苦，性平	强心补气，能缓解气滞郁结，益智健脑，改善记忆力
黑芝	味咸，性平	主治排尿困难，对肾脏有益。能使七窍畅通，头脑清晰
青芝	味酸，性平	具有明目作用，补肝益气
白芝	味辛，性平	主治严重逆咳之病，对肺脏有益，能使口鼻通畅，安顺肺气
黄芝	味甘，性平	可使心脾气顺，或治风寒、暑热、暴饮暴食、过劳、湿寒等症
紫芝	味甘，性温	主治耳聋，同时可以促进关节功能，可安心神、益肾脏、强筋健骨

Q：灵芝孢子指的是什么？

A：灵芝孢子指的是灵芝实体的种子，呈卵圆形，外层细胞壁薄而透明，内层细胞壁略厚，呈黄褐色并有疣状凸起。灵芝成熟时会释放出褐色的粉末，即为灵芝孢子粉。灵芝孢子粉是灵芝的精华所在，纯灵芝孢子的活性物质有效成分是灵芝实体的七十多倍，有抗缺氧、抗衰老、防癌抗癌、增强免疫力的功效。由于自然环境下，细微孢子由实体喷出，收集难度大，故非常珍贵。

Q: 灵芝孢子破壁指的又是什么呢?

A: 芝孢子破壁指的是把灵芝孢子的外壳破碎，除去坚硬外壁，破壁后的孢子精华和营养能迅速被人体吸收。通常使用的破壁方法是用超声波击破外壳后再用高压膨化破碎壁膜，这种办法可以促进对灵芝孢子生物活性成分的提取。但是破壁后可能使孢子失去保护，被氧化、受潮、污染或是被细菌腐蚀而变质的灵芝孢子是不宜食用的。

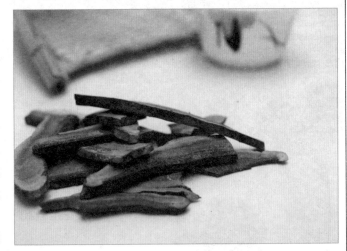

Q: 灵芝如何选购和贮藏?

A: 优质的原木赤芝的朵形呈圆形或肾形，菌侧生，柄扁柱形，肉厚，其菌盖的背部或底部一般呈黄褐色或金黄色为最佳；紫芝菌柄呈紫黑色、有光泽，边缘钝圆，管孔细密者为最佳。

　　整朵的灵芝能从色泽、厚薄、比重等方面鉴定真伪，粉状及片状的则需专业分析鉴别。

　　灵芝的贮藏条件要求干燥、避光、防潮、防霉、防虫蛀，因此在购回后，应放于阴凉干燥处贮存，不得与有毒物品、异味物品混合存放，并注意防止害虫、鼠患等。

Q: 灵芝应当如何进补?

A: 灵芝可以入馔、炖汤、做菜，单味或跟其他药材配合泡茶、泡酒或煎服。传统上被广为采用的进补方式主要是泡酒或泡水，具体来说，有水煎法、泡水法、泡酒法、泡粉末等。

　　灵芝水煎法：将灵芝片放入罐内加水煎煮，水沸后保持半小时，需反复三次，以保证其有效成分尽量溶出。

　　灵芝泡水法：将灵芝剪成碎块放入茶杯内，方法如泡茶，反复冲泡至无苦味为止。

　　灵芝泡酒法：将灵芝片放入白酒瓶中密封浸泡，待白酒变红即可。

　　灵芝粉末法：把烘干的灵芝磨成细粉，用蜂蜜调匀后冲服，这种方法能最有效地保存灵芝的所有成分，更易于人体吸收。

Q: 灵芝在食用时有何注意事项?

A: 使用灵芝时，最好削成薄片再进行冲泡或煎煮。灵芝片用量一般为每次 6~12 克；粉末用量一般为 2~6 克；破壁孢子粉每次用量 1~2 克。

　　灵芝几乎没有副作用，大部分人群都适宜服食灵芝，但以下人士慎用或遵医嘱：手术前、后一周内的病人，孕妇，实证患者，正在大出血的病患。

粥品

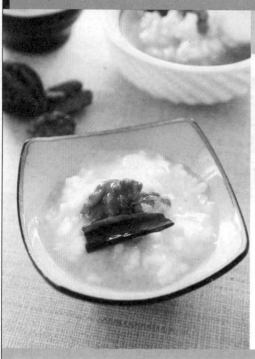

◎ 灵芝核桃粥 ◎

功效：补肾益肺，止咳平喘。

材料：大米 100 克，灵芝、核桃仁各 20 克，盐适量。

做法：

① 大米淘洗干净，用清水浸泡 30 分钟左右，过网筛沥干水分备用。

② 灵芝、核桃仁分别清洗干净，沥干水分；灵芝用温水略微浸软后切片；核桃仁切成碎末备用。

③ 取一只砂锅，加入足量水至砂锅 3/4 处，大火煮沸后。将大米、灵芝片、核桃仁末一并放入砂锅中，滚煮 2 分钟。

④ 转小火熬煮 30 分钟，待大米开花、粥黏稠时，加适量盐调味即可。

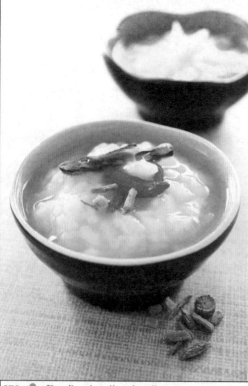

◎ 灵芝党参枸杞粥 ◎

功效：补气养血，护肝益肾。

材料：大米 100 克，灵芝 30 克，党参、枸杞子各 15 克，盐适量。

做法：

① 大米淘洗干净，用清水浸泡 30 分钟，用网筛隔去水分，沥干备用。

② 党参、灵芝、枸杞子分别清洗干净；党参、灵芝用温水略微浸软，切片备用；枸杞子用清水浸泡 10 分钟，捞出沥干水分。

③ 取一只砂锅，将灵芝、党参和枸杞子一并放入锅中，加入足量水，大火煮沸后，放入大米，转小火熬煮 30 分钟。

④ 待大米开花、粥黏稠时，依个人口味下适量盐调味即可。

小贴士 在煮粥之前泡米可以让粥的口感和黏稠度更好，相应地，泡米的时间越长，煮粥的时间就可以缩短。

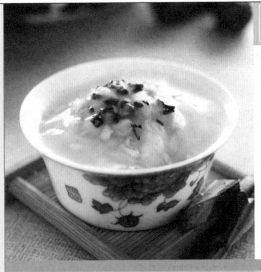

◎ 灵芝麦片粥 ◎

功效：养心安神。

材料：燕麦片 50 克，大米 30 克，灵芝 10 克，砂糖适量。

做法：

❶ 灵芝清洗干净，沥干水分，用温水略微浸软后放入料理机中研成碎末。

❷ 取一只砂锅，加入 3 碗水，大火煮沸后，放入大米小火熬煮 30 分，将灵芝末和燕麦片一并放入锅中，继续用小火熬煮 15 分钟左右。至燕麦片、灵芝完全熟软、粥黏稠时，依据个人口味放入少量砂糖调味即可。

◎ 灵芝小麦糯米粥 ◎

功效：益气安神。

材料：小麦 50 克，糯米 50 克，灵芝片 10 克，砂糖适量。

做法：

❶ 灵芝片清洗干净，沥干水分，用纱布袋包好，封口备用。

❷ 糯米用清水浸泡 2 小时，沥干备用。

❸ 取一只砂锅，将步骤 1 中的灵芝纱布袋和淘洗好的小麦、糯米一并放入锅中，一次性加入足量水，大火煮沸，转小火熬煮 30 分钟。

❹ 待糯米粥黏稠时，取出纱布袋，加入砂糖调味即可。

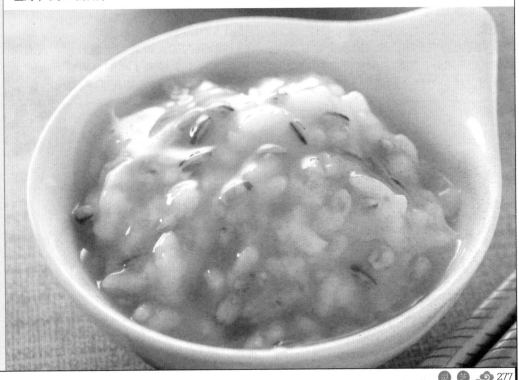

小菜

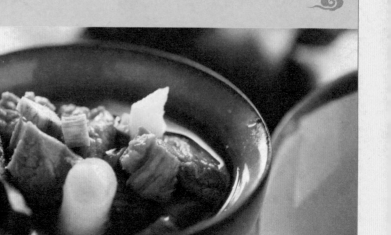

◎ 灵芝黄芪炖肉 ◎

功效：补中益气，养心安神。

材料：猪瘦肉 500 克，灵芝片、黄芪各 15 克，黄酒 10 毫升，大葱、姜、盐各适量。

做法：

❶ 猪瘦肉清洗干净，放入沸水中焯去血污，捞出沥干水分，切成 4 厘米见方的小块。

❷ 灵芝片、黄芪分别清洗干净；大葱、姜分别清洗干净，大葱切段，姜用刀背拍碎。

❸ 锅中放入适量油烧热，下葱段、姜碎炒香，放入猪肉、灵芝片、黄芪翻炒 2 分钟，转盛入砂锅内。

❹ 往砂锅内加入黄酒和足量开水，大火煮沸后，转小火炖煮 1 小时，再转大火收至肉汁浓稠，放适量盐调味即可。

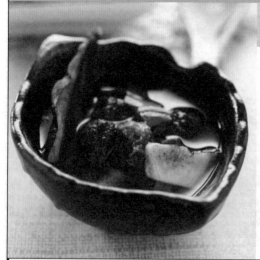

◎ 灵芝炖猪心 ◎

功效：养心安神，益气养血。

材料：猪心 1 个，灵芝 20 克，桂圆肉 5 粒，姜、盐各适量。

做法：

❶ 桂圆肉、姜、灵芝分别洗净；灵芝用温水浸软后切片；姜去皮切片；桂圆肉对半切开。

❷ 猪心去除白膜和血筋，清洗干净，放入沸水中焯透血污，捞出再次冲洗沥水，切大块。

❸ 取一只炖盅，将猪心、桂圆肉、灵芝、姜片一并放入炖盅内，加入沸水漫过所有材料，加盖，放入外锅隔水炖 3 小时，下盐调味。

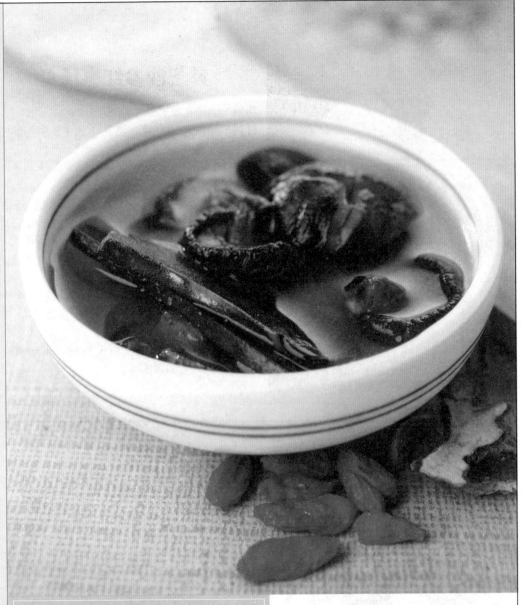

◎ 灵芝炖冬菇 ◎

功效：益气养血。

材料：冬菇 150 克，灵芝、当归、枸杞子各 10 克，盐适量。

做法：

❶ 冬菇泡发，清洗干净，沥干水分，去蒂，切成厚片。

❷ 灵芝、当归、枸杞子分别清洗干净；灵芝和当归用温水略浸软后切片；枸杞子用清水浸泡 10 分钟，捞出沥干水分。

❸ 取一只砂锅，将当归和枸杞子一并放入锅中，加适量水，小火煎煮 1 小时，用细网筛隔去药渣，留取药汁备用。

❹ 将灵芝和冬菇一并放入砂锅中，加入步骤 2 中留取的药汁，大火煮沸后转小火炖煮 30 分钟，至冬菇和灵芝都煮到熟软，依据个人口味放适量盐调味即可。

汤羹

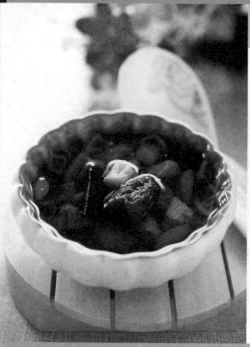

◎ 灵芝沙参红枣汤 ◎

功效：润肺止咳，补血益气。

材料：猪瘦肉300克，灵芝（天）2片，灵芝（地）5片，沙参20克，枸杞子10克，红枣10颗，盐适量。

做法：

❶ 灵芝片、沙参、枸杞子、红枣分别清洗干净，沥干水分；红枣切开，去除枣核；枸杞子用清水浸泡10分钟，捞出沥干水分备用。

❷ 猪瘦肉切块，放入沸水中焯透血污，捞出冲洗干净，沥干备用。

❸ 取一只砂锅，一次性往锅中放入足量水至砂锅3/4处，大火煮沸，放入猪瘦肉、灵芝片、沙参、红枣，继续滚煮5分钟。

❹ 转小火炖煮2小时，放入枸杞子，续煮30分钟，下盐调味即可。

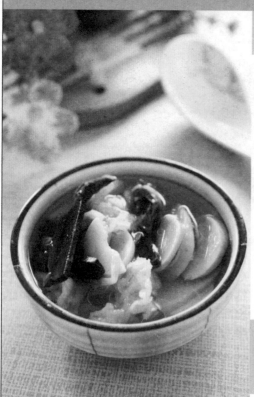

◎ 灵芝雪耳汤 ◎

功效：清肺化痰，止咳平喘。

材料：冬笋、小白菜（上海青）各60克，雪耳10克，火腿5克，灵芝1克，上汤、酒、盐各适量。

做法：

❶ 冬笋、小白菜、灵芝、火腿分别清洗干净，沥干水分；冬笋去皮切片；小白菜去根，切块；火腿切薄片；灵芝用水浸软，切片。

❷ 雪耳提前用温水充分泡发，洗净，去蒂，撕成小朵，沥干水分备用。

❸ 取一只砂锅，往锅内放入上汤，加适量酒，放入雪耳、灵芝、冬笋、小白菜、火腿，大火煮沸后，转小火煮40分钟，撇去浮沫，下盐调味即可。

小贴士　灵芝的菌伞部分称为"天"，菌柄部分称为"地"。灵芝孢子布满菌伞下方的菌肉内，是灵芝的精华所在，因此灵芝"天"的药用价值更高，通常也更昂贵。

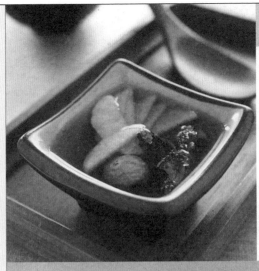

◎ 灵芝无花果雪梨汤 ◎

功效：益气养阴，防癌抗癌。

材料：灵芝 15 克，无花果 15 粒，雪梨 2 个，冰糖适量。

做法：

❶ 灵芝用温水浸软后剪成细块；雪梨去蒂，去核，切成厚片。

❷ 取一只砂锅，在锅内放入足量清水，大火煮沸，将灵芝、无花果、雪梨一并放入锅中，盖上盖。

❸ 煮沸的灵芝无花果雪梨汤转小火炖煮 1 小时，至食材全部熟软时，依个人口味加入适量冰糖调匀即可。

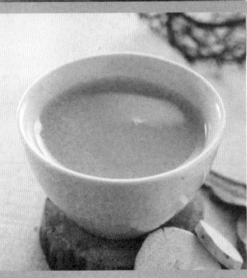

◎ 灵芝淮山羹 ◎

功效：益气养阴，降糖降脂。

材料：淮山片 30 克，灵芝片 15 克。

做法：

❶ 淮山片、灵芝片分别清洗干净，沥干水分。

❷ 取一只砂锅，将淮山片、灵芝片一并放入锅中，加适量水，小火煎煮 1 小时后，过网筛滤出药汁备用。

❸ 将剩余药渣留在砂锅中，再次加入适量水煎煮 1 小时，过网筛滤出药汁备用。

❹ 将步骤 2 和步骤 3 中煎煮的药汁盛入同一个容器中，均匀混合后即可饮用。

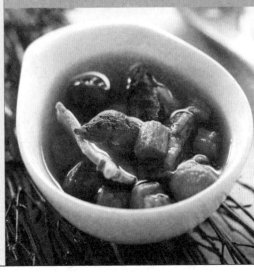

◎ 灵芝护肝汤 ◎

功效：疏肝解郁，益气活血。

材料：猪瘦肉 150 克，灵芝 40 克，佛手 15 克，郁金 10 克，鸡心枣 10 粒，盐适量。

做法：

❶ 灵芝用温水略浸软后切片；鸡心枣去核。

❷ 猪瘦肉清洗干净，切成 4 厘米见方的小块，放入沸水中焯去血污，捞出洗净备用。

❸ 取一只砂锅，锅内加入足量水，大火煮沸后，将猪瘦肉、灵芝、佛手、郁金、鸡心枣一并放入锅中，继续用大火滚煮片刻。

❹ 盖上盖，转小火炖煮 2 小时，加适量盐调味。

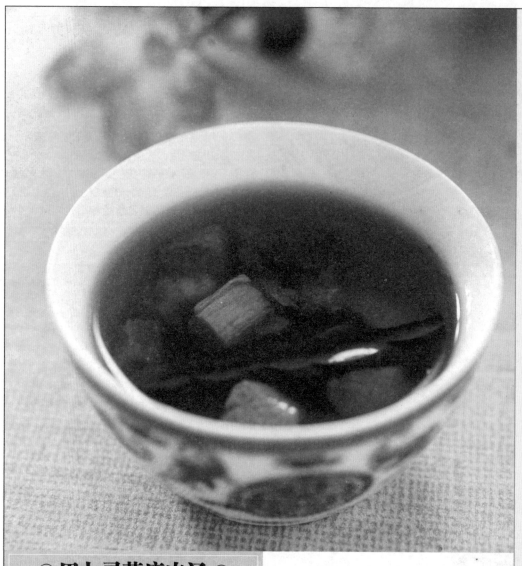

◎ 田七灵芝瘦肉汤 ◎

功效：益气活血，散瘀止痛。

材料：猪瘦肉200克，灵芝40克，田七10克，盐适量。

做法：

❶ 田七、灵芝分别清洗干净，沥干水分；田七烘干后放入研磨中捣成碎末；灵芝用温水略微浸软后切成大块备用。

❷ 猪瘦肉放入沸水中焯去血污，捞出冲洗干净，切成4厘米见方的块，备用。

❸ 取一只砂锅，一次性加入足量清水，大火煮沸。

❹ 将猪瘦肉、灵芝、田七一并放入锅中，盖上盖，转小火炖煮2小时左右，依个人口味放入适量盐调味即可。

小贴士 灵芝无花果雪梨汤中使用的是干无花果，在挑选干无花果的时候，应以表皮黑亮、褶皱较深的为佳。

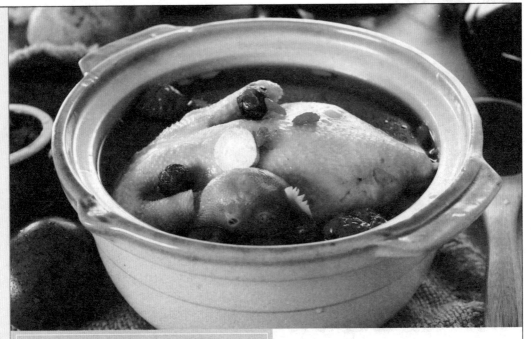

◎ 灵芝桂圆鸡汤 ◎

功效：益气养血，调养肝肾。

材料：光鸡1只，赤灵芝30克，淮山20克，枸杞子10克，桂圆、红枣各5粒，罗汉果半个，盐适量。

做法：

❶ 将赤灵芝、淮山、枸杞子、桂圆、红枣、罗汉果分别清洗干净，沥干水分；赤灵芝用温水略浸软后切片；红枣切开，去除枣核。

❷ 光鸡去皮，用粗盐擦表面揉搓洗净，放入沸水中焯透血污，捞出沥干备用。

❸ 取一只瓦煲，煲内加入足量清水，大火煮沸，放入光鸡、赤灵芝、淮山、枸杞子、红枣、罗汉果，盖上盖，转小火炖煮2小时。

❹ 待鸡肉熟烂时，放入桂圆，继续用小火炖煮15分钟，加适量盐调味即可。

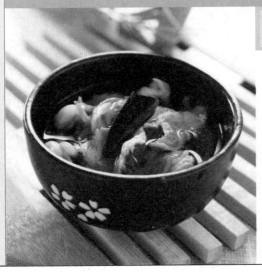

◎ 灵芝金针肉片汤 ◎

功效：健脾开胃，祛湿消肿。

材料：猪瘦肉200克，大豆芽150克，金针菇100克，灵芝10克，姜、盐各适量。

做法：

❶ 猪瘦肉清洗干净，放入沸水中焯透血污，捞出沥干水分，切成4厘米见方的块备用。

❷ 金针菇切去根部备用；灵芝清洗干净，用温水略微浸软后，切片；姜洗净，切片。

❸ 取一只砂锅，在锅中加入适量水，大火煮沸，放入猪瘦肉、姜、金针菇、大豆芽、灵芝，上盖，转小火炖煮2小时，加盐调味即可。

茶酒

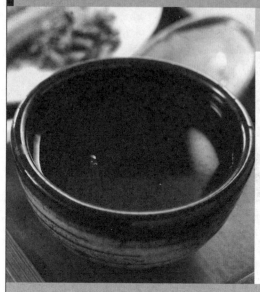

◎ 灵芝薄荷茶 ◎

功效：益气安神，疏风清热。

材料：谷芽10克，灵芝片10克，薄荷4克，冰糖适量。

做法：

❶ 谷芽、灵芝片、薄荷分别清洗干净，沥干水分。

❷ 取干净无水的炒锅，烧热后将谷芽放入锅中，小火慢慢翻炒至出香味，盛出备用。

❸ 取一只煮锅，在锅内放入适量水煮沸，加入灵芝片和步骤2中炒好的谷芽，小火煮30分钟。

❹ 至灵芝和谷芽的味道完全煎煮出来的时候，放薄荷，用小火继续煎煮10分钟，加入冰糖调味，过网筛滤出药汁即可饮用。

◎ 灵芝燕窝茶 ◎

功效：益气滋补，润肺止咳。

材料：灵芝片10克，燕窝、川贝各5克，冰糖适量。

做法：

❶ 燕窝用清水浸泡6小时，挑出绒毛及杂质，用筛网将燕窝沥水。

❷ 灵芝、川贝分别清洗干净，灵芝用温水稍微浸软后改切成小片；川贝用清水浸泡10分钟，沥干水分备用。

❸ 取一只炖盅，将灵芝、川贝、燕窝放入炖盅内，加适量开水，放入冰溶化，盖上盖，放入外锅内隔水炖煮45分钟即可。

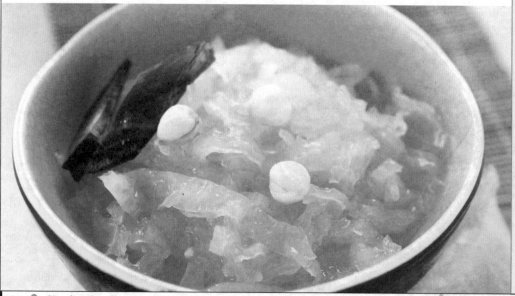

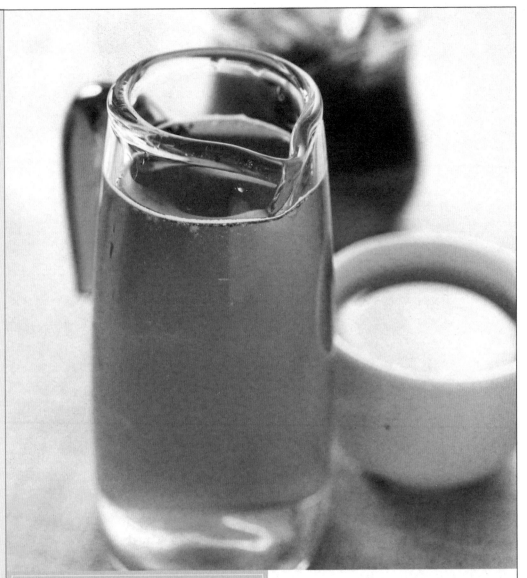

◎ 灵芝甘草茶 ◎

功效：益气护肝，养心安神。

材料：灵芝10克，甘草5克。

做法：

❶ 灵芝清洗干净，用温水略微浸软后切片；甘草冲洗干净，用温水略微浸软后切成小段或片备用。

❷ 取一只煮锅，在煮锅内一次性放入足量水，大火煮沸后，加入灵芝片和甘草片，转小火煎煮30分钟。

❸ 将煎煮好的药汁过细网筛，滤去药渣，放置至温凉即可饮用。

小贴士 有神疲、乏力、纳差、腹胀、大便溏薄、心悸、健忘、寐差等症的患者尤其适宜饮用灵芝甘草茶。

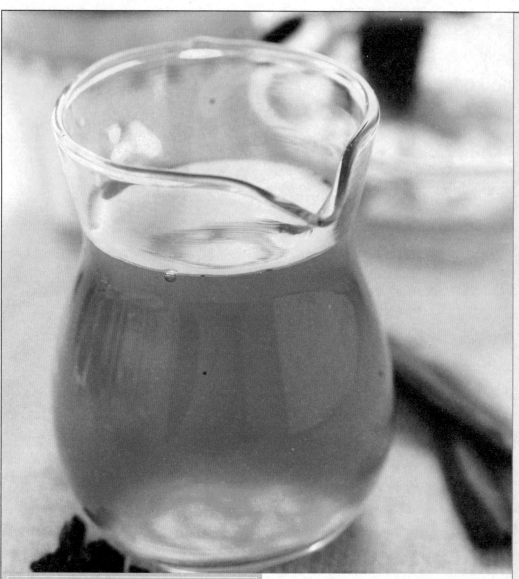

◎ 灵芝五味子酒 ◎

功效：养心安神。

材料：五味子 120 克，灵芝 50 克，白酒 500 毫升。

做法：

❶五味子、灵芝分别清洗干净，沥干水分，晾干或烘干；灵芝用研磨捣成碎块。

❷取干净无水的玻璃罐作为泡酒容器，将白酒注入罐中，加入五味子和灵芝碎块，密封。

❸将密封好的酒罐置于阴凉干燥处，浸泡 20~30 日，用细网筛过滤去药渣即可饮用。

小贴士 灵芝五味子酒每次饮用不宜超过 150 克，浸泡好后存放时间不宜过长，最好在一年内喝完。

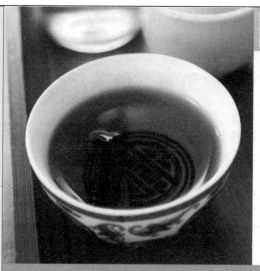

◎ 灵芝麦冬茶 ◎

功效：养阴降火，止咳平喘。

材料：灵芝片、麦冬各 10 克。

做法：

❶ 灵芝片、麦冬分别清洗干净，用清水浸泡 5 分钟，捞出沥干水分，备用。

❷ 取一只煮锅，放入足量清水，大火煮沸后，加入灵芝片和麦冬，转小火煎煮 30 分钟。

❸ 灵芝和麦冬煮至熟软、药汁变色时，用细网筛隔去药渣，留取药汁，静置至稍凉即可饮用。

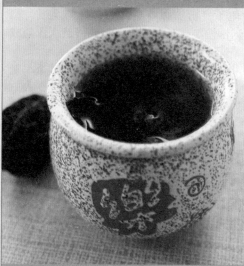

◎ 灵芝核桃茶 ◎

功效：益智保脑。

材料：灵芝片、核桃肉各 15 克，鲜荷蒂 1 片。

做法：

❶ 将灵芝、核桃肉、鲜荷蒂分别清洗干净；灵芝用温水略微浸软，改切成小片；核桃肉沥干水分，切成小块备用。

❷ 取一只煮锅，在小锅内放入适量清水，大火煮沸，加入灵芝、核桃肉、鲜荷蒂，转小火煎煮 30 分钟即可。

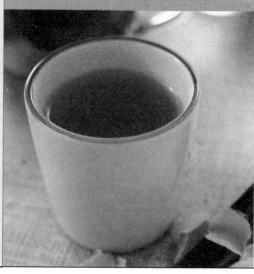

◎ 灵芝百合茶 ◎

功效：益气补肺，润肺止咳。

材料：灵芝片、干百合各 10 克。

做法：

❶ 灵芝片、干百合分别清洗干净；干百合刮去有黑斑的部分，用清水浸泡 10 分钟，捞出沥干水分备用。

❷ 取一只煮锅，放入适量水，大火煮沸后，加入灵芝和干百合，转小火煎煮 30 分钟。

❸ 将步骤 2 煎煮好的灵芝百合药汁用网筛过滤，留取药汁，静置稍凉即可饮用。

糕点小吃

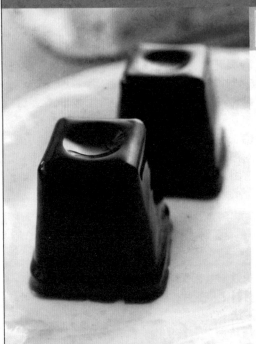

◎ 鲜灵芝龟苓膏 ◎

功效：排毒养颜，养心安神。

材料：龟苓膏粉100克，灵芝片30克，蜂蜜或炼奶适量。

做法：

❶ 灵芝片清洗干净，用清水略微浸泡片刻后捞出沥干水分。

❷ 取一只煮锅，在锅内放入3000毫升水，大火煮沸，加入灵芝片，转小火煎煮2小时左右，取出灵芝片，留药汁备用。

❸ 龟苓膏粉加200毫升温水拌匀至没有颗粒，慢慢倒入步骤2中煮好的灵芝水拌匀成龟苓膏汁。

❹ 将步骤3中制好的龟苓膏汁倒入数个小碗中，放入冰箱冷藏至凝固，食用时依个人口味加蜂蜜或炼奶即可。

◎ 灵芝鲜冻 ◎

功效：益气养血，生津止渴。

材料：灵芝、果冻粉各10克，红枣10颗，冰糖适量。

做法：

❶ 红枣清洗干净，切开，去除枣核；灵芝清洗干净，用清水略微浸泡后切片备用。

❷ 取一只小煮锅，将灵芝片及2碗水放入锅中，大火煮沸，转小火煎煮30分钟，取出灵芝片，留取药汁备用。

❸ 红枣放入锅中，加入步骤2的灵芝汁，小火煮15分钟后加入冰糖，待冰糖完全溶化后加入果冻粉调匀。

❹ 倒入模具中，置于冰箱冷藏至凝固即可。

小贴士　果冻粉可以直接使用鱼胶粉替代，鱼胶粉又称为吉利丁粉，由于凝固性有限，在煎煮灵芝药汁的时候注意不要放过多的水。

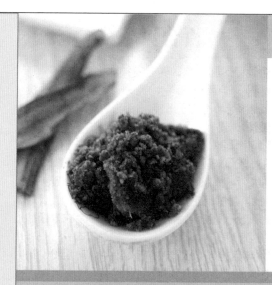

◎ 灵芝素香松 ◎

功效：补中益气。

材料：豆渣 500 克，花生仁、核桃仁各 50 克，灵芝片 30 克，糖、盐各适量。

做法：

❶ 豆渣挤干铺在烤盘中；烤箱预热 150℃，放入豆渣烤 30 分钟，期间每 10 分钟搅散一次。

❷ 灵芝片、花生仁、核桃仁分别洗净、烘干，放入料理机中研成粗末备用。

❸ 烧热炒锅，豆渣入锅，小火翻炒 5 分钟。

❹ 依次放入灵芝碎、花生碎、核桃碎、糖、盐，继续用小火翻炒至松散，盛出放凉装瓶即可。

◎ 灵芝蒸肉饼 ◎

功效：益气养阴，养心健脾。

材料：小麦粉 100 克，猪肉馅 100 克，灵芝 10 克，红枣 5 颗，油、盐、五香粉各适量。

做法：

❶ 小麦粉用温水和成面团，裹保鲜膜静置 30 分钟。

❷ 灵芝洗净，切碎；红枣洗净、去核、切碎。

❸ 猪肉馅放入小碗中，加灵芝碎和红枣碎，放油、盐、五香粉充分拌匀。

❹ 将面团擀成条状，压扁后均匀铺上步骤 3 的馅料，卷起后再次压扁、铺馅料，反复数次，直到馅料全部用完，分压成数个小饼。

❺ 将肉饼抹一层薄油，放入盘中；蒸锅加水烧沸，将肉饼置于蒸锅中大火蒸 30 分钟即可。

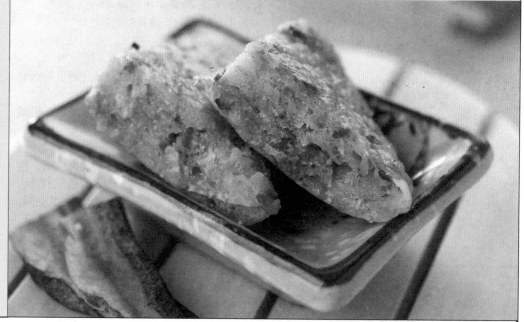

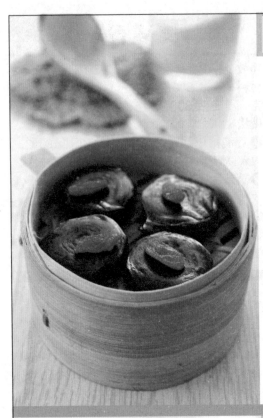

◎ 百合灵芝糕 ◎

功效：润肺止咳，养心安神。

材料：干百合 50 克，灵芝 30 克，糖、面粉各 20 克，枸杞子 5 克。

做法：

❶ 干百合、枸杞子、灵芝分别清洗干净，沥干水分；干百合、灵芝晾干或烘干，放入料理机中分别研成粉末；枸杞子用清水浸泡 10 分钟，捞出沥干水分备用。

❷ 取一只蛋糕盆，在盆内部均匀涂抹少量油备用。

❸ 将百合粉、灵芝粉放入碗中，与面粉、糖拌匀后，加适量水揉搓成粉团。

❹ 将步骤 3 中揉好的粉团趁热放入蛋糕盆中压制成型，放入蒸锅中，大火隔水蒸约 45 分钟，将熟时撒枸杞子，继续蒸至全熟即可。

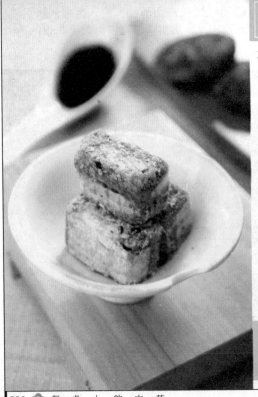

◎ 灵芝酥糖 ◎

功效：益气安神，健脾补肾。

材料：灵芝 20 克，黑芝麻 15 克，面粉、大米各 10 克，砂糖 30 克。

做法：

❶ 灵芝、大米分别清洗干净，沥干水分。

❷ 大米用清水浸泡 2 小时，充分沥干后研磨成米粉。

❸ 取一只干净无水的炒锅，置于火上，将面粉、黑芝麻米粉分别用小火翻炒至变色、香熟，盛出备用；取蛋糕盆，在内部均匀抹油备用。

❹ 取一只煮锅，加入适量水，大火煮沸，放灵芝煎煮 20 分钟后捞出，放入砂糖煎煮至浓稠，加入面粉、米粉，拌匀后熄火，做成糖糊。

❺ 将糖糊趁热倒入糕盆中，均匀撒满黑芝麻，待稍凉后抹平，切块即可。

小贴士：在使用灵芝药汁熬糖时，要注意不停搅拌，至糖汁浓稠，可以拉丝的时候再放入炒好的面粉、米粉。

食材档案

《本草便读》记载："有燕名金丝燕。首尾似燕而甚小。毛似金丝。临卵育子。群飞海边有石处。啄食纸鱼螺蛳等物食之。复连津液呕出。粘于石上。作成小窝。待小燕飞去。土人依时取之。"

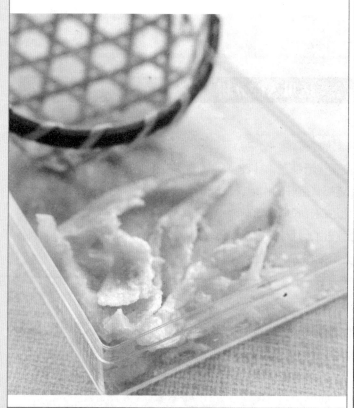

燕窝

【别名】燕窝菜，燕菜，燕根等。

【科目】雨燕科金丝燕属。

【药用部位】雨燕科动物金丝燕的唾液与绒羽等混合物凝结所筑成的巢窝。

【性味归经】味甘，性平；归肺、胃、肾经。

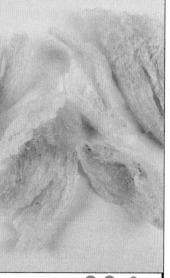

【中医功效与主治】

滋阴补肾，生精益血，强胃健脾，止带治泻。主治肺阴虚之哮喘、气促、久咳、痰中带血、咳血、咯血、支气管炎、出汗、低潮热，胃阴虚引起之反胃、干呕、肠鸣声，病后虚弱、痨伤、中气亏损及脾虚所致多汗等症。

【现代医学药理作用】

增强免疫力；抗病毒；延缓脑组织衰老，消除氧自由基；抗过敏；抗肿瘤；软化血管；美容养颜等。

营养价值

燕窝的营养成分	含量(每100克)	燕窝的营养成分	含量(每100克)
◎蛋白质	58.62 克	◎总糖	24.62 克
◎水分	9.25 克	◎灰分	8.22 克
◎钠	1.38 克	◎钙	710 毫克
◎镁	180 毫克	◎脂肪	微量

适用人群分析

◎女性

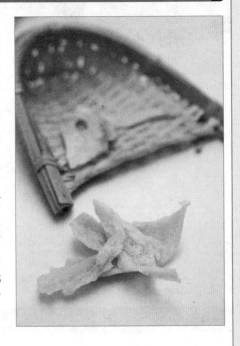

女性朋友是最适合食用燕窝的人群之一。燕窝所特有的燕窝酸可以使皮肤变得光滑细腻，其表皮生长因子对细胞的再生和修复都有很好的作用，能修复受损肌肤，延缓肌肤老化进程。长期食用燕窝，可以增加体内氨基酸及胶原蛋白，从而改善肌肤衰老问题，淡化色斑，使皮肤光滑细白、富有弹性。

◎免疫力低下人群

燕窝可以增强细胞免疫力和体液免疫力，对人体组织生长、细胞再生及相关的免疫功能有促进作用。对于老年人、病后体虚不复的人群来说，燕窝也是非常好的滋补保健品，可以明显增强抵抗力，并加快病后恢复的进程。此外，燕窝还可以增加身体对 X 光损害的抵御与修复能力。

◎冠心病患者

患有冠心病、高血压的患者可以经常食用燕窝粥等膳食。燕窝可以显著增强心脏收缩力，有降压作用。燕窝中的胶原蛋白还可以有效软化血管，避免血管破裂。除了降血压、强心、预防中风以外，中风患者食用燕窝，也能对缓解病情、恢复健康有所帮助。

◎吸烟人群

经常吸烟会导致呼吸道和肺部受到严重损害。有吸烟习惯的人群，在尽快戒烟的基础上，还可以食用一些保护呼吸系统的膳食，如燕窝。燕窝中含有大量的黏蛋白、糖蛋白和钙、磷等多种微量元素，可以有效修复吸烟者的肺部损伤，调理呼吸系统。同样，其他呼吸系统疾病患者也适宜经常食用燕窝。

◎ 青年、中年男性

　　燕窝能滋阴补肾、生精益血。燕窝中富含大量蛋白质、氨基酸和多种微量元素，可以抗疲劳、抗衰老。青年、中年男性经常食用燕窝制成的膳食，更可以补充精力、增强抵抗力。

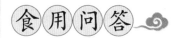
食用问答

Q：燕窝产自哪里？是如何采集的呢？

A： 全世界的燕窝均产自东南亚，其中80%以上出产于印尼，10%左右来自马来西亚，其余大部分来自泰国或越南。

　　燕窝多采集于每年2~10月。其中，2~4月采收的燕窝，由于雨水充沛、金丝燕食物充足，唾液分泌充分，因此这个时期的燕窝燕盏完整、光泽度好、绒毛较少，称为"头期燕"；5~10月进入金丝燕的换毛期，这一时期采收的燕窝分别被称为"二期燕""三期燕"，盏形不如头期，绒毛也偏多一些。

　　天然洞燕的采摘是由工人进入燕洞内，爬上约60米高的竹架，再用专用竹竿进行采集的。

Q：燕窝有什么种类区分吗？

A： 燕窝根据金丝燕筑巢的地方分为洞燕和屋燕。

　　洞燕的筑巢地点多在山洞、岩洞及悬崖上，受天然环境影响，燕窝的质地较硬，颜色深，杂质多，外形不完好，但长时间浸炖后更爽口。屋燕的筑巢环境是参照天然山洞的气温、光暗度及干湿度，用木材人工建造的屋子，因而燕窝中杂质及绒毛较少，干净，形状完整。

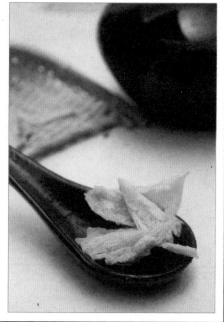

　　根据颜色，燕窝又分为白燕（官燕）、黄燕及红燕。

　　白燕是纯以唾液筑成的燕巢，杂质较少，色较白，带微黄，质量最佳，由于古代将白燕用于进贡，故又称为官燕；黄燕和红燕都是由于燕子觅食时食物含有矿物质，唾液颜色有所改变造成的，黄燕带金黄色；红燕是由于唾液中的矿物质氧化变红而成，俗称血燕。

Q：燕窝有品级之分吗？

A： 通常燕窝被摘下后，会先按盏只大小进行第一次分级，再按其中混杂的燕毛的多少进行第二次分级，其中大盏而少毛的就是上等燕窝。

　　一般纯唾液枯制而成的白燕是最上等品，次等品为毛燕，毛燕的杂毛几乎占到整盏燕窝重量的一半；最次等品为草燕，由于唾液含量最少，几乎由杂草构成，需要将杂草之间的燕丝撕下，洗净做成草燕丝，营养成分也相应地大打折扣。

Q：燕窝如何选购？

A：优质燕窝应当具有以下特征：燕丝细而密，盏形大而盏身较厚，手感干爽，盏内可见少量细毛，燕角比较细小，内部囊丝较少，色泽通透、带微黄，上等燕窝浸水后可发大六倍左右，有的白燕甚至可以发至七八倍余。

　　由于燕窝较为昂贵，市面上时有伪品，因此，燕窝在选购时要遵循"一看，二闻，三拉"的原则："一看"，真燕窝为丝状结构，色泽不要过白，微黄为佳；"二闻"，燕窝无味，不会出现鱼腥味或油腻味，若出现特殊气味，则为伪品；"三拉"，取一小块浸泡至松软，真燕窝应该略有弹性，不会搓成糨糊状。

Q：燕窝如何贮藏？

A：优质干爽的燕窝购回后置于阴凉处、避免阳光直射即可。注意不要放在冰箱或微波炉顶部，以免热量导致燕窝变质。含水量高的燕窝需要吹干后再保存，否则非常容易出现霉变。如果出现轻微发霉，可以用牙刷加少许水擦净后风干即可再次贮存。

　　刚刚购回的燕窝可放进冰箱保鲜盒，或使用抽湿器除湿后，再放入保鲜盒内，便可保存长时间。

　　若燕窝已发霉到黑色，则不能再食用，因为燕窝已经被细菌侵蚀，其中的营养成分也已经丧失。

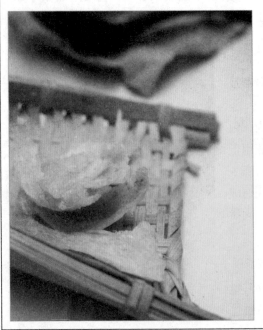

Q：燕窝如何食用？有什么注意事项？

A：燕窝入馔于清炖、煲汤、做菜或甜品，其中以清炖最为常用。

　　燕窝在烹制前，应该先彻底浸泡：用清水浸泡，前2小时的水需要倒掉，期间简单清理绒毛和杂质；清洗好的燕窝再次浸泡3~4小时，水量漫过燕窝即可，不宜过多，浸泡好后可以根据烹制需要，连浸泡水一并隔水炖20分钟，这样能很好地保持燕窝的原汁原味，最大程度保留营养。

　　燕窝温和滋补，大部分人都可以食用，值得注意的是，感冒患者如果有发热症状，则应病愈后再进补燕窝。

粥品

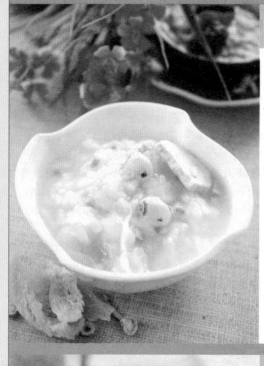

◎黄芪燕窝粥◎

功效：健脾益肺。

材料：大米 100 克，淮山 15 克，莲子 15 克，黄芪 10 克，燕窝、陈皮各 5 克，盐适量。

做法：

❶ 燕窝用清水浸泡 6 小时，挑出绒毛及杂质，用筛网将燕窝沥水。

❷ 淮山、莲子、黄芪、陈皮分别清洗干净，沥干水分；大米淘洗干净备用，用清水浸泡 30 分钟，过网筛沥干水分备用。

❸ 取一只砂锅，将大米、黄芪、淮山、莲子和陈皮一并放入锅中，加足量水，大火煮沸后，转小火熬煮 1 小时至粥成。

❹ 用筷子挑取出黄芪，放入燕窝，继续文火熬煮 30 分钟，下盐调味即可。

◎燕窝红枣桃仁粥◎

功效：活血调经，祛瘀止痛。

材料：大米 100 克，桃仁 30 克，红枣 20 克，燕窝、枸杞子各 5 克，红糖适量。

做法：

❶ 燕窝用清水浸泡 6 小时，挑出绒毛及杂质，用筛网将燕窝沥水，放入碗中，隔水蒸 20 分钟。

❷ 桃仁清洗干净，用沸水略微烫一下，剥去衣，加少量水放入搅拌机中磨成浆。

❸ 红枣、枸杞子分别洗净，红枣去核；大米淘洗干净，用清水浸泡 30 分钟，沥干。

❹ 取砂锅，加入足量水，大火煮沸后加入大米、红枣、枸杞子、桃仁浆，转小火熬煮 45 分钟。

❺ 放入燕窝，续煮 5 分钟，加入红糖拌匀即可。

小贴士 由于经血瘀滞引起的经闭者、由于血虚引起的产后腹痛者以及由于津液不足引起的大便不通者均忌食桃仁，孕妇也忌食桃仁。

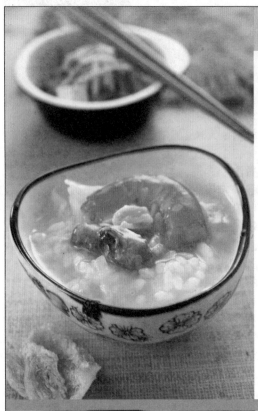

◎ 燕窝鲜虾粥 ◎

功效：补肾壮阳，通乳。

材料：鲜虾 300 克，猪骨 200 克，大米 100 克，燕窝 5 克，瑶柱 3 粒，盐、麻油、胡椒粉、生粉各适量。

做法：

❶ 燕窝用清水浸泡 6 小时，挑出绒毛及杂质，沥干后隔水炖 20 分钟。

❷ 瑶柱洗净，浸透，撕成细丝；猪骨洗净，斩段，氽水；大米淘洗干净。

❸ 虾去壳、去头尾，用牙签挑去肠线，洗净沥干，放入碗中，加入盐、麻油、胡椒粉、生粉拌匀，盖保鲜膜，放入冰箱腌制 1 小时待用。

❹ 将猪骨、大米、瑶柱放入锅中，加适量水，大火煮沸后转小火炖煮 1 小时，捞出猪骨。

❺ 放入虾，煮 8 分钟后加入燕窝，煮 5 分钟，下盐调味即可。

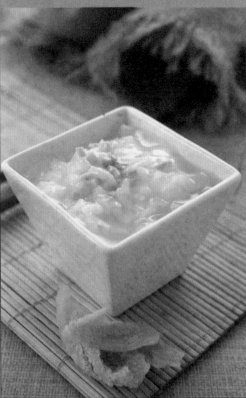

◎ 燕窝瘦肉粥 ◎

功效：健脾和胃。

材料：猪瘦肉 150 克，大米 100 克，燕窝 5 克，盐适量。

做法：

❶ 燕窝用清水浸泡 6 小时，挑出绒毛及杂质，沥干水分后放入碗中，隔水炖 20 分钟。

❷ 猪瘦肉洗净，放入沸水中焯透血污，捞出冲洗干净，切碎；大米淘洗干净，用清水浸泡 30 分钟，沥干。

❸ 取一只砂锅，将大米放入锅中，加入足量水煮沸，放入猪肉碎，转文火熬煮 1 小时。

❹ 放入燕窝，继续用小火熬煮 5 分钟，依据个人口味下适量盐调味即可。

小贴士　在煮粥的时候，开始时就加入足量水，中途不加水，煮出的粥味道更醇厚；建议入锅时米水比例为 1：9。

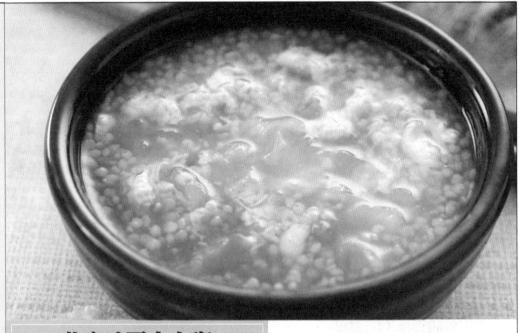

◎ 燕窝鸡蛋小米粥 ◎

功效：健脾养胃，补气活血。

材料：小米 100 克，燕窝 5 克，鸡蛋 2 个，红糖适量。

做法：

❶ 燕窝用清水浸泡 6 小时，挑出绒毛及杂质，用筛网将燕窝沥水，隔水炖 20 分钟。

❷ 小米淘洗干净，用清水浸泡 30 分钟，隔网筛沥干水分备用；鸡蛋打入碗中，搅散备用。

❸ 取一只砂锅，将小米放入砂锅中，加入足量水至砂锅 3/4 处，大火煮沸后转小火熬煮 1 小时，期间注意搅拌，避免粘锅。

❹ 待粥黏稠时，将蛋液慢慢倒入粥内，搅成蛋花，放入燕窝继续用小火熬煮 5 分钟，加红糖调匀即可。

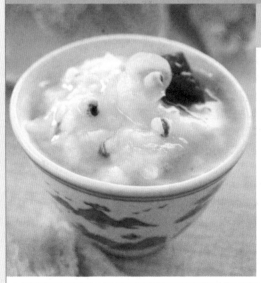

◎ 燕窝淮山红枣粥 ◎

功效：补中益气，滋阴养血。

材料：大米 100 克，薏米 75 克，淮山 50 克，马蹄 25 克，红枣 10 克，燕窝 5 克，白糖适量。

做法：

❶ 燕窝用水浸泡 6 小时，挑出绒毛及杂质，用网筛隔去水分，盛入碗中，隔水炖 20 分钟。

❷ 大米、薏米分别淘洗干净，用水浸泡 3 小时，捞出沥干水分；马蹄去皮洗净，拍碎；淮山洗净，捣成粉末；红枣洗净，去核备用。

❸ 大米和薏米放入锅中，加适量水煮沸，放入红枣，文火煮 1 小时，将马蹄碎和淮山粉倒入锅中搅匀，续煮 20 分钟，放入燕窝，续煮 5 分钟，下白糖调味即可。

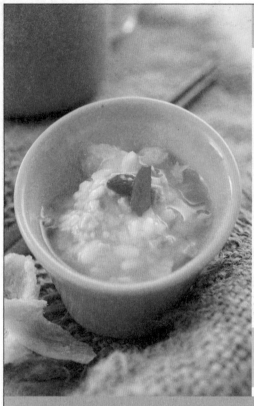

◎燕窝枸杞粥◎

功效：滋阴益气，明目润燥。

材料：大米60克，猪瘦肉40克，枸杞子10克，燕窝5克，盐适量。

做法：

❶ 燕窝用清水浸泡6小时，挑出绒毛及杂质，用网筛隔去水分，盛入碗中，隔水炖20分钟。

❷ 大米洗净后用清水浸泡1小时，过网筛沥干；枸杞子清洗干净，用清水浸泡10分钟，沥干备用；猪瘦肉洗净，剁成肉碎后加少量盐和水拌匀。

❸ 取一只砂锅，将大米和枸杞子一并放入锅中，加水，大火煮沸后转小火炖煮1小时。

❹ 加入燕窝和肉碎，续煮10分钟，下盐调味即可。

> **小贴士** 在拌猪瘦肉的时候，可以稍微放入适量熟油一并拌匀，可以避免粘锅。

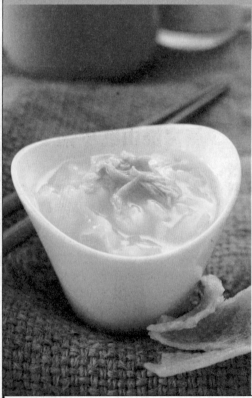

◎燕窝鸡丝粥◎

功效：益五脏，补虚损。

材料：鸡肉500克，大米100克，燕窝5克，姜、盐各适量。

做法：

❶ 燕窝用清水浸泡6小时，挑出绒毛及杂质，用网筛隔去水分，盛入碗中，入蒸锅隔水炖20分钟。

❷ 大米淘洗干净，用清水浸泡30分钟，捞出沥干；鸡肉洗净，撕去鸡皮，放入沸水中焯去血污，捞出冲洗干净，沥干水分；姜洗净，切片。

❸ 取一只砂锅，将大米、鸡肉和姜片一并放入锅中，加入适量水，大火煮沸后转小火熬煮45分钟。

❹ 取出鸡肉，撕成细丝，将鸡丝放回锅内搅散，放入燕窝，续煮5分钟，下盐调味即可。

小菜

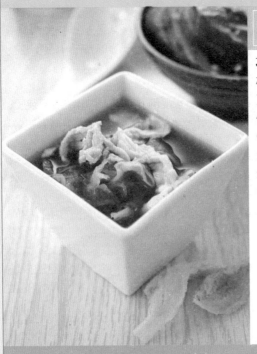

◎ 翡翠燕窝 ◎

功效：养阴益气，养血补虚。

材料：鸡胸肉 300 克，菠菜 100 克，燕窝 5 克，鸡蛋白 4 个，酒、姜汁、盐各适量。

做法：

❶ 燕窝用清水浸泡 6 小时，挑出绒毛及杂质，过网筛沥干水分，放入碗中，再入蒸锅隔水炖 20 分钟。

❷ 鸡胸肉洗净，去筋，切成细丝，放入碗中，加入少量盐、酒、姜汁拌匀腌 20 分钟；菠菜洗净，沥干水分，放入榨汁机中榨成菠菜汁备用；鸡蛋白放入碗中打散，调成蛋白液备用。

❸ 取一只小煮锅，置小火上烧热，放入鸡胸肉及菠菜汁，慢慢煮沸后加入蛋白液拌匀，放入燕窝，小火续煮 3 分钟，下盐调味即可。

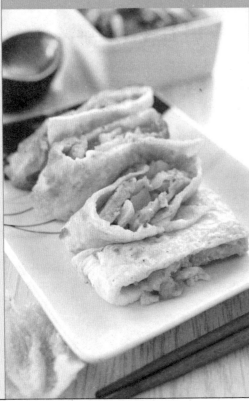

◎ 燕窝胡萝卜蛋卷 ◎

功效：下气补中，补肝益肺。

材料：胡萝卜 100 克，洋葱 15 克，燕窝 5 克，鸡蛋 4 个，葱、酒、生粉、柠檬汁、盐各适量。

做法：

❶ 燕窝充分泡发，挑出绒毛及杂质，过网筛沥干水分，放入碗中置于蒸锅内 20 分钟。

❷ 胡萝卜洗净，刮去外皮，磨成蓉；洋葱洗净，切成碎末；葱洗净，切粒；鸡蛋打散成蛋液。

❸ 将胡萝卜蓉、洋葱碎、葱粒、半匙酒、1 匙油、2 匙生粉和适量柠檬汁、盐一并拌入蛋液中，充分搅拌均匀，加入燕窝拌匀。

❹ 平底锅抹油烧热，浇入蛋液，小火煎至底部成型后，卷成蛋卷，盖上盖，小火再烘 3 分钟，盛出切段即可。

小贴士	柠檬汁不宜使用成品汁，有条件的情况下可以买新鲜青柠一只，切开后直接挤入碗中，黄柠檬次之。

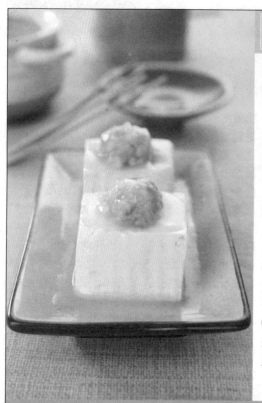

◎ 燕窝百花豆腐 ◎

功效：补肾健脾。

材料：虾仁、墨鱼、白菜各 100 克，燕窝 5 克，豆腐 400 克，上汤 100 毫升，酒、盐、生粉各适量。

做法：

❶ 燕窝用清水浸泡 6 小时，挑出绒毛及杂质，过网筛沥干水分，放入碗中置于蒸锅内炖 20 分钟。

❷ 虾仁、墨鱼、白菜分别洗净，沥干，切成小粒，一并放入碗中，加入适量生粉、酒、盐调匀作为馅料备用。

❸ 豆腐洗净，沥干水分，切成长方块，中间用小汤匙挖出洞，撒少量生粉，将步骤 2 的馅料填入，置于锅内中火蒸 8 分钟。

❹ 另起一锅，放入上汤，中火煮沸后加少量生粉水勾芡，放入燕窝混合，浇在蒸好的豆腐上即可。

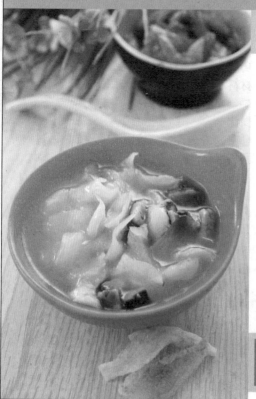

◎ 田七百合烩燕窝 ◎

功效：养心去损，生津止咳。

材料：香菇 150 克，鲜百合 300 克，燕窝、田七粉各 5 克，盐、生粉水各适量。

做法：

❶ 燕窝用清水浸泡 6 小时，挑出绒毛及杂质，过网筛沥干水分，放入碗中置于蒸锅内炖 20 分钟。

❷ 香菇浸软，洗净，去蒂，切成小块；鲜百合洗净，分瓣。

❸ 烧热油锅，放入鲜百合略炒，下盐，盛起；香菇放入锅中炒熟，加入百合拌匀，上碟。

❹ 将田七粉与燕窝放入锅中，加 250 毫升水，小火煮 20 分钟，用生粉水勾芡，淋于盘中即可。

小贴士　香菇是发物，脾胃寒湿气滞者忌食；在吃香菇的时候，不宜同时进食鹌鹑肉，否则可能导致血管痉挛。

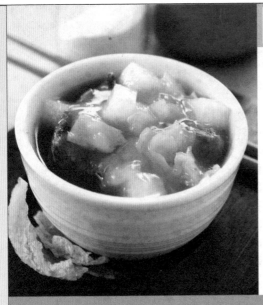

◎ 燕窝萝卜猪骨煲 ◎

功效：清热消滞，下气化痰。

材料：猪骨 500 克，白萝卜 300 克，燕窝 5 克，姜、生粉水、盐各适量。

做法：

❶ 燕窝用清水浸泡 6 小时，挑出绒毛及杂质，过网筛沥干水分，放入碗中置于蒸锅内 20 分钟。

❷ 白萝卜洗净，去皮，切成大块；猪骨斩开，放入沸水中焯去血污，捞出洗净；姜洗净，切大片。

❸ 取一只瓦煲，加适量水，放入猪骨和姜片，大火煮沸后转小火炖煮 1 小时；加入白萝卜，转大火煮沸后，改用小火炖煮 20 分钟。

❹ 放入燕窝，续煮 3 分钟，加少量生粉水勾芡，下盐调味即可。

◎ 燕窝芥菜心 ◎

功效：健脾开胃。

材料：芥菜 200 克，燕窝 5 克，瑶柱 4 粒，上汤 250 毫升，鸡蛋白 1 个，盐适量。

做法：

❶ 燕窝用清水浸泡 6 小时，挑出绒毛及杂质，过网筛沥干水分，放入碗中，再入蒸锅蒸 20 分钟。

❷ 芥菜洗净，过沸水焯至断生，捞出沥干水分；瑶柱用热水泡软，沥干，撕成细丝。

❸ 锅内放入少量油，烧热后放芥菜炒熟，下盐调味，摆盘备用。

❹ 烧热油锅，放入瑶柱丝，炒香后倒入上汤和燕窝，中火煮沸后转小火煮 3 分钟，放入鸡蛋白搅匀，续煮 3 分钟后盛在芥菜上，浇汁即可。

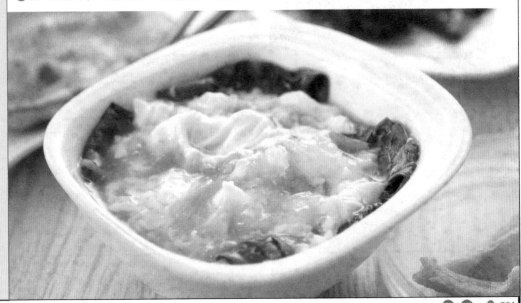

汤羹

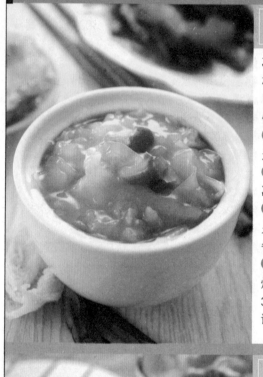

◎ 燕窝灵芝羹 ◎

功效：养血安神。

材料：猪瘦肉100克，干灵芝片60克，燕窝5克，盐2茶匙。

做法：

❶ 燕窝用清水浸泡6小时，挑出绒毛及杂质，过网筛沥干水分备用。

❷ 猪瘦肉放入沸水中焯透血污，捞出冲洗干净，切成4厘米见方的块。

❸ 灵芝片洗净，放入煮锅内，加3碗水，小火煎煮30分钟，捞出灵芝片，仅留取药汁备用。

❹ 取炖盅，将猪瘦肉和步骤3的灵芝汁放入炖盅内，盖上盖，放入外锅内，小火隔水炖35分钟后，加入燕窝，再炖45分钟，下盐调味即可。

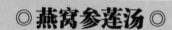

◎ 燕窝参莲汤 ◎

功效：健胃补脾。

材料：莲子30克，燕窝、红参片各5克，冰糖适量。

做法：

❶ 燕窝提前用清水充分浸泡，挑出绒毛及杂质，用细网筛隔去水分，放入碗中备用。

❷ 红参片洗净；莲子用牙签去除莲子心，淘洗干净，用清水浸泡1小时，过网筛沥干备用。

❸ 取一只炖盅，将燕窝、红参片、莲子一并放入炖盅内，加适量温开水，再置于外锅内隔水小火炖煮1小时，待所有材料熟透后放冰糖调匀即可。

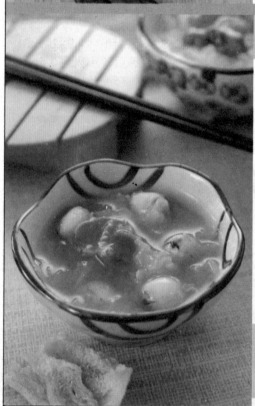

小贴士 炖燕窝时放入炖盅内的水位应不超过该炖盅的七成高，因为在炖煮过程中，所有食材都会膨胀，令水位升高。如炖前水位过高，则易滚泻造成浪费。

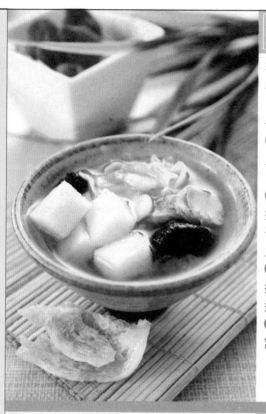

◎燕窝雪梨瘦肉汤◎

功效：美容养颜，补肺健脾。

材料：猪瘦肉150克，南北杏各15克，燕窝5克，雪梨2个，蜜枣2颗，盐适量。

做法：

❶燕窝提前用清水充分泡透，挑出绒毛及杂质，过网筛沥干水分，放入碗中，置于蒸锅内隔水炖20分钟。

❷雪梨去蒂、去核，洗净，切成大块；猪瘦肉洗净，放入沸水中焯透血污，捞出沥干，切成厚片；蜜枣和南北杏用温水浸软后洗净。

❸取一只砂锅，放入足量水，加入雪梨、猪瘦肉、蜜枣、南北杏，大火煮沸后转小火炖煮2小时。

❹待猪瘦肉及其他材料全部熟软时，放入燕窝，续煮3分钟，放盐调味即可。

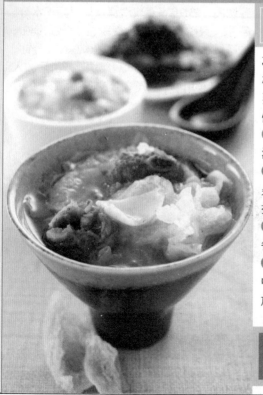

◎燕窝百合雪耳排骨汤◎

功效：滋阴润肺，养心安神。

材料：排骨250克，百合、雪耳各15克，燕窝5克，盐适量。

做法：

❶燕窝用清水浸泡6小时，挑出绒毛及杂质，沥干后放入碗中，隔水炖20分钟。

❷雪耳用清水充分泡发洗净，去蒂，撕成大朵，沥干；百合清洗干净，用清水浸泡10分钟，捞出沥干水分。

❸排骨斩段，放入沸水中焯去血污，捞出备用。

❹取一只砂锅，将排骨、雪耳、百合放入锅中，加适量水，大火煮沸后转小火炖煮2小时；放入燕窝，续煮5分钟，下盐调味即可。

小贴士　挑选排骨的时候需要注意，拿手指用力按压排骨，排骨上的肉能迅速地恢复原状的就是品质较好的排骨。

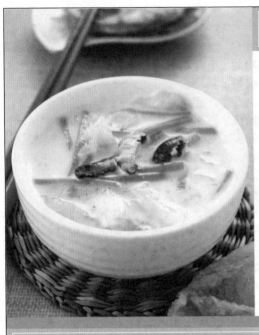

◎ 燕窝清汤 ◎

功效：补肺益气，健脾开胃。

材料：火腿、水发香菇各 10 克，燕窝 5 克，上汤 1000 毫升，酒、盐、胡椒粉各适量。

做法：

❶ 燕窝用清水浸泡 6 小时，挑出绒毛及杂质，过细网筛沥干水分，放入碗中备用。

❷ 火腿和香菇分别清洗干净，沥干水分；香菇去蒂，切成细丝；火腿去皮，切丝。

❸ 锅中倒入一小部分上汤，煮沸后再倒入剩余上汤，放入燕窝，文火煮 15 分钟，将燕窝捞出置于汤碗内。

❹ 锅中余汤中放入香菇、火腿、一匙酒、适量盐和胡椒粉，煮沸后撇去浮沫，转小火煮 15 分钟，盛入燕窝汤碗内即可。

◎ 海带紫菜燕窝汤 ◎

功效：滋阴清热，化痰散结。

材料：豆腐 250 克，新鲜海带、干紫菜各 25 克，燕窝 5 克，姜、葱、盐各适量。

做法：

❶ 燕窝提前充分泡发，挑出绒毛及杂质，过细网筛沥干水分，放入碗中，置于蒸锅内隔水炖 20 分钟。

❷ 海带用清水浸泡，洗去泥沙，隔水蒸 30 分钟，取出放凉，切丝；葱、姜分别洗净，葱切段、姜切片；豆腐洗净切块，沥干水分。

❸ 取一只砂锅，将海带、葱段、姜片放入锅中，加适量水，大火煮沸后转小火炖煮 30 分钟。

❹ 放紫菜搅散，再放入豆腐块，煮沸后放入燕窝，继续用小火炖煮 5 分钟，下盐调味即可。

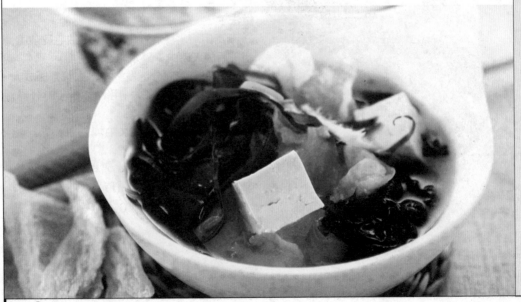

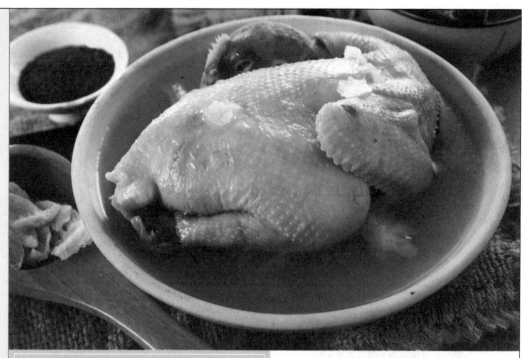

◎ 燕窝养血安胎汤 ◎

功效：养血，安胎。

材料：光鸡1只，菟丝子、阿胶各18克，石莲子、川断续各12克，燕窝5克，姜、盐各适量。

做法：

❶ 燕窝提前用清水充分浸泡6小时，沥干备用；姜洗净，切片；阿胶捣碎，备用。

❷ 光鸡去内脏、指甲，过沸水焯透血污，捞出冲洗干净，放入炖盅内备用。

❸ 石莲子、菟丝子、川断续分别洗净，晾干或烘干，用纱布袋包好，放入锅中，加适量水，煎煮30分钟后取出纱布袋，留汁备用。

❹ 将步骤3的药汁放入盛鸡的炖盅内，加入姜片、阿胶，盖上盖隔水炖2小时，放燕窝再炖30分钟，下盐调味即可。

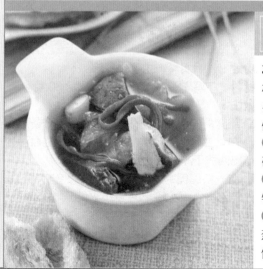

◎ 燕窝虫草猪肝汤 ◎

功效：养阴润肺。

材料：猪肝150克，燕窝、冬虫夏草各5克，姜、葱、盐、生粉各适量。

做法：

❶ 燕窝用清水浸泡6小时，沥干水分，放入碗中，置于蒸锅内隔水炖20分钟。

❷ 猪肝切片，放入碗中加一勺生粉腌10分钟；姜切片，葱切段。

❸ 砂锅内加水，煮沸后放冬虫夏草、姜片、葱段，小火炖煮1小时。放入猪肝，煮25分钟；倒入燕窝，用小火炖煮5分钟，下盐调味即可。

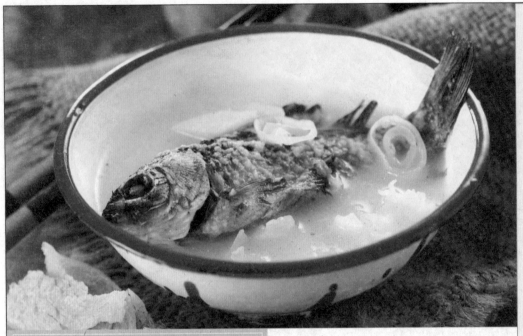

◎ 奶白燕窝鲫鱼汤 ◎

功效：滋补催乳。

材料：鲫鱼 500 克，燕窝 5 克，姜、葱、盐各适量。

做法：

❶ 燕窝用清水浸泡 6 小时，挑出绒毛及杂质，过细网筛沥干水分，放入碗中，置于蒸锅内隔水炖 20 分钟。

❷ 鲫鱼去鳞、鳃、内脏，洗净后沥干水分，用厨房纸吸去表面水分；葱、姜分别清洗干净，葱切段，姜切片。

❸ 炒锅内放适量油，中火烧热后将鲫鱼放入油锅内炸至两面金黄，捞出沥干油分。

❹ 取一只砂锅，将炸好的鲫鱼和葱段、姜片一并放入锅中，一次性加入足量沸水，大火煮沸后转小火煮 1 小时，放入燕窝煮 5 分钟，下盐调味即可。

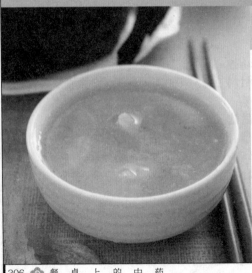

◎ 燕窝乌鸡汤 ◎

功效：滋阴润燥，止咳化痰。

材料：乌鸡 1 只，燕窝 5 克，冰糖 30 克。

做法：

❶ 燕窝提前用清水充分泡发，沥干水分备用。

❷ 乌鸡去内脏、指甲，放入沸水中焯透血污，捞出冲洗干净，沥干水分。

❸ 取一只瓦煲，将乌鸡放入煲中，一次性加入足量水，大火煮沸后转小火炖煮 1 小时至乌鸡肉完全熟烂。

❹ 取出乌鸡，煲内留汤汁，放入燕窝、冰糖，小火续煮 30 分钟即可。

甜品

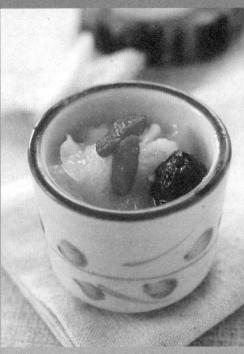

◎ 冰糖杞圆炖燕窝 ◎

功效：补血养颜，润肺止咳。

材料：桂圆 15 克，枸杞子 10 克，燕窝 5 克，冰糖 30 克。

做法：

❶ 燕窝提前 6 小时用清水充分泡发，挑出绒毛及杂质，用细网筛隔去水分，放入小碗中备用。

❷ 枸杞子、桂圆分别清洗干净，枸杞子用清水浸泡 10 分钟，捞出沥干备用。

❸ 取一只小炖盅，将燕窝、枸杞子、桂圆一并放入炖盅，加入足量水，盖上盖，放入外锅内，小火隔水炖煮 1 小时。

❹ 至所有材料熟软后，加入冰糖，改小火炖煮 1 小时即可。

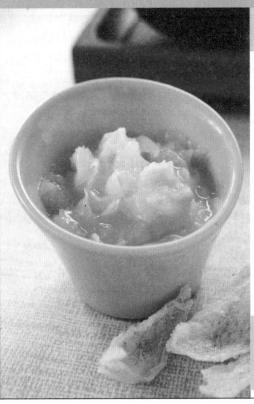

◎ 雪耳炖燕窝 ◎

功效：补虚益肺。

材料：雪耳 15 克，燕窝 5 克，冰糖适量。

做法：

❶ 燕窝用清水浸泡 6 小时，期间换一次水，第二次水留用，挑出绒毛及杂质，过细网筛沥干水分，盛入小碗中备用。

❷ 雪耳用温水充分泡发，捞出沥干，去蒂，撕成小朵。

❸ 将燕窝和雪耳一并放入炖盅，加步骤 1 中留用的泡燕窝水，盖上盖，放入外锅内，小火隔水炖 45 分钟。

❹ 至银耳、燕窝都炖至软烂时，放入冰糖调匀，继续炖 5 分钟即可。

小贴士 进补雪耳燕窝期间应该注意"以清配清、以柔配柔"，少吃辛辣油腻食物，不抽或少抽烟，才可以达到最大养生疗效。

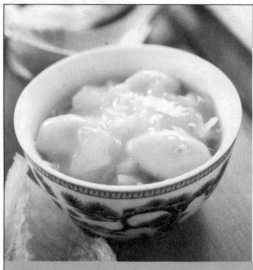

◎ 银杏燕窝 ◎

功效：滋阴润肺，止渴生津。

材料：燕窝5克，银杏（白果）20粒，冰糖90克。

做法：

① 燕窝提前用清水充分泡发，沥干，放入碗中，置于蒸锅内隔水蒸20分钟，取出备用。

② 银杏去壳，用沸水浸泡片刻，捞出沥干水分，去衣、去心。

③ 取一只炖盅，将银杏放入炖盅内，加适量水，盖上盖，放入外锅内隔水炖30分钟。

④ 加入燕窝，继续用小火炖15分钟，再加入冰糖调匀，炖5分钟即可。

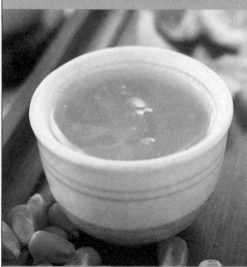

◎ 燕窝玉米汁 ◎

功效：调中开胃，降血脂。

材料：玉米粒500克，燕窝5克，纯净水适量。

做法：

① 燕窝提前用清水充分浸泡6小时，挑出绒毛及杂质，过网筛沥干水分，放入小碗中，置于蒸锅内隔水炖20分钟至熟软。

② 玉米粒淘洗干净，放入榨汁机中，加适量纯净水搅打成玉米汁，用细纱布隔去较粗的玉米渣，留细腻玉米汁备用。

③ 将玉米汁倒入砂锅中，小火熬煮至微沸，放入燕窝，继续用小火稍煮5分钟即可。

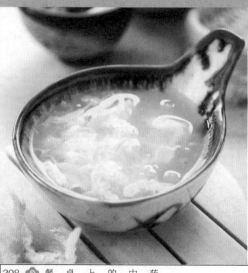

◎ 酒酿燕窝 ◎

功效：强筋健骨，补腰活血。

材料：酒酿100克，燕窝5克，鸡蛋2个，红糖20克。

做法：

① 燕窝提前用清水充分泡透，沥干水分，放入小碗中，置于蒸锅内隔水炖20分钟。

② 鸡蛋打入碗中，均匀搅散备用。

③ 取一只小煮锅，在锅中加入适量水，放入酒酿搅散，加入红糖，煮沸。

④ 将鸡蛋液缓缓倒入锅中，搅拌制成蛋花，用小火煮3分钟；放入燕窝，续煮5分钟即可。

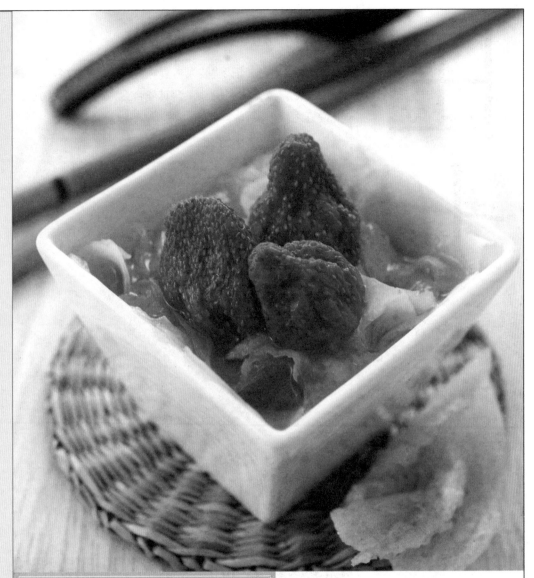

◎ 鲜草莓燕窝 ◎

功效：甘温养血，健脾养心。

材料：鲜草莓250克，燕窝5克，冰糖适量。

做法：

❶ 燕窝提前6小时用清水充分泡发，期间换一次水，第二次的浸液留用，挑出绒毛及杂质，过细网筛隔去水分，放入碗中备用。

❷ 草莓去蒂、去叶，用淡盐水浸泡10分钟，再用清水洗净，沥干水分备用。

❸ 将浸泡好的燕窝放入炖盅，上层铺草莓，将步骤1中留用的泡燕窝水倒入炖盅内。

❹ 将炖盅盖上盖，放入外锅，小火隔水炖1小时，加入冰糖，再炖5分钟即可。

小贴士 选购草莓的时候，应以体型呈自然匀称的圆锥形、颜色均匀、色泽红亮的为佳，形状过于奇怪的或蒂头发白的都有可能是激素草莓。

田七

《本草纲目》记："彼人言其味左三右四，故名三七，盖恐不然。或云本名山漆，谓其能合金疮，如漆粘物也，此说近之。"

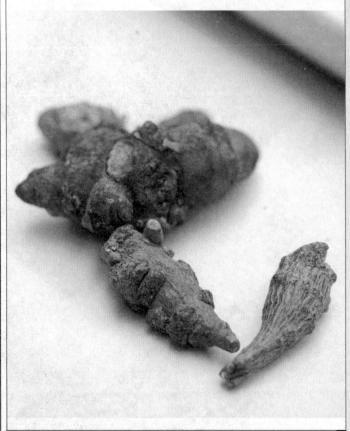

【别名】三七，人参三七，金不换，血参，滇三七等。

【科目】五加科人参属。

【药用部位】田七的块茎、根茎、花蕾和叶均可供药用。

【性味归经】味甘、微苦，性温，无毒；归肝、胃、大肠经。

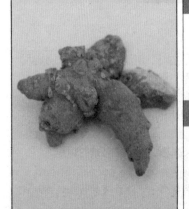

【中医功效与主治】

止血活血，消肿定痛，祛瘀生新。主治：咯血，吐血，衄血，便血，崩漏，外伤出血，跌仆肿痛，胸痹绞痛，癥瘕；血瘀经闭；痛经；产后瘀阴腹痛；疮痛肿痛等。

【现代医学药理作用】

止血；抗血栓；抗心肌缺血；抗心律失常；抗动脉粥样硬化；扩张血管；降血压、降血糖、降血脂；抗炎；抗肝损伤；抗肿瘤；镇痛；延缓衰老；增强机体免疫力等。

营(养)价(值)

田七的营养价值很高，含丰富的蛋白质、有机酸、维生素以及钙、磷、镁、钠等人体必需的元素，其中的很多营养成分陈皮中也有包含。

田七营养成分	解构
◎皂苷	Rb_1、Rb_2、Rb_3、Rb、Rc、Re、Rf、$Rg1$、Rg_2、Rh_1，以及田七皂苷 R_1、R_2、R_3、R_4、R_5、R_6、$R7$、O_1、P_2、Q_3、S_4、T_5，绞股蓝苷 RV Ⅱ。
◎黄酮类化合物	田七黄酮可以分解出槲皮素
◎糖类	含有单糖、鼠李糖、木糖、葡萄糖、低聚糖和多糖，还可分解出活性阿拉伯半乳聚糖以及三七多糖 A 和三克茎叶多糖。
◎挥发油	含有 α－ 和 γ－ 依兰油烯、香附子烯等多种成分
◎氨基酸	含有天门冬氨酸、谷氨酸、精氨酸等 16 种氨基酸
◎微量元素	含有铁、铜、钴、锰、锌、镍、钡、钼、钒、氟、镁、钾、钙、铬、锶、磷、锆等无机元素

适用人群分析

◎ 缺血、贫血人群

　　田七自古就被作为止血活血、去瘀生新的良药。吐血、咳血、便血及妇女血崩等都可以依靠田七来进行治疗。田七能增加血液中的凝血酶含量，缩短血液凝固时间。田七中含有一种可以增加血小板数量的氨基酸，能发挥明显的止血作用。此外，田七对多功能造血干细胞的增殖也有明显的促进作用，因而具有补血的功效。田七不仅可以作为失血症的治疗用药，还可以作为贫血症的日常补益用药。贫血患者适宜经常进补含有田七的膳食。

◎ "三高" 人群

　　患有高血压、高血糖、高血脂的"三高"人群可以经常进补田七。田七可以扩张血管、减慢心率，从而降低血压。田七中含有人参皂苷，对血糖有双向调节作用，可以提高空腹血糖、降低葡萄糖性高血糖。同时，田七还可以有效阻止肠道吸收脂肪，降低血清胆固醇和甘油三酯含量。因此，"三高"人群食用田七，可以降血压、降血糖、降血脂，有效防治中风、脑血栓等。

◎ 易疲劳人群

　　由于工作、学习压力较重导致疲劳、嗜睡、记忆力减退等症状的人可以经常进补田七制成的膳食，如田七肉饼、田七炖鸡等。田七有调节免疫力的作用，可以显著提高白细胞数量，对活化免疫功能有调理和改善作用。此外，田七还可以令中枢神经系统兴奋，提高脑力和体力的活动，增强学习能力、记忆能力，有效对抗疲劳。因此，易疲劳的人群经常进补田七，对改善体质、补充体力等都有很大帮助。

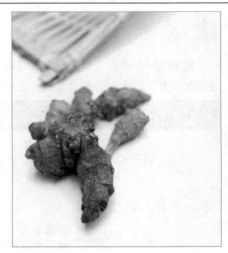

◎ 中老年人

田七可以有效防治老年人易患的心脑血管疾病、降低心脏耗氧等。田七中含有的田七总皂苷还可以有效地抗氧化，对抗衰老，改善体内微循环。此外，田七还可以提高中老年人的抵抗力与抗炎能力，减少因长期用药引发副作用的可能性。因此，建议中老年人经常食用含有田七的药膳，或用田七泡水代茶饮，以达到养生保健的功效。

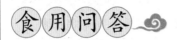

Q：田七有何分类？如何选购？

A：田七分"春田七"和"冬田七"两种，这是以采收季节来区分的，在结籽之前采收的为春田七，结籽以后采收的为冬田七。以春田七的品质为佳，选择个大。体重、色好、光滑、坚实而不空泡者为最好。冬田七皱纹较多，质量次之。

田七有 13 个等级，以每 500 克有多少头作为分级标准，例如 40 头田七指的是每 500 克头数在 31~40 之间的田七。田七头数越多则种植年份越短，头数越少种植年份越长。因此选购田七时，以身干、头大、体重、质坚、碎后皮质分开、中央木质部分颜色较深、表皮细而光滑、断面呈灰绿色或灰黑色、无裂纹，有菊花心者为佳。

Q：如何辨别真伪田七？

A：真品田七呈纺锤形或类圆锥形，长 1~6 厘米，直径 1~4 厘米，颈部有茎痕，周围有瘤状突起，侧面有支根折断的痕迹，有横向皮孔及不连续的纵皱纹，表面光亮，断面呈灰绿色，带有人参香味，味道苦而后甘甜。

伪品田七一般呈卵形或圆锥形，长 3~6 厘米，有人工刀刻状，体重而质轻，表面呈黄褐色，断面为棕黄色，气味微辛，味道微苦、不甘甜。

Q：田七如何食用和贮藏？

A：食用田七通常有以下方式：切片加工炮制或加蜂蜜，直接嚼食；洗净晒干后研成田七粉，用温水或温汤冲食；烹入菜肴，炖汤、做菜；泡酒、泡茶。

田七在贮藏前需仔细清理干净虫孔，然后放入纱布袋中，置于木盒、纸袋或纸盒内，在放入石灰缸或密封瓶贮藏，确保干燥，防止受潮、霉变或虫蛀。大量贮藏时则要放在干燥、通风的地方。在贮藏过程中要经常检查，若发现受潮，应立即取出曝晒或烘烤。

Q：田七用法用量与禁忌？

A：用法用量：每次 0.6~3 克（止血）或 3~6 克（治外伤、筋骨折伤等），每日 2 次。小量或中等量能止血、活瘀，大量使用则破血。三七一般不做煎剂用，多用粉末用温开水送服或随汤药冲服。

注意事项：①田七化瘀活血能力强，故凡血虚或血症无瘀滞者慎用；②孕妇慎用或忌食，以免扰动胎气；③食用田七的同一天内，忌蚕豆、鱼类和酸冷食品。

Q：田七、菊叶田七、景天田七有何异同？

A：田七又名参三七、三七，是化瘀止血的良药，广泛用于治疗人体各种出血症，内服或外用均有非常好的止血效果。同时，还具有活血止痛的功效，是治疗跌扑伤痛的重要药材，也是著名的云南白药的主要成分之一，近年还多用于治疗瘀血阻滞的胸痹心痛症等。

菊叶田七、景天田七的功效与田七近似，均可化瘀止血、消肿定痛，但是药力较之田七要薄弱，也不能替代使用。另外，菊叶田七具有解毒疗疮的功效，而景天田七又具有养血安神的功效，这些都与田七有所区分。

Q：田七通常与哪些药材配伍，功效如何？

A：田七的常见配伍与功效详见下表：

配伍	保健功效
花蕊石、血余炭	止血化瘀，能治咳血、吐血、衄血和二便下血
生地黄、柏叶	用于失血症属血热者，可清凉血止血
旱莲草、阿胶、鱼板胶	用于失血症属阴虚血热者，可滋阴凉血止血
山萸肉、炮姜	用于失血症属虚寒者，可补虚温阳止血
黄芪、党参、灶心土	用于气血失统而失学者，可补气摄血止血
当归、红花、土鳖虫	用于治跌打损伤，瘀血肿痛，消肿止痛
当归、人参	用于治胸痹绞痛，可益气活血，通脉止痛
全瓜蒌、薤白、桂枝	可除痰通阳，化瘀止痛
川芎、桃仁	用于治产后瘀阻腹痛，恶露不尽
白芨	止血收敛，化瘀消肿
血竭	活血化瘀，生肌止痛
紫菀、前胡、枇杷叶	治咳血胸痛
代赭石、赤石脂、生白芍	治吐血胃痛

粥品

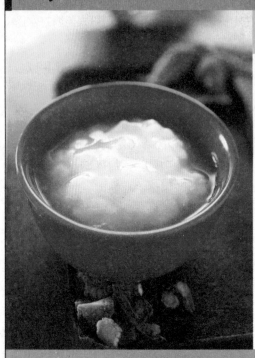

◎ 丹参灵芝田七粥 ◎

功效：益气补血，活血通络。

材料：粳米 50 克，灵芝 30 克，丹参 5 克，田七 3 克，片糖适量。

做法：

❶ 田七、丹参、灵芝分别清洗干净，沥干水分；灵芝、丹参用水略浸软后切片；田七压碎。

❷ 粳米淘洗干净，用清水浸泡 30 分钟，过网筛沥干水分备用。

❸ 取一只煮锅，将田七、丹参、灵芝一并放入锅内，一次性加入足量水，小火煎煮 20 分钟，过网筛滤去药渣，留取药汁备用。

❹ 取一只砂锅，将粳米放入锅中，倒入步骤 3 中留取的药汁，大火煮沸后，转小火熬煮 30 分钟，待粳米开花、粥黏稠时，放入片糖，继续用小火煮至溶化调匀即可。

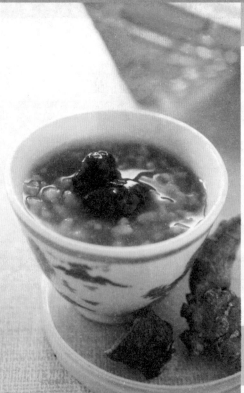

◎ 田七首乌粥 ◎

功效：补血活血，养肝益肾。

材料：粳米 100 克，何首乌 50 克，田七 5 克，红枣 3 颗，冰糖适量。

做法：

❶ 田七清洗干净，晾干或烘干后，放入料理机中研成细末。

❷ 红枣和何首乌分别洗净，红枣去核；粳米淘洗干净，用清水浸泡 30 分钟，捞出沥干水分。

❸ 取一只煮锅，将田七末和何首乌放入锅内，加两碗水，小火煎煮成浓汁，过网筛滤去药渣，留取药汁备用。

❹ 取砂锅，将粳米和红枣一并放入锅中，加适量水，大火煮沸后转小火熬煮 30 分钟。

❺ 倒入步骤 3 的药汁，拌匀后继续用小火煮沸，放入冰溶化后关火，加盖闷 5 分钟即可。

小贴士 实热证、湿热证患者不宜食用人参田七粥；大便溏薄者慎食田七首乌粥。

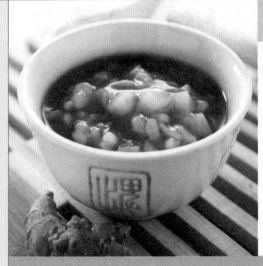

◎ 淮山田七桂圆粥 ◎

功效：健脾益肾，活血止血。

材料：鲜淮山100克，桂圆20克，田七粉10克，炮姜炭6克，片糖适量。

做法：

❶ 桂圆对半切开；鲜淮山去皮，切滚刀块。

❷ 将桂圆和炮姜炭放入砂锅内，加足量水，小火煎煮30分钟，用漏勺捞出药渣，留取药汁。

❸ 将淮山块和田七粉一并放入步骤2砂锅中的剩余药汁内，大火煮沸后，转小火熬煮1小时。

❹ 待淮山完全熟软，用勺子将其压成泥糊状，加入片溶化，用小火继续熬煮5分钟即可。

◎ 人参田七粥 ◎

功效：化瘀活血，益气通络。

材料：粳米60克，田七片6克，人参片3克，糖适量。

做法：

❶ 田七片、人参片分别清洗干净，沥干水分；粳米淘洗干净，用清水浸泡30分钟，过网筛沥干水分。

❷ 取一只砂锅，将粳米、田七片、人参片一并放入锅内，一次性加入足量清水至砂锅3/4处，大火煮沸，转小火熬煮30分钟，期间注意搅拌，避免粘锅。

❸ 待大米开花、粥黏稠时，放入适量砂糖或冰糖，待糖完全溶化，调匀后继续用小火熬煮5分钟即可。

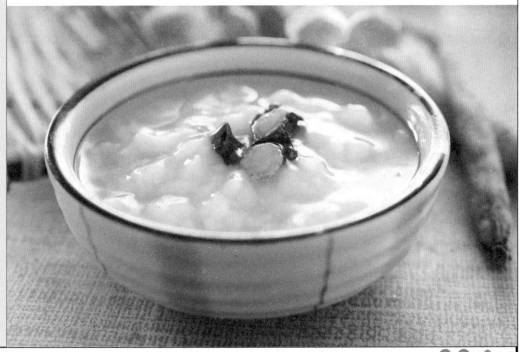

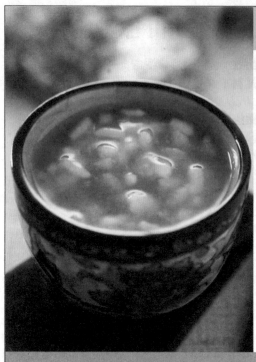

◎ 阿胶田七糯米粥 ◎

功效：止血补血，缓解疼痛。

材料：糯米 100 克，阿胶 30 克，田七 10 克，蜂蜜适量。

做法：

❶ 阿胶略微冲洗干净，放入小碗中，用汤匙捣碎，加适量水浸泡一天后，放入蒸锅中，隔水蒸约 15 分钟至阿胶完全化开。

❷ 糯米淘洗干净，用清水浸泡 30 分钟，过网筛沥干水分备用；田七洗净，烘干，放入料理机中研成粉末。

❸ 取一只砂锅，将糯米放入锅中，一次性加入足量水，大火煮沸，转小火熬煮 30 分钟，期间注意搅拌。

❹ 待粥将成时，放入阿胶汁及田七粉，继续用小火熬煮 10 分钟，离火放置片刻，稍凉后调入蜂蜜拌匀即可。

◎ 田七薏米粥 ◎

功效：消肿止痛，健脾渗湿。

材料：薏米 80 克，糯米 50 克，田七 10 克，糖适量。

做法：

❶ 薏米和糯米分别淘洗干净，用清水浸泡 2 小时，过细网筛沥干水分，备用。

❷ 田七洗净，晾干，放入料理机中研成细末。

❸ 取一只砂锅，将薏米和糯米一并放入锅中，一次性加入足量水，大火煮沸后转小火熬煮 30 分钟，期间注意搅拌，避免粘锅。

❹ 放入田七粉，搅拌后继续用小火熬煮 10 分钟，加适量砂糖，待溶化、调匀即可。

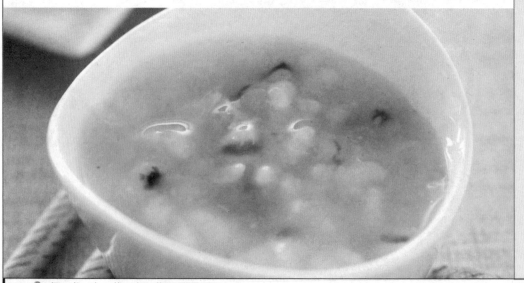

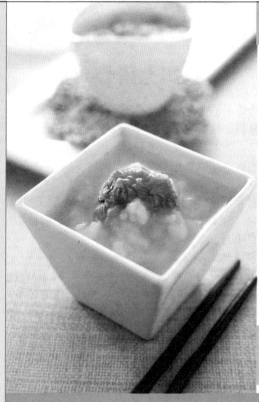

◎ 田七菊花粥 ◎

功效：活血消脂，清热平肝。

材料：糯米 100 克，田七 10 克，菊花 5 克，冰糖适量。

做法：

❶ 糯米和菊花分别淘洗干净，糯米用清水浸泡 30 分钟，过细网筛沥干水分备用。

❷ 田七清洗干净，晾干或烘干，放入料理机中研成粉末。

❸ 取一只砂锅，将糯米放入锅中，一次性加入足量水，大火煮沸后，转小火熬煮 25 分钟。

❹ 待糯米软烂、粥黏稠时，加入田七粉和菊花拌匀，继续用小火煮 10 分钟，再放入适量冰糖，待冰溶化后调匀即可。

| 小贴士 | 挑选干菊花的时候，颜色过暗沉或过鲜艳的都不好，颜色自然、摸上去松软、花瓣不脱落的为佳。 |

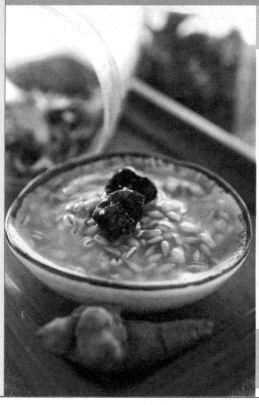

◎ 当归黄芪田七粥 ◎

功效：益气养血，宁心安神。

材料：小麦仁 100 克，黄芪、夜交藤各 30 克，当归 12 克，胡麻仁 10 克，桑叶 9 克，田七 6 克，红枣 10 颗，糖适量。

做法：

❶ 田七清洗干净，研成碎末；红枣、小麦仁分别清洗干净，红枣切开，去除枣核。

❷ 胡麻仁、当归、桑叶、黄芪、夜交藤分别清洗干净，沥干水分；将上述 5 味药材一并放入锅中，加少量水煎煮成浓汁，过网筛滤去药渣，留取药汁备用。

❸ 取一只砂锅，将红枣和小麦仁放入锅内，加适量水，大火煮沸。

❹ 放入田七碎末和步骤 2 的药汁，再次煮沸后转小火熬煮 30 分钟，放入糖，待溶化即可。

| 小贴士 | 进补此类粥品时，不要同时食用葱、蒜和萝卜。 |

小菜

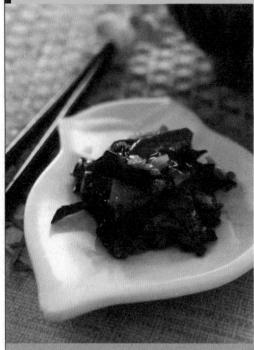

◎ 田七猪心 ◎

功效： 活血止血，养心安神。

材料： 猪心 250 克，鸡蛋白 2 个，田七粉 4 克，黑木耳 2 克，姜蓉、米酒、麻油、生抽、生粉、胡椒粉、糖、盐各适量。

做法：

❶ 猪心去除白膜和血筋，清洗干净，切成薄片，放入碗中，加鸡蛋白、生粉、胡椒粉和盐拌匀。

❷ 黑木耳放入温水中充分泡发并淘洗干净，捞出沥干，去蒂，切丝。

❸ 取一小碗，放入田七粉、米酒、生抽、少量糖，加少量水调匀成酱汁备用。

❹ 烧热油锅，放猪心片，大火翻炒至六成熟，加姜蓉翻炒片刻，放入黑木耳，下酱汁炒至汤汁沸腾，淋麻油，稍微收汁后下盐调味即可。

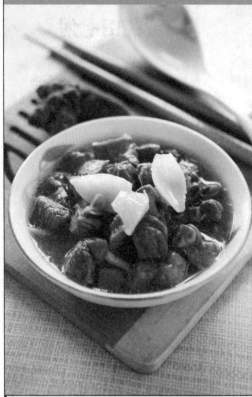

◎ 百合田七炖瘦肉 ◎

功效： 活血降脂，化痰降浊。

材料： 猪瘦肉 250 克，百合 30 克，田七 5 克，姜、葱、米酒、盐各适量。

做法：

❶ 田七洗净晾干，放入料理机中研成粉末；百合洗净，放入清水中浸泡片刻捞出；葱、姜分别洗净，都切成蓉。

❷ 猪瘦肉洗净，过沸水焯透血污，捞出冲洗、沥干，切成 4 厘米见方的块备用。

❸ 将猪瘦肉、百合、葱、姜、米酒放入砂锅内，加适量开水，大火煮沸，改用小火炖煮 1 小时 30 分钟。

❹ 至猪肉熟软，放入田七粉和盐，拌匀后改大火收汁即可。

小贴士 炖肉的时候用文火慢炖会使肉质更细嫩鲜美，到收汁的时候如果担心粘锅问题，可以转盛入炒锅内翻炒收汁。

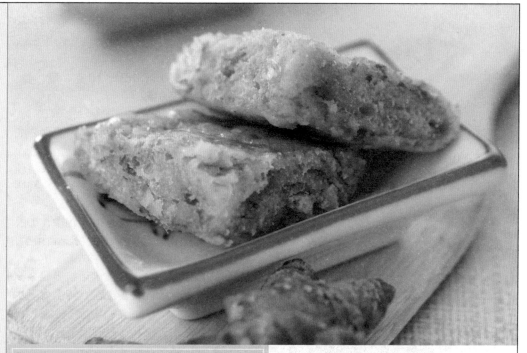

◎ 田七肉饼 ◎

功效：活血化瘀，益气助阳。

材料：面粉 300 克，猪肉 100 克，田七、红参、鹿角胶各 10 克，淀粉、盐各适量。

做法：

❶田七、红参、鹿角胶分别清洗干净，沥干水分，晒干或烘干后，放入料理机内分别研成粉末备用。

❷猪肉清洗干净，沥干，剁成肉末备用。

❸将猪肉末、田七末、红参末、鹿角胶末、面粉一并放入大碗内拌匀，再加入淀粉和盐，用温水和匀后揉成肉饼，盛入深盘中。

❹蒸锅内放入足量水，大火煮沸后，将步骤 3 的肉饼放入蒸架内，盖上盖，转小火隔水蒸制 30 分钟即可。

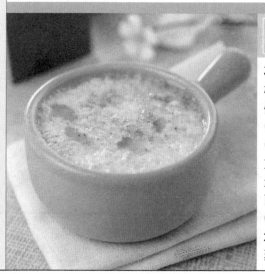

◎ 田七蒸蛋 ◎

功效：行气补血，止血止痛。

材料：鸡蛋 1 个，田七 1.5 克，盐适量。

做法：

❶田七放入料理机中研成粉末备用。

❷把鸡蛋打入碗中，加入田七粉，沿着同一方向均匀搅散，再慢慢倒入一碗温水，加少量盐，继续顺向搅拌均匀，用细漏勺撇去表面泡沫。

❸蒸锅内放入足量水，大火煮沸后，将步骤 2 中调好的蛋液放入蒸架内，盖上盖，大火蒸 2 分钟后转小火蒸 6 分钟即可。

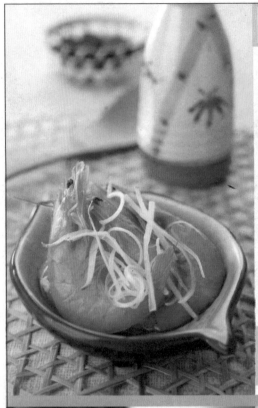

◎田七炖虾◎

功效：化瘀消肿。

材料：鲜大虾500克，田七10克，葱、姜、盐、生粉、酒各适量。

做法：

❶ 鲜虾剪去虾须，用盐搓洗后再用清水冲洗干净。

❷ 田七清洗干净，烘干或晒干后，放入料理机中研成粉末；葱、姜分别清洗干净，都切成细丝备用。

❸ 将步骤1中料理好的鲜虾放入碗中，加入田七粉、姜丝、葱丝、少量生粉、酒和盐，用手充分抓匀，静置腌10分钟左右。

❹ 蒸锅内放足量水，大火煮沸后将步骤3腌好的鲜虾放入蒸架内，盖上盖，转小火隔水蒸30分钟即可。

小贴士 宿疾者、正值上火之时不宜吃虾；体质过敏者及过敏性皮炎患者不宜吃虾；另外虾为动风发物，患有皮肤疥癣者忌食。

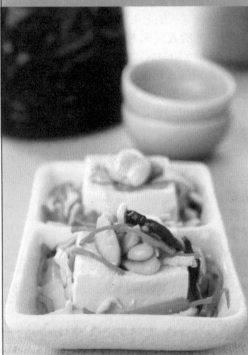

◎田七杂锦豆腐煲◎

功效：益气补血，养阴助阳。

材料：豆腐200克，虾仁8只，蟹肉20克，猪瘦肉、鸡肉、竹笋各60克，鸡肝、胡萝卜各40克，火腿30克，蚕豆10克，冬菇4朵，田七2克，米酒、生抽、上汤、盐、麻油各适量。

做法：

❶ 田七捣成碎末。

❷ 猪瘦肉、鸡肉、鸡肝、竹笋、胡萝卜、火腿洗净、切丝；冬菇用温水泡发，洗净，去蒂，切丝。

❸ 锅中加入上汤，将豆腐整块放入，煮沸后捞出豆腐置大盘中。

❹ 烧热油锅，放入其他所有材料，炒至肉类熟透，加米酒、生抽、盐稍微翻炒均匀，入味后倒在豆腐上，淋麻油即可。

小贴士 时间充裕的情况下，田七杂锦豆腐煲还可以用蒸制方法做，将材料炒至半熟，铺在豆腐上一并蒸透，更具风味。

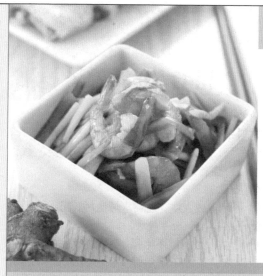

◎ 田七韭菜虾仁 ◎

功效：消肿化瘀，助阳补肾。

材料：韭菜 300 克，鲜虾仁 100 克，鸡蛋 1 个，田七 5 克，生粉、盐各适量。

做法：

❶ 韭菜去根，切成段；鲜虾仁用牙签挑去肠线，洗净；田七放入料理机中研成粉末备用。

❷ 将鲜虾仁放入碗中，加入田七粉、生粉、少量盐和一匙水，打入鸡蛋，充分拌匀。

❸ 烧热油锅，放入虾仁炒至七成熟，捞出备用。

❹ 锅内留底油，放入韭菜，大火翻炒至熟透，放入炒好的虾仁，翻炒片刻，下盐调味即可。

◎ 田七西红柿牛肉锅 ◎

功效：健脾益气，和胃消食。

材料：牛肉 500 克，西红柿 300 克，马铃薯 150 克，芽菜 100 克，田七 20 克，葱、姜、上汤、胡椒粉、盐各适量。

做法：

❶ 牛肉清洗干净，沥干水分，切成薄片；田七清洗干净，用温水略微浸软后切片。

❷ 芽菜、西红柿、马铃薯、葱、姜分别清洗干净；西红柿去蒂，切片；马铃薯去皮，切片；葱、姜分别切丝。

❸ 烧热油锅，放入马铃薯片，大火翻炒片刻，加入牛肉、芽菜、姜丝，炒至牛肉片变色，放入田七片和上汤，煮沸，加入西红柿、葱丝，稍煮片刻，加胡椒粉、盐调味即可。

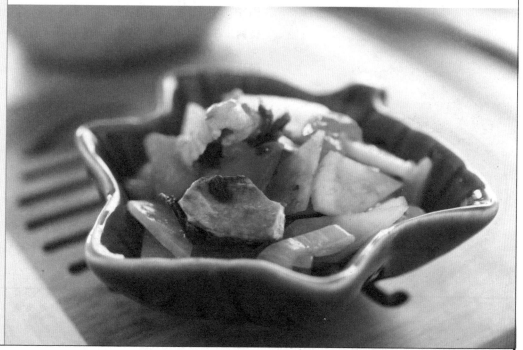

汤羹

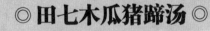

◎ 田七木瓜猪蹄汤 ◎

功效：活血化瘀，益气补血。

材料：猪蹄 2 只，木瓜 80 克，田七、当归、怀牛膝、续断各 10 克，砂仁 4 克，姜、葱、米酒、盐各适量。

做法：

❶ 猪蹄斩成大块，过沸水焯血污，捞出洗净，沥干。

❷ 田七、当归、怀牛膝、续断分别洗净，捣成碎末，用纱布带包好；砂仁洗净；木瓜洗净，去皮、去瓤，切块；葱、姜洗净，葱切段，姜切块。

❸ 将猪蹄和药材纱布袋放入锅内，加适量水，大火煮沸后，放入米酒，转小火炖煮 1 小时。

❹ 取出纱布袋；放入砂仁、姜、葱、木瓜，继续用小火煮至猪蹄熟烂，下盐调味即可。

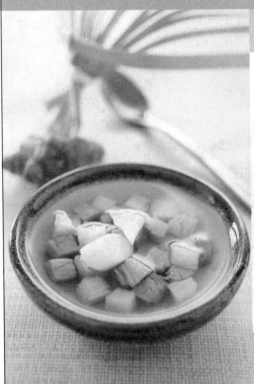

◎ 淮山田七牛肉汤 ◎

功效：活血化瘀，益气增力。

材料：牛肉 100 克，淮山 10 克，田七 1.5 克，姜、葱、胡椒粉、盐各适量。

做法：

❶ 牛肉清洗干净，放入沸水中焯去血污，捞出沥干水分，切成 3 厘米左右的小块。

❷ 淮山清洗干净，用温水浸软后切片；田七洗净，烘干后研成粉末；葱、姜分别洗净，葱切段，姜切片。

❸ 取一只瓦煲，将牛肉、淮山、葱、姜一并放入瓦煲中，加适量水，大火煮沸后，盖上盖，改用小火炖煮 1 小时 30 分钟。

❹ 至牛肉完全熟烂后，加胡椒粉、田七粉和盐调匀，继续用小火炖煮 5 分钟即可。

小贴士：炖牛肉的时候可以在肉汤中放入 3~5 片洗净的干山楂，可以使牛肉更快地软烂，肉味也更鲜美。

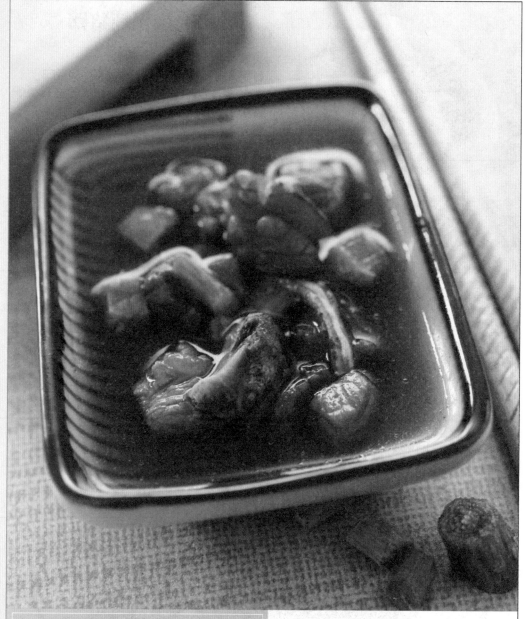

◎ 田七当归羊肉汤 ◎

功效：活血化瘀，消肿定痛。

材料：羊肉 150 克，田七、核桃仁各 10 克，川牛膝 8 克，当归 6 克，盐适量。

做法：

❶ 羊肉清洗干净，切成 4 厘米见方的块，放入沸水中充分焯去血污，捞出冲洗，沥干。

❷ 田七、核桃仁、川牛膝、当归分别清洗干净；田七用温水略浸软后切小块；田七、川牛膝、当归用纱布袋包好，备用。

❸ 取一只砂锅，将羊肉放入锅中，再放入步骤 2 的药材纱布袋和核桃仁，加入足量开水，大火煮沸，盖上盖，转小火炖煮 2 小时，待羊肉完全熟烂，放盐调味即可。

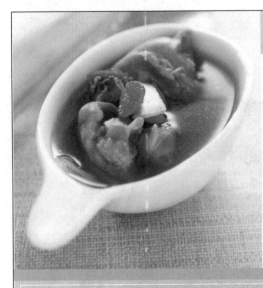

◎ 田七枸杞炖猪蹄 ◎

功效：美容养颜，益气活血。

材料：猪蹄 300 克，田七、枸杞各 10 克，葱、姜、上汤、盐、绍酒、胡椒粉各适量。

做法：

❶田七浸软后切片；枸杞洗净，用清水浸泡 10 分钟，沥干；葱、姜洗净，葱切段，姜拍块。

❷猪蹄斩成大块，焯去血污，捞出沥干。

❸取一只炖盅，将猪蹄、田七、枸杞、葱、姜放入炖盅内，加入上汤、绍酒，盖上盖，放入外锅隔水炖 1 小时，捞出葱、姜，放盐、胡椒粉，调匀后继续炖 30 分钟即可。

◎ 田七木耳瘦肉汤 ◎

功效：益气活血。

材料：猪瘦肉 150 克，田七 10 克，木耳 6 克，葱、姜、盐各适量。

做法：

❶猪瘦肉切成厚片，焯透血污；田七放入料理机中研成细末备用。

❷木耳泡发，撕成小块；葱切段，姜切片。

❸取一只砂锅，在锅内放入适量水，大火煮沸后加入姜片、葱段，再次煮沸后放入田七、木耳、瘦肉，盖上盖，转小火炖煮 1 小时至瘦肉熟烂，下盐调味即可。

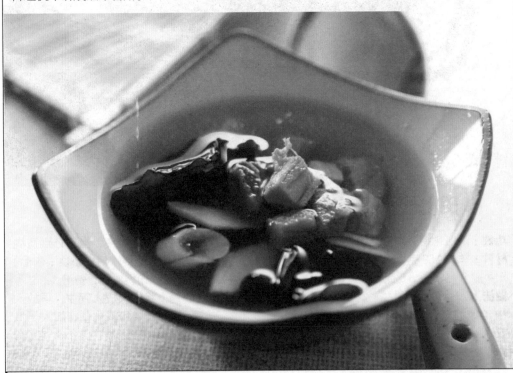

茶酒

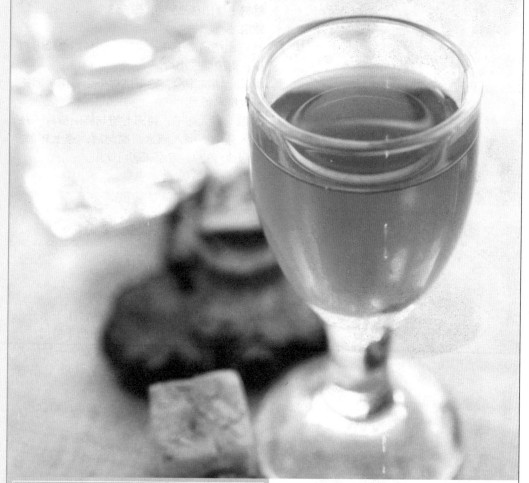

◎ 人参田七酒 ◎

功效：补血益气，养心安神。

材料：人参 2 克，田七、川芎各 6 克，当归、黄芪各 20 克，五加皮、白术各 12 克，甘草 4 克，五味子、茯苓各 8 克，40° 以上白酒 1000 毫升。

做法：

❶ 将材料中的 10 味药材分别清洗干净，晒干或烘干，分别用料理机研碎，备用。

❷ 取干净无水的玻璃罐作为泡酒容器，将步骤 1 中研磨好的 10 种药材碎块放入容器中，注入白酒，密封。

❸ 将密封好的酒罐置于阴凉干燥处，浸泡 15 日以上，用细网筛过滤去药渣，留取酒液即可饮用。

小贴士 当出现劳倦过度、久病虚弱、失眠多梦、食欲不振、倦怠乏力等症状时，每日睡前饮少许人参田七酒，可以有效缓解病症。

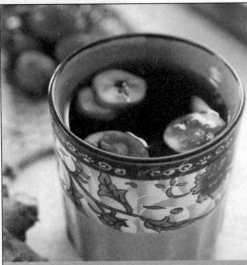

◎ 山楂田七茶 ◎

功效：化瘀活络，止痛。

材料：鲜山楂 15 克，田七 3 克。

做法：

❶ 鲜山楂清洗干净，去蒂，切开后去除山楂核，再改切成小片。

❷ 田七清洗干净，晒干或烘干后，用料理机研成粉末备用。

❸ 取一只大杯子，将田七粉与鲜山楂片一并放入杯中，倒入沸水，搅匀后，盖上杯盖，闷泡 30 分钟，待温凉即可饮用。

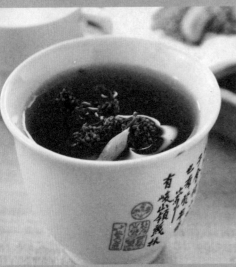

◎ 田七花麦冬茶 ◎

功效：清心，降火，降压。

材料：田七花 5 克，麦冬 10 克。

做法：

❶ 田七花、麦冬分别淘洗干净，沥干水分；麦冬用清水浸泡 10 分钟，捞出沥干备用。

❷ 取一只大杯子，将田七花和麦冬一并放入杯中，加入适量温开水，水温以 85℃左右为宜。

❸ 盖上杯盖，闷泡 10 分钟左右，即可饮用。

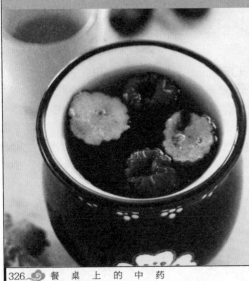

◎ 田七红枣饮 ◎

功效：补脾益胃，益气摄血。

材料：红枣 20 颗，田七 5 克，红糖 30 克。

做法：

❶ 红枣清洗干净，切开去除枣核，切成细丝备用。

❷ 田七洗净，用温水略微浸软后切片备用。

❸ 取一只小砂锅，把红枣丝放入锅内，加入 1 碗左右温水浸泡 30 分钟。

❹ 待红枣水泡至发红时，放入田七片和 2 碗水，水漫过所有材料，小火煎煮 40 分钟，放入红糖，待红糖溶化即可。

糕点小吃

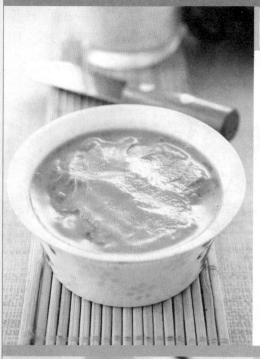

◎ 田七果汁雪糕 ◎

功效：散瘀止血。

材料：全脂即溶奶粉 80 克，浓缩鲜果汁 50 毫升，纯巧克力 20 克，鸡蛋 3 个，田七粉 3 克，生粉 8 克，水 250 毫升，糖 35 克。

做法：

❶ 将鸡蛋蛋黄、蛋白分开置于两个杯子内；巧克力用温水溶化。

❷ 把部分白糖放入蛋白中，搅拌至乳白色泡沫状。

❸ 将全脂即溶奶粉、生粉、蛋黄、田七粉和余下糖用少量开水乳化后加入剩余水搅拌均匀，加入蛋白、巧克力液和浓缩鲜果汁，拌匀。

❹ 将拌匀的材料放入小锅内，稍微离火加热，不断搅拌至呈均匀乳状，离火冷却，放入雪糕模，冷冻 2 小时 30 分钟即可。

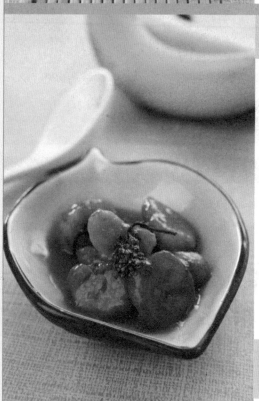

◎ 田七花茄汁香蕉 ◎

功效：养阴清热，开胃滑肠。

材料：香蕉 500 克，西红柿汁 150 克，干田七花末 5 克，生粉、食用苏打粉、糖、盐各适量。

做法：

❶ 干田七花末洗净，放入水中浸泡至变软，过细网筛滤去水分，备用。

❷ 香蕉去皮、切块，放入小碗内，加入生粉、苏打粉、盐拌匀。

❸ 油锅烧至六成热，放进香蕉块，炸至外表金黄酥脆，捞起沥油。

❹ 锅内留底油烧热，放入西红柿汁、糖、干田七花末翻炒，直至糖完全溶化，加生粉水勾芡，放入香蕉块，拌匀即可。

小贴士 西红柿汁可以用番茄酱代替，也可以用鲜西红柿，烫一下剥皮，切块，放入榨汁机里榨出番茄汁，过滤后使用。

雪耳

《本草简要方》记载："以所生之木为主治之原。通用者黑黄白三种。黄白两种。均为补品。入药桑耳为多。黄者又名金耳。白者又名银耳。均富胶质。"

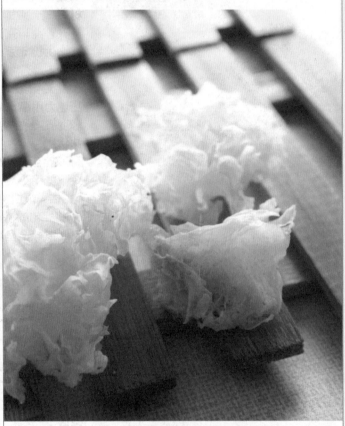

【别名】 白木耳，银耳，白耳，桑鹅等。

【科目】 真菌门担子菌网银耳目银耳科银耳属的银耳子实体。

【药用部位】 雪耳是生于枯木上的胶质药用真菌，除去杂质和蒂头后，可成为优良的滋补食品。

【性味归经】 味甘、淡，性平，无毒；归肺、胃、肾经。

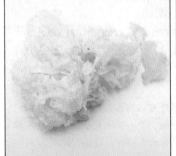

【中医功效与主治】

滋补生津，润肺养胃，滋阴补血，延年益寿。主治：虚劳咳嗽，痰中带血，津少口渴；病后体虚，气短乏力等。

【现代医学药理作用】

增强机体免疫力，提高机体抗病能力；促进造血功能；降血压、降血脂、降血糖；预防肿瘤；保护肝脏；抗炎；抗溃疡；抗凝血、抗血栓；抗突变等。

营养价值

雪耳含有蛋白质、脂肪、碳水化合物和钙、铁、钾、镁、硫等物质，雪耳含有的多糖A、多糖B、多糖C中，碱性多糖比水溶性多糖的活性更强。

雪耳的营养成分	含量（每100克）	雪耳的营养成分	含量（每100克）
◎碳水化合物	67.3 克	◎蛋白质	5 克
◎脂肪	0.6 克	◎钙	36 毫克
◎磷	369 毫克	◎铁	30.4 毫克
◎钠	1.1 毫克	◎镁	54 毫克
◎锌	1.03 毫克	◎硒	1.95 微克
◎锰	1.17 毫克	◎维生素 B_1	0.002 毫克
◎维生素 B_2	0.14 毫克	◎烟酸	1.5 毫克
◎核黄素	0.14 毫克	◎抗坏血酸	4 毫克

适用人群分析

◎血栓患者

雪耳中的雪耳多糖和雪耳孢子多糖有明显的抗凝血作用，血栓患者可以经常食用雪耳。雪耳多糖可以延长特异性血栓和纤维蛋白血栓的行程时间，减轻血栓湿重和干重，降低血液黏稠度。因此，血栓患者或血液黏稠度较高的人群，经常食用雪耳制成的各种膳食，如雪耳羹等，可以有效防止血栓形成和辅助治疗血栓。

◎中老年人

雪耳中含有雪耳多糖，雪耳多糖可以降低心肌组织的脂褐质含量、增强脑和肝组织中某些抗氧化物的活力，从而达到延缓衰老的效果，非常适合中老年人长期食用。同时，雪耳还可以有效提高免疫力，促进淋巴细胞增生，对中老年人的免疫系统有促进和提升的作用。

◎高血压、高血脂患者

经常食用雪耳，可以有效对抗高血压、血管梗塞和冠心病，对造血功能也有一定的促进作用。另外，雪耳中的雪耳多糖和雪耳孢子多糖还可以有效降低高脂血症血清中的胆固醇、胆固醇酯等的含量，降低其总胆固醇含量，从而防止高胆固醇血症的形成。因此，由于日常饮食不合理等原因导致高血脂、高血压的患者，在调整饮食结构的基础上，还应当多食用雪耳制成的膳食。

◎ 脂肪肝、肝硬化患者

雪耳多糖能促进肝蛋白质的合成，从而有效地保护肝细胞，减轻肝细胞的损伤。此外，雪耳还有明显的抗炎功效，对肝炎也有一定的辅助治疗作用。因此，患有肝硬化、脂肪肝及其他肝损伤病症的患者，可以将雪耳作为优先选择的食疗食材经常食用，以提高免疫力、保护肝脏、修复损伤。

◎ 胃溃疡患者

胃溃疡患者首先应该禁食生冷、酸辣等刺激性的食品，调整饮食结构和作息，同时还可以经常进补雪耳粥等较为温和的食补膳食。雪耳多糖和雪耳孢子多糖可以有效促进醋酸型胃溃疡的愈合，并不会影响胃蛋白酶的活性，从而达到辅助治疗胃溃疡的效果。

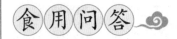

食用问答

Q：雪耳有种类之分吗？

A：雪耳通常根据产地分为四川品种和福建品种。四川品种的外形呈鸡冠状，煮熟后容易变烂、失去原本形状；福建品种多在漳州挑选分装，故又称漳州雪耳，外形呈菊花状，质量较佳，煮熟后仍能保持原本形状。

Q：雪耳应该如何选购？

A：总体来说，选购雪耳时，不应贪白，以身干、黄白色、朵大、体轻、基底部小、肉厚者为佳。干雪耳呈白色是熏过硫黄漂白过的，只有新鲜或者泡发后的雪耳才是白色的，晒干或烘干后的正常颜色应为金黄色。

具体来说，选购优质雪耳要注意以下几个方面：①"看"：优质雪耳的耳片色泽呈金黄色，有光泽，朵大体轻疏松，肉质肥厚，坚韧而有弹性，蒂头无耳脚、黑点，无杂质等，干耳浸水后，膨胀率可达 10 倍以上；②"闻"：品质新鲜的银耳，应无酸、臭、异味等；③"尝"：银耳本身应无味道，选购时可取少许试尝，如对舌有刺激或有辣的感觉，证明这种银耳是用硫黄熏制做了假的。

Q：雪耳中毒是如何产生的？怎样分辨雪耳是否变质？

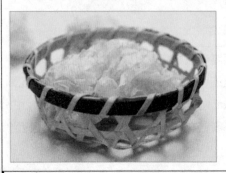

A：雪耳中毒是由于雪耳变质后产生的酵米面杆菌 A 所引起的，一般在食用后 3~72 小时内发病，开始时患者多会头疼、呕吐、头晕，少数人伴有腹泻、舌头和四肢麻痹，或伴有咳血、尿血，严重者更会出现神志不清、四肢抽搐、肾功能衰竭甚至休克、死亡的情况。因此，服食雪耳后一旦出现不适，必须立刻求医。

不慎服食变质雪耳后果非常严重，因此一定要仔细分辨雪耳的变质与否，详情如下表：

特征	优质雪耳	变质雪耳
外形	色泽鲜白带微黄，有光泽，朵大而体轻疏松，蒂头无黑点、杂质	色泽暗黄，朵形不全，呈残缺状，蒂头带有黑点和杂质
触感	干燥，体轻	体重带潮，甚至有湿润感
气味	无酸、臭或其他异味	带少许酸味或刺鼻异味
浸泡后效果	体积膨胀 5~10 倍，体型结实不散开	体积膨胀不多，有的解体散开

Q：雪耳应当如何贮藏？

A：雪耳中含有丰富的蛋白质和多糖类成分，因此非常容易受潮，因此，雪耳要放置阴凉干燥处，密封存储。

雪耳泡发后如果暂时不食用，应当充分沥干水分，用保鲜袋装好密封，置于冰箱内冷藏，但冷藏时间不宜超过三天，还是要尽快食用。

Q：雪耳如何食用？有什么食用禁忌吗？

A：雪耳通常可以单独或配合其他药材煎水、泡茶、酒或入馔，多做成甜粥、糖水、汤羹等。人群禁忌：患有风寒咳嗽、湿热热痰而致咳、气虚出血、初起感冒者均不宜食用雪耳。

此外，雪耳中含有较多的硝酸盐类成分，煮熟后如果摆放的时间过长，在细菌分解作用下，硝酸盐会还原成亚硝酸盐，亚硝酸盐会令人体内正常的血红蛋白氧化，进而使人体失去正常造血能力，严重时还会出现呕吐、昏迷等现象，因此，做好的雪耳不宜放置过夜，应尽快趁鲜食用。

Q：雪耳通常和哪些药材配伍？有何功效？

A：雪耳常见配伍与功效详见下表：

配伍	保健功效
人参、川贝	用于肺肾阴伤、虚劳咳嗽、血衄红痰
沙参、淫羊藿	润肺止咳，滋补强壮
红枣、莲子	益肺气、养气阴、强身壮体
红枣	用于阴伤口渴，咽干舌燥
芦根、小环草	治热病伤津，口渴引饮
谷精草、旱莲草	用于视力减退、眼底出血
钩藤	用于血压高、头疼眩晕
紫珠草、旱莲草	用于妇女月经过多，虚烦不眠

粥品

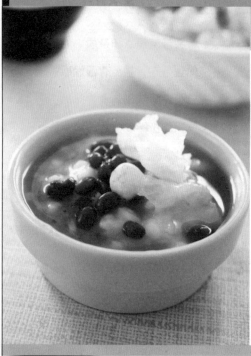

◎ 莲子雪耳赤豆粥 ◎

功效：健脾益气，养阴补肾。

材料：大米 100 克，赤小豆 30 克，莲子 20 克，雪耳 15 克，冰糖适量。

做法：

❶ 雪耳提前用温水充分泡发，捞出洗净，沥干水分，去蒂，撕成小朵。

❷ 大米、赤小豆、莲子分别淘洗干净，莲子用牙签去除莲子心；赤小豆、莲子、大米分别用清水浸泡 30 分钟，过网筛沥干水分备用。

❸ 取一只砂锅，将莲子、赤小豆和大米一并放入砂锅内，一次性加入足量清水，大火煮沸，转小火熬煮 20 分钟。

❹ 至大米、赤小豆将熟时，放入雪耳，用小火继续熬煮 30 分钟至雪耳熟软，依个人口味放入适量冰糖调味即可。

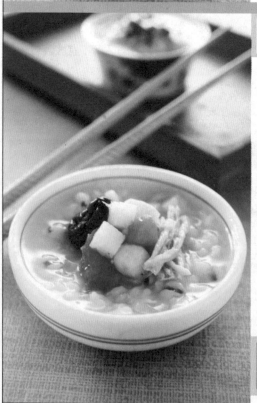

◎ 百果鸡粥 ◎

功效：健脾益胃。

材料：鸡肉 150 克，粳米 100 克，莲子、薏米、橘饼、马蹄各 25 克，雪耳、瑶柱各 10 克，雪梨 2 个，红枣 5 颗，盐适量。

做法：

❶ 雪耳用清水充分泡发，沥干，洗净，去蒂，撕成小朵；粳米淘洗干净，用清水浸泡 30 分钟，沥干备用。

❷ 剩余材料分别洗净沥干；莲子去心；红枣去核；马蹄去皮、切小块；瑶柱用清水浸泡 30 分钟；雪梨去皮、去核，切大块；鸡肉切丝。

❸ 将所有材料一并放入砂锅中，加适量水，大火煮沸，转小火熬煮 1 小时，期间注意搅拌，避免粘锅。

❹ 待材料熟软、粥黏稠时，下盐调味即可。

| 小贴士 | 百果鸡粥也可以用整鸡或鸡汤熬煮，在粥成以后再将熟鸡肉丝拌入粥内即可。 |

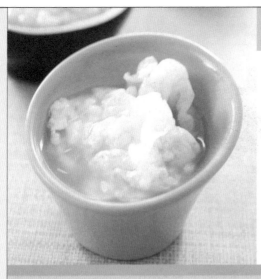

◎ 雪耳鸭蛋粥 ◎

功效：润肺解燥。

材料：大米 100 克，雪耳 30 克，鸭蛋 1 个，米醋、白糖各适量。

做法：

❶ 雪耳泡发，沥干，洗净，去蒂，撕成小朵。

❷ 大米用清水浸泡 30 分钟，沥干水分备用。

❸ 将大米放入砂锅中，加入足量清水，大火煮沸，转小火熬煮 30 分钟。

❹ 待大米熟软、粥黏稠时，放入雪耳熬煮 20 分钟至雪耳熟透，打入鸭蛋，搅拌均匀，再放少量米醋和白糖调味即可。

◎ 雪耳黑米粥 ◎

功效：补血益气，安胎保胎。

材料：粳米 70 克，黑糯米 30 克，雪耳、黄豆各 15 克，芝麻 10 克，红枣 5 颗，白糖适量。

做法：

❶ 粳米、黑糯米、黄豆、红枣分别淘洗干净；黄豆、粳米、黑糯米分别用水浸泡 1 小时，过网筛沥干备用；红枣切开，去除枣核。

❷ 雪耳用清水充分泡发，沥干，洗净，去蒂，撕成小朵。

❸ 取一只砂锅，将黑糯米和粳米一并放入锅内，加入足量清水，用中火熬煮 30 分钟。

❹ 至粥黏稠时，放入黄豆、雪耳、芝麻、红枣，转小火熬煮 1 小时，加入白糖调匀即可。

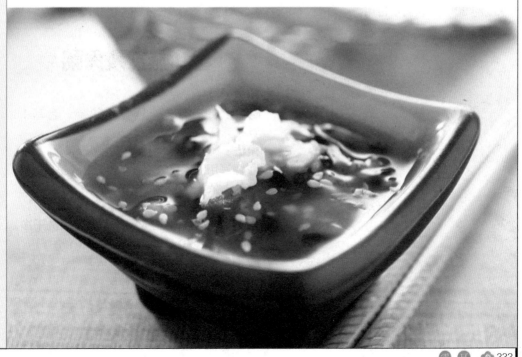

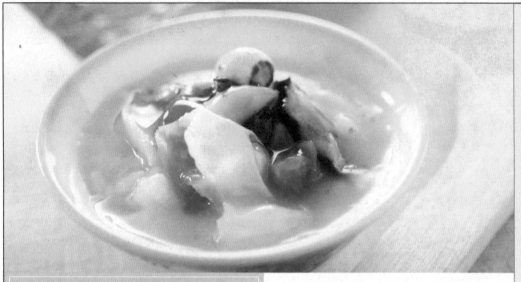

◎ 西红柿雪耳莲子百合粥 ◎

功效：润肺止咳，健脾安神。

材料：粳米 80 克，西红柿 30 克，雪耳、鲜百合各 20 克，莲子 15 克，香菇 10 克，盐适量。

做法：

❶ 雪耳提前用温水充分泡发，洗净，去蒂，撕成小朵，沥干水分；粳米淘洗干净用清水浸泡 30 分钟，沥干备用。

❷ 西红柿用热水略烫，撕去表皮，切大块；鲜百合、莲子、香菇分别洗净；莲子去心；香菇浸软，去蒂，切成粗丝。

❸ 取一只砂锅，将雪耳、莲子和粳米一并放入锅内，添足量清水，大火煮沸，转小火熬煮 20 分钟。

❹ 粥将熟时放入香菇、百合、西红柿，用小火继续熬煮 15 分钟，下盐调味即可。

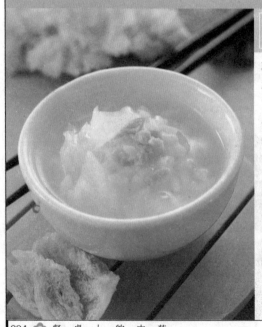

◎ 雪耳燕窝瘦肉粥 ◎

功效：润肺止咳。

材料：大米 60 克，猪瘦肉 50 克，雪耳 15 克，燕窝 5 克，盐适量。

做法：

❶ 雪耳用清水充分泡发，沥干，洗净，去蒂，撕成小朵；燕窝放在水中浸泡 6 小时，挑出杂质、绒毛，洗净，捞出用筛网沥水。

❷ 猪瘦肉洗净，剁成肉碎；大米淘洗干净，用清水浸泡 30 分钟，过网筛沥干备用。

❸ 取一只砂锅，将大米和银耳一并放入锅中，加适量水大火煮沸，转小火熬煮 30 分钟。

❹ 待大米熟软时，放入猪瘦肉碎搅散，煮 5 分钟，放入燕窝，拌匀后继续用小火熬煮 20 分钟，下盐调味即可。

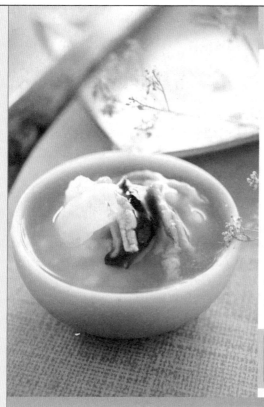

◎香菇雪耳瘦肉粥◎

功效：健脾益胃，润燥止渴，降脂降压。

材料：粳米70克，猪瘦肉60克，雪耳、鲜香菇各15克，酒、盐、生粉各适量。

做法：

❶ 雪耳提前用温水充分泡发，洗净，去蒂，撕成小朵，沥干水分；粳米淘洗干净，用清水浸泡30分钟，过细网筛沥干水分备用。

❷ 鲜香菇洗净，去蒂，切粗丝；猪瘦肉洗净，切丝，放入小碗中用生粉、酒、少量盐拌匀。

❸ 取一只砂锅，将雪耳和粳米一并放入锅中，加入足量清水，大火煮沸，转中火熬煮15分钟。

❹ 待粥开始变黏稠时，放入香菇、瘦肉丝继续用小火熬煮20分钟，下盐调味即可。

小贴士	在选购鲜香菇的时候，不宜买过大的，有可能是激素催长的产物，应以菇面直径在3~4厘米之间为最优。

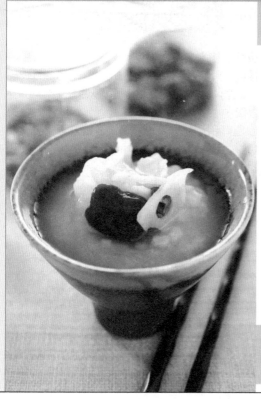

◎雪耳莲藕粥◎

功效：润肺止咳，养胃和血。

材料：莲藕、糯米各100克，雪耳10克，红枣6颗，红糖适量。

做法：

❶ 雪耳提前用清水充分泡发，洗净，去蒂，撕成小朵，沥干水分；糯米淘洗干净，用清水浸泡2小时，沥干水分备用。

❷ 莲藕刮白，冲洗干净，切成薄片；红枣清洗干净，切开，去除枣核。

❸ 取一只砂锅，将糯米和红枣放入锅中，加入足量清水，大火煮沸，转小火熬煮30分钟。

❹ 至糯米开花、粥黏稠时，放入雪耳和莲藕，继续熬煮20分钟至雪耳、莲藕熟透，加红糖调味即可。

小贴士	雪耳莲藕粥不仅润肺养胃，还能益气养阴、健脾，可治疗老年体虚、食欲不振、大便溏薄、热病口渴等症。

小菜

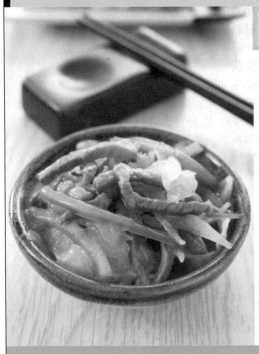

◎ 雪耳炒肉丝 ◎

功效：补虚强身。

材料：猪里脊肉 300 克，青椒 30 克，雪耳 10 克，鸡蛋 1 个，葱、上汤、酒、生粉、盐各适量。

做法：

❶ 猪里脊肉清洗干净，沥干水分，切细丝，放入碗中，打入鸡蛋，再加生粉、盐，顺着同一方向调匀，腌 30 分钟。

❷ 雪耳用清水充分泡发，洗净，去蒂，撕成小朵，沥干水分；青椒洗净，去蒂、去子，切丝；葱洗净，切丝。

❸ 烧热油锅，将猪里脊肉快速翻炒至变色，盛出备用。

❹ 锅内留底油，放入葱丝、青椒丝爆香，放入雪耳，大火翻炒片刻，加上汤和盐，焖 10 分钟，转大火收汁，放入熟里脊拌匀即可。

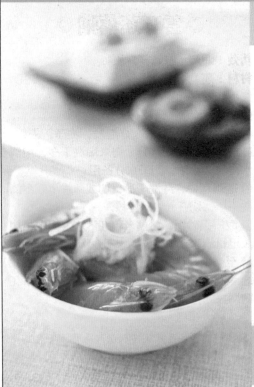

◎ 雪耳酿虾 ◎

功效：补虚润燥，强身健体。

材料：鲜虾 350 克，鸡肉 100 克，雪耳 15 克，鸡蛋白 1 个，姜、葱、上汤、生粉、麻油、盐各适量。

做法：

❶ 雪耳用清水充分泡发，洗净，去蒂，切碎，沥干；葱、姜分别洗净切丝。

❷ 鲜虾去壳、头尾、肠线，洗净后放入碗中，加葱丝、姜丝和盐腌 20 分钟；鸡肉洗净，剁碎，放入碗中加鸡蛋白、生粉和盐腌 20 分钟。

❸ 将步骤 2 中腌制好的鸡肉碎与雪耳碎充分拌匀。

❹ 虾平铺于盘上，鸡肉雪耳碎酿入虾上，放入蒸锅内，小火隔水蒸 25 分钟。

❺ 另取炒锅烧热，放入上汤、盐、麻油、生粉水，大火炒出芡汁，淋在虾上即可。

小贴士　如果使用冰冻虾仁，则在选购时，应该避免选择过于个大、色红的虾仁，而以透明、体软、弹性小、有虾腥味的为佳。

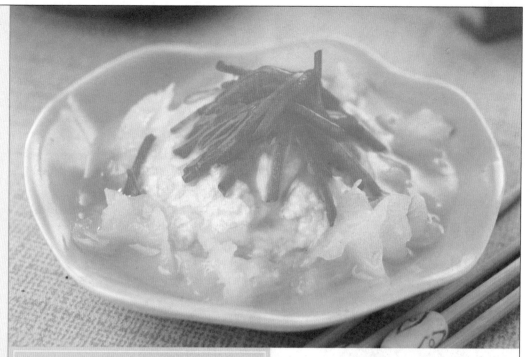

◎ 雪耳豆腐 ◎

功效：养阴清热。

材料：豆腐 100 克，胡萝卜 30 克，雪耳 25 克，上汤、麻油、生粉、盐各适量。

做法：

❶ 雪耳泡发，去蒂，撕成小朵，沥干水分。

❷ 胡萝卜清洗干净，刮去外皮，切成细丝；豆腐清洗干净，沥干水分，放入小碗中捣烂成蓉，加入盐拌匀调味。

❸ 将步骤 2 的豆腐蓉放入盘中央，用雪耳围盘，将胡萝卜丝撒在上方，放入蒸锅内，大火隔水蒸 10 分钟至食材熟软。

❹ 另取一只炒锅，放适量油烧热，放入上汤、盐、麻油、生粉水大火熬炒成芡汁，淋在豆腐上即可。

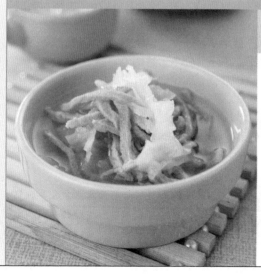

◎ 雪耳蒸瘦肉 ◎

功效：润肺健脾。

材料：猪瘦肉 150 克，雪耳 20 克，盐适量。

做法：

❶ 猪瘦肉清洗干净，沥干水分，切成细丝。

❷ 雪耳用清水充分泡发，清洗干净，挑去杂质，去蒂，撕成小朵，沥干水分。

❸ 将雪耳和猪肉丝放入盘中，加入适量盐和清水拌匀，备用。

❹ 蒸锅内放入足量水，大火煮沸，将步骤 3 中拌好的雪耳瘦肉置于蒸架内，盖上盖，大火隔水蒸 15 分钟即可。

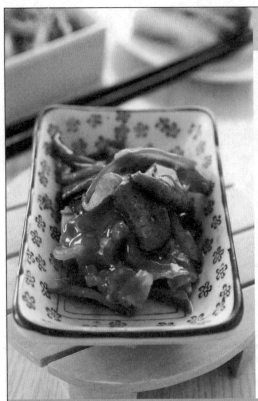

◎ 阿胶雪耳猪肝 ◎

功效：养血补肝。

材料：猪肝 500 克，青椒 50 克，阿胶 15 克，雪耳 10 克，葱、姜、生抽、酒、胡椒粉、生粉、白糖、盐各适量。

做法：

❶ 雪耳用清水充分泡发，洗净，去蒂，撕成小朵；青椒去蒂、去子，切丝；葱、姜分别洗净，葱切段，姜切片。

❷ 阿胶洗净，放入碗中，加入白糖和少量清水，隔水蒸 30 分钟，调汁备用。

❸ 猪肝去白膜，洗净血污，沥干水分，切薄片，加入生粉和盐拌匀腌制片刻。

❹ 烧热油锅，放入猪肝翻炒至熟，盛出备用。

❺ 留底油，放入葱、姜爆香，放入雪耳、青椒丝和少量酒炒熟，再加入阿胶汁和猪肝，翻炒收汁即可。

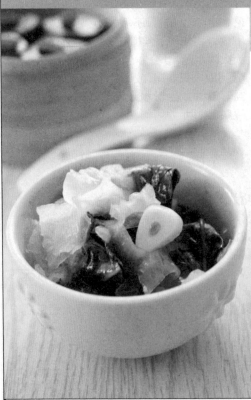

◎ 雪耳炒菠菜 ◎

功效：滋阴止咳。

材料：菠菜 200 克，雪耳 20 克，姜、葱、蒜、盐各适量。

做法：

❶ 雪耳用清水充分泡发，洗净，去蒂，撕成小朵，沥干水分备用。

❷ 菠菜清洗干净，切去根部，切成大段；葱、姜、蒜分别洗净，葱切碎，姜、蒜切片。

❸ 取炒锅，加少量油，中火烧热后放入葱碎、姜片、蒜片翻炒至出香味，放入雪耳，大火翻炒片刻，放少量水，稍焖 5 分钟。

❹ 放入菠菜，继续翻炒 2 分钟至菠菜熟透，依个人口味下入适量盐调味即可。

小贴士 菠菜所含草酸与钙盐能结合成草酸钙结晶，使肾炎病人的尿色混浊，管型及盐类结晶增多，因此，肾炎、肾结石患者忌食菠菜。

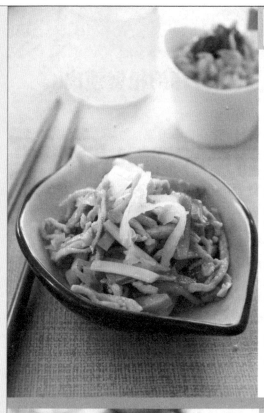

◎ 蒜苗胡萝卜炒雪耳 ◎

功效：健脾润肺。

材料：猪瘦肉150克，蒜苗50克，胡萝卜、冬笋各25克，雪耳30克，生抽、酒、盐、生粉各适量。

做法：

❶ 雪耳用清水充分泡发，洗净，去蒂，沥干水分，切丝备用；蒜苗洗净、去根，切段；胡萝卜、冬笋分别清洗干净，刮去外皮、切细丝备用。

❷ 猪瘦肉清洗干净，沥干水分，切丝，放入碗中，用生抽、酒、生粉、盐拌匀腌30分钟。

❸ 烧热油锅，放入瘦肉丝炒至肉丝变色，盛出备用。

❹ 锅内留底油，放入雪耳丝、胡萝卜丝、冬笋丝和蒜苗，大火翻炒至所有材料熟透，放入熟瘦肉丝翻炒片刻，下盐调味即可。

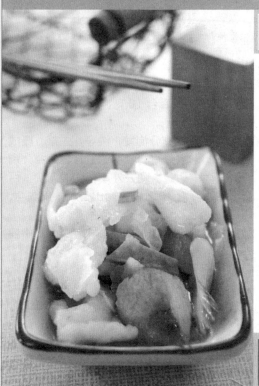

◎ 冬笋雪耳炒鱼片 ◎

功效：滋阴润肺，清热解毒。

材料：鱼肉250克，菜心50克，冬笋25克，雪耳10克，鸡蛋白1个，姜、葱、生粉、盐各适量。

做法：

❶ 雪耳用清水充分泡发，洗净，去蒂，撕成小朵；冬笋去皮，洗净，切片；菜心洗净，切段；以上材料分别放入沸水中焯至断生，捞出沥干备用。

❷ 鱼肉洗净，切薄片，放入碗中，加鸡蛋白、生粉和盐拌匀腌15分钟备用；葱、姜分别洗净，切碎。

❸ 烧热油锅，放入鱼片稍炸至定型，捞出沥油。

❹ 锅内留底油，放入雪耳、冬笋、菜心、葱、姜，大火翻炒至材料熟透，放入鱼片，下盐和少量清水，翻炒至熟，加生粉水勾芡即可。

| 小贴士 | 炒鱼片所使用的鱼肉通常是体型比较大的青鱼或草鱼，去皮去骨以后片成薄片。 |

汤羹

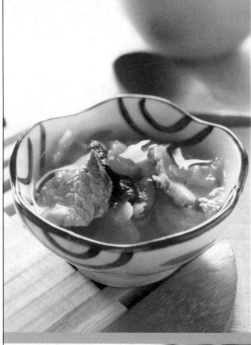

◎ 雪耳枸杞煲瘦肉 ◎

功效：滋补生津。

材料：猪瘦肉 150 克，雪耳、香菇各 15 克，枸杞 5 克，姜、上汤、绍酒、白糖、盐各适量。

做法：

❶ 雪耳用清水充分泡发，洗净，去蒂，撕成小朵，沥干水分；香菇、姜、枸杞分别清洗干净；枸杞用清水浸泡 10 分钟，捞出沥干；香菇、姜切片。

❷ 猪瘦肉放入沸水中焯去血污，捞出洗净沥干，切成厚片。

❸ 取一只瓦煲，放入猪瘦肉、香菇、生姜，加适量上汤和水，大火煮沸，盖上盖，转小火炖煮 40 分钟。

❹ 待猪肉熟烂、汤色发白时，放入银耳和枸杞略煮，再放少许盐、绍酒，继续煲 30 分钟即可。

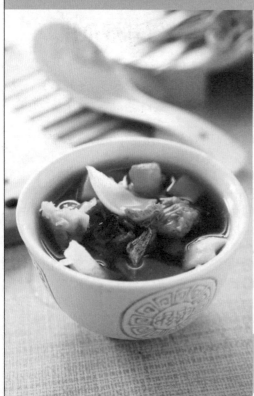

◎ 雪耳玉竹清润汤 ◎

功效：滋阴润燥，益气养胃。

材料：猪瘦肉 250 克，胡萝卜 100 克，雪耳、玉竹各 20 克，百合 10 克，姜、盐各适量。

做法：

❶ 雪耳用清水充分泡发，洗净，去蒂，撕成小朵，沥干水分；胡萝卜、玉竹、百合分别清洗干净；胡萝卜刮去外皮，切滚刀块；百合用清水浸泡 10 分钟，捞出备用；姜洗净，切片。

❷ 猪瘦肉清洗干净，切成小块，在沸水中焯去血污，捞出沥干。

❸ 取一只瓦煲，将猪肉、胡萝卜、雪耳、玉竹、百合、姜一并放入瓦煲中，加入足量水，大火煮沸后转小火炖煮 2 小时，下盐调味即可。

小贴士 胡萝卜素是一种脂溶性的物质，必须经过油炒或者与肉类一并烹制之后食用，其营养素才能被充分吸收。

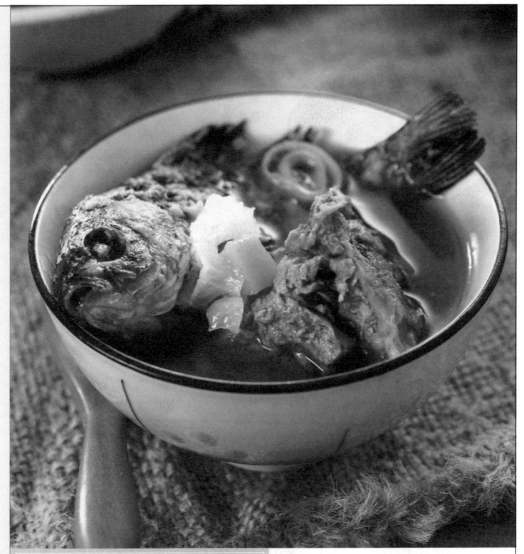

◎ 木瓜雪耳煲白鲫鱼 ◎

功效：清热利水，疏风消肿。

材料：白鲫鱼 500 克，猪脊骨 250 克，木瓜 300 克，雪耳 20 克，姜、盐各适量。

做法：

❶ 鲫鱼去鳞、鳃、内脏，洗净，沥干水分后下油锅炸至表面金黄，捞出沥油，用厨房纸吸取多余油分，备用。

❷ 猪脊骨斩段，放入沸水中焯去血污，捞出冲洗干净。

❸ 雪耳泡发，洗净，去蒂，撕成小朵；木瓜洗净，去皮、去子，切块；姜洗净，拍块。

❹ 瓦煲内放入足量清水，大火煮沸后放入白鲫鱼、猪骨、木瓜、雪耳、姜块，盖上盖，转小火炖煮 2 小时，下盐调味即可。

小贴士 白鲫鱼常常与非洲鲫混淆，最方便的区分方式是白鲫鱼的尾部是叉形、无色，而非洲鲫则是扇形、边缘有红色。

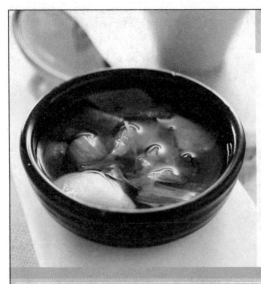

◎雪耳小白菜猪肝汤◎

功效：润肺养阴，补肝明目。

材料：小白菜、猪肝各50克，雪耳10克，葱、姜各适量。

做法：

❶ 雪耳泡发，去蒂，撕成小朵；葱切段，姜切片。

❷ 猪肝去除白膜和血筋，洗净，沥干，切大片。

❸ 取一只砂锅，将雪耳和姜片放入锅中，加入足量清水，大火煮沸，放入猪肝搅散，再次煮沸后撇去浮沫，转小火炖煮1小时。

❹ 放入小白菜和葱段，继续用小火煮5分钟，下盐调味即可。

◎椰肉雪耳煲老鸭◎

功效：润肺滋阴，健脾利湿。

材料：老鸭1只，猪脊骨250克，椰肉100克，雪耳20克，姜、盐各适量。

做法：

❶ 老鸭去头、内脏、尾尖，斩块，放入沸水中焯去血污，洗净；猪脊骨斩块，焯去血污。

❷ 雪耳用清水充分泡发，洗净，去蒂，撕成小朵，沥干水分；椰肉洗净切小块；姜洗净，切片。

❸ 将老鸭、猪骨、雪耳、椰肉和姜片一并放入砂锅中，加适量水大火煮沸，滚煮20分钟，盖上盖，转小火炖煮2小时，下盐调味即可。

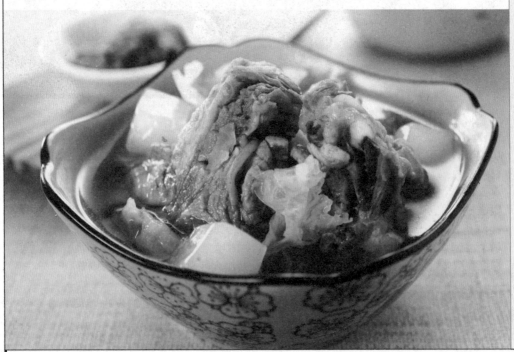

茶饮糖水

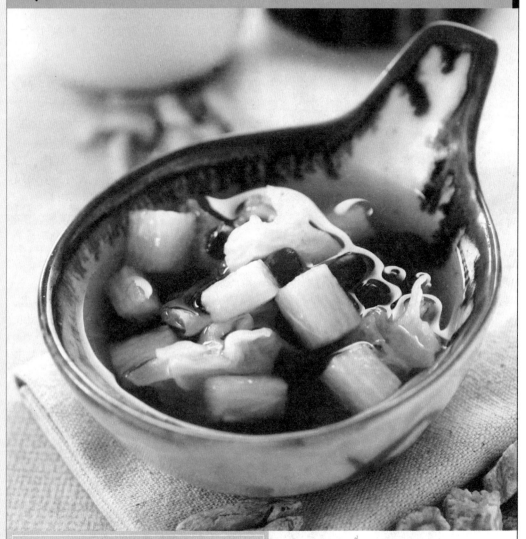

◎ 红豆雪耳糖水 ◎

功效：滋阴清热，养血益气。

材料：鲜淮山150克，红豆50克，玉竹、麦冬各25克，雪耳15克，沙参10克，冰糖适量。

做法：

① 沙参、玉竹、麦冬分别清洗干净，放入煮锅中加水煎煮20分钟，过网筛滤去药渣，留取药汁备用。

② 雪耳用温水充分泡发，洗净，去蒂，撕成小朵，沥干水分；红豆洗净，用清水浸泡1小时，捞出沥干水分；鲜淮山刮去外皮，切成小块。

③ 取一只砂锅，将红豆放入锅内，加入足量清水，大火煮沸，转小火熬煮30分钟至红豆熟软。

④ 加入步骤1的药汁和雪耳、淮山，继续用小火熬煮20分钟，加冰糖至溶化、拌匀即可。

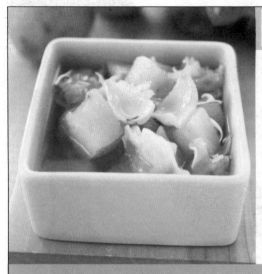

◎ 双雪百合糖水 ◎

功效：滋阴润燥，止咳化痰。

材料：雪耳、鲜百合各 10 克，雪梨 1 个，冰糖适量。

做法：

❶ 雪耳用温水充分泡发，清洗干净，去蒂，撕成小朵，沥干水分。

❷ 鲜百合洗净，刮去黑黄斑部分，掰成小块；雪梨洗净，去蒂、去核，切成小块备用。

❸ 将雪梨、雪耳、百合一并放入炖盅内，加适量温开水，盖上盖，放入外锅内，小火隔水炖煮 1 小时，放入冰溶化调味即可。

◎ 枇杷枸杞雪耳蜂蜜饮 ◎

功效：清肺和胃，化痰止咳，补肝益肾。

材料：雪耳 30 克，枇杷叶、枸杞子各 20 克，蜂蜜适量。

做法：

❶ 雪耳用温水充分泡发，清洗干净，挑除杂质，去蒂，撕成小朵，沥干水分。

❷ 枇杷叶、枸杞子分别清洗干净，枸杞子用清水浸泡 10 分钟，捞出沥干水分。

❸ 取一只小煮锅，将枇杷叶放入锅内，加水，大火煮 20 分钟，过细网筛隔去药渣，留取药汁备用。

❹ 取一只砂锅，放入雪耳、枸杞，倒入步骤 3 的枇杷叶药汁，小火煮 1 小时，离火稍凉后放入蜂蜜，调匀即可。

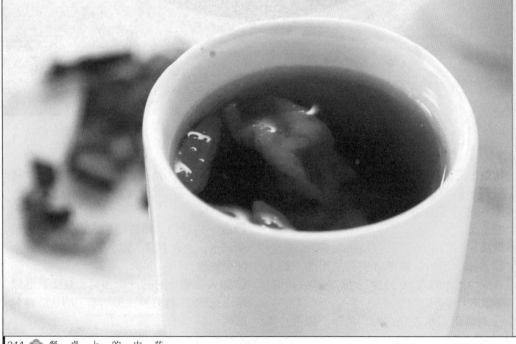

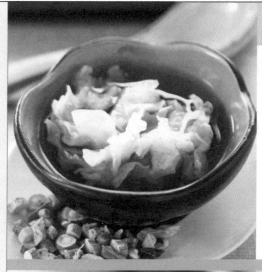

◎ 黄芪雪耳饮 ◎

功效：养阴益气。

材料：雪耳 20 克，黄芪 15 克。

做法：

❶ 雪耳用温水充分泡发，清洗干净，挑除杂质，去蒂，撕成小朵，过网筛沥干水分备用。

❷ 黄芪清洗干净，用温水略微浸软后切成小段，备用。

❸ 取一只砂锅，将雪耳、黄芪一并放入锅内，一次性加入足量清水漫过所有材料，大火煮沸，转小火煎煮 40 分钟，用筷子单独取出黄芪即可。

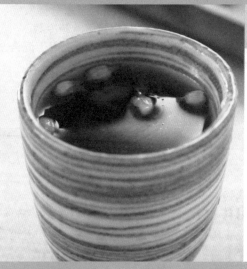

◎ 雪耳茉莉花茶 ◎

功效：滋阴解郁。

材料：雪耳 25 克，茉莉花茶 8 克，冰糖适量。

做法：

❶ 雪耳用温水充分泡发，淘洗干净，去除杂质，去蒂，撕成小朵，沥干水分。

❷ 取一只煮锅，将雪耳放入锅内，加适量清水，大火煮沸后转小火炖煮 30 分钟，至雪耳完全熟软后，加入冰溶化。

❸ 将茉莉花茶放入煮好的雪耳汤中，搅匀，盖上锅盖，闷泡 5 分钟即可饮用。

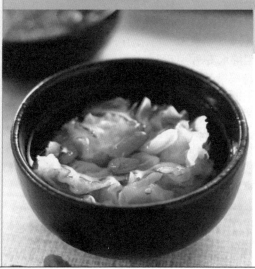

◎ 雪耳枸杞饮 ◎

功效：补肺益气。

材料：枸杞 80 克，雪耳 25 克，白糖适量。

做法：

❶ 雪耳用清水充分泡发，清洗干净，挑除杂质，去蒂，撕成小朵，过网筛沥干水分，备用。

❷ 枸杞淘洗干净，放入清水中浸泡 20 分钟，过网筛沥干水分，备用。

❸ 取一只煮锅，放入足量水，再根据个人口味放入适量白糖，大火煮沸并溶化白糖后，放入枸杞和雪耳，中火炖煮 30 分钟即可。

糕点小吃

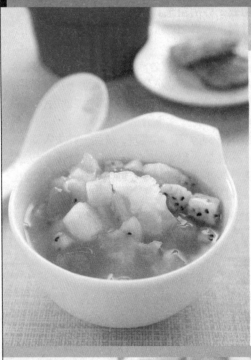

◎ 雪耳杂锦果丁 ◎

功效：养阴生津。

材料：雪耳 10 克，火龙果、哈密瓜、西瓜各 50 克，白糖适量。

做法：

① 雪耳用温水充分泡发，清洗干净，去蒂，挑除杂质，撕成小朵，沥干水分。

② 火龙果、哈密瓜、西瓜都分别洗净、去皮，切成丁盛入碗中备用。

③ 雪耳放入煮锅中，加适量水炖煮 30 分钟左右至完全熟透，再继续煮至水分挥发完，放入白糖溶化拌匀，盛出置于冰箱冷藏。

④ 将冷藏好的雪耳与步骤 2 的水果丁混合，拌匀即可食用。

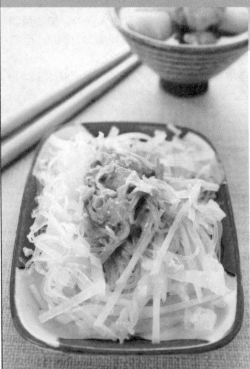

◎ 雪耳三丝拼盘 ◎

功效：止痛和胃。

材料：黄瓜 300 克，马铃薯 200 克，粉丝 100 克，雪耳 50 克，葱、蒜、醋、生抽、麻油各适量。

做法：

① 雪耳用温水充分泡发，洗净，去蒂，切丝，入沸水中煮熟，捞出沥干水分；粉丝浸软，用沸水烫熟后切段备用。

② 马铃薯刮去外皮，切丝，用沸水烫熟后沥干；黄瓜洗净，切丝，用盐水搓洗后沥干；葱、蒜分别洗净，剁成蓉。

③ 将马铃薯丝、黄瓜丝、粉丝依次铺盘，再将雪耳丝均匀铺在表层。

④ 另取一只碗，放葱蓉、蒜蓉、生抽、醋、麻油拌匀，浇到步骤 3 的盘中即可。

小贴士 选购粉丝时，应以细长、均匀、整齐、透明度高、有光泽、干燥、有弹性、无霉味、酸味和其他异味者为佳。

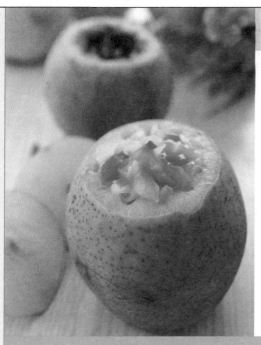

◎ 八宝雪耳香梨 ◎

功效：润肺养神，止咳化痰。

材料：豆沙 100 克，雪耳 20 克，核桃仁、花生仁、芝麻各 15 克，枸杞、葡萄干各 10 克，香梨 6 个，生粉、冰糖适量。

做法：

❶ 雪耳用清水充分泡发，洗净，去蒂，切碎；枸杞洗净，分成 2 份备用；香梨洗净，切下顶部，下部挖空做盅备用。

❷ 核桃仁、花生仁研成粗末，与芝麻、葡萄干一并拌入豆沙中搓匀，作为馅料备用。

❸ 在三个梨盅内放入豆沙馅料，另三个梨盅内放入雪耳、枸杞和冰糖，全部盖上梨盖，大火隔水蒸 20 分钟。

❹ 剩余枸杞子放入锅内，加入冰糖和少量清水煮沸，放水淀粉勾芡，淋在梨上即可。

◎ 凉拌双耳 ◎

功效：滋阴益气，补血强身。

材料：雪耳、黑木耳各 50 克，白糖、麻油、辣椒、盐各适量。

做法：

❶ 雪耳、黑木耳分别用温水充分泡发，冲洗干净，去蒂，挑除杂质，撕成小块，沥干水分备用；辣椒清洗干净，切细丝备用。

❷ 雪耳、黑木耳沸水焯熟，捞出过凉水，放入网筛中充分沥干水分，转盛入碗中备用。

❸ 将辣椒丝、麻油放入盛有雪耳和黑木耳的大碗中，将盐和少量糖用一匙开水化开后淋上，充分拌匀，静置片刻后即可食用。

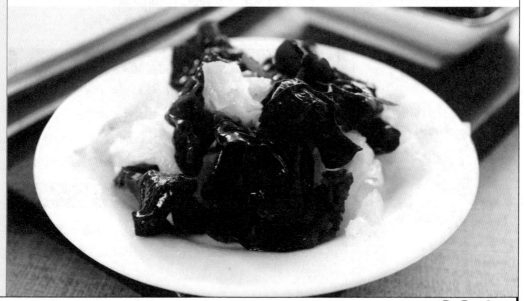

甘草

《本草纲目》记载："诸药中甘草为君，治七十二种乳石毒，解一千二百般草木毒，调和众药有功，故有国老之号。"

【别名】 美草，蜜甘，蜜草，国老，灵通，粉草等。

【科目】 豆科植物甘草、光果甘草或胀果甘草的干燥根及茎。

【药用部位】 甘草的干燥根茎

【性味归经】 味甘，性平，无毒；归心、肺、脾、胃经。

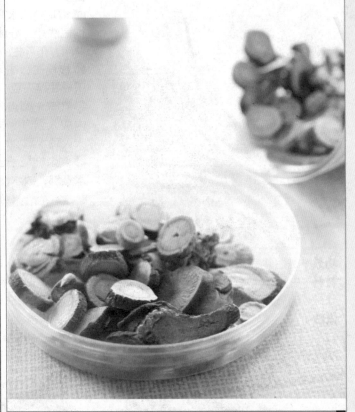

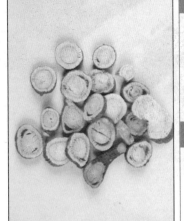

【中医功效与主治】

补脾益气，止咳润肺，缓急止痛，解毒和药。生用泻火热，熟用散表寒，去咽痛，除邪热，缓正气，养阴血，补脾胃，润肺。主治脾胃虚弱，气短乏力，食少便溏，咳嗽气喘，缓和药食中毒之毒性、烈性，婴儿目涩，妇女脏燥等。

【现代医学药理作用】

增强机体免疫功能；抗炎；抗菌，抗病毒；镇咳，祛痰；抗溃疡，解痉；促进胰液分泌；促进胆汁分泌；抗肿瘤；解毒等。

营养价值

甘草的营养成分	含量（每100克）	灵芝的营养成分	含量（每100克）
◎蛋白质	4.9 克	◎脂肪	4.2 克
◎碳水化合物	36.3 克	◎膳食纤维	38.7 克
◎胡萝卜素	6 微克	◎维生素当量	9.9 微克
◎硫胺素	0.07 毫克	◎核黄素	0.43 毫克
◎烟酸	1 毫克	◎维生素C	1 毫克
◎维生素E	2.32 毫克	◎钾	28 毫克
◎钠	154.7 毫克	◎钙	832 毫克
◎镁	337 毫克	◎铁	21.2 毫克
◎锰	1.51 毫克	◎锌	5.88 毫克
◎铜	1.14 毫克	◎磷	38 毫克
◎硒	4.72 微克		

适用人群分析

◎ 支气管哮喘患者

支气管哮喘患者可以经常饮用甘草茶。甘草中的甘草黄酮等物质有明显的镇咳和祛痰的作用，并可以扩张支气管，达到止咳平喘的功效。甘草的镇咳作用是中枢性的，因此对于支气管哮喘患者很有帮助，经常食用，可以有效减轻支气管神经的刺激，从而对抗哮喘发作。

◎ 胃溃疡患者

甘草中的多种成分都有抗溃疡的作用。甘草可以抑制胃液和胃酸的分泌，在胃内吸收而降低胃液的酸度，增加胃黏膜细胞中己糖胺的成分，从而保护胃黏膜。此外，甘草还能促生对胃黏膜有保护作用的物质，对胃平滑肌也有解痉的作用。因此，胃溃疡患者可以经常食用甘草粥，胃部痉挛疼痛时，除药物治疗外，也可以饮用温热的甘草茶以缓解病情。

◎ 高血脂、动脉硬化患者

高血脂患者可以将甘草泡水代茶饮，经常饮用，对高脂血症有明显的辅助治疗功效。甘草可以明显抑制血脂增高，还可以降低血清胆固醇的含量，减轻动脉粥样硬化的程度。经常进补，更可以抑制大动脉及冠状动脉粥样硬化的发展。甘草常被用于治疗各种由于高血脂、脂质氧化所引起的疾病，日常食用也具有保健和预防的功效，无毒副作用。

◎ 轻度中毒的人群

　　甘草具有明显的解毒作用，对误食毒物和药物中毒均有作用，可以缓解中毒症状。食用河豚或蛇咬伤导致轻度中毒的，可以在送医之前煎煮甘草浓汤送服。甘草酸可以吸附毒物，减少身体对毒物的吸收，沉淀毒物，改善肾上腺皮质激素样作用以提高机体对毒物的耐受能力，增强肝脏的解毒功能等。必须注意的是，使用甘草进行的自我治疗仅限于表现为呕吐、腹泻等的轻度中毒，如已出现昏厥、痉挛等重度症状，必须立即送医。

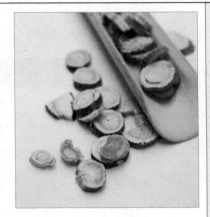

食用问答

Q：甘草该如何食用？有何禁忌？

A： 甘草通常单味或与其他药材一并煎水、泡茶、泡酒，入馔或作为甜食、果脯等的调味料。

　　甘草单味煎服时用量每天 3~10 克。清热解毒宜用生甘草，补中缓急宜用炙甘草。

　　长期大剂量服用甘草制剂会引起假醛固酮增多症，出现高血压、低血钾，以及因此而引起的头疼、浮肿、心肌损伤、四肢无力等症状；直接服用甘草酸也会出现上述现象。另有少数人群会对甘草出现过敏反应如气喘、胸闷等。因此服用甘草应适量，遵医嘱。

　　甘草忌甘遂、大戟、芫花、海藻。此外，湿盛中满、恶心呕吐者忌食；患有水肿、肾病、高血压、低血钾、充血性心力衰竭者不宜服食。

Q：生甘草、炙甘草、甘草梢有何功效异同？

A： 三者均味甘、性平，归心、肺、脾、胃经，均具有补脾益气、清热解毒、祛痰止咳、缓急止痛、调和诸药的功效，都适用于脾胃虚弱、倦怠乏力、心悸气短、咳嗽痰多等。

　　生甘草味甘、偏凉，长于清热解毒、祛痰止咳，多用于肺热咳嗽、痰黄、咽喉肿痛、痈疽疮毒、食物中毒、药物中毒等。

　　炙甘草味甘偏温，长于补脾和胃、益气复脉，多用于治疗脾胃虚弱、倦怠乏力、心悸脉结等。

　　甘草梢是甘草尾部的细小部分，多为生用，味甘偏凉，长于清热通淋，多用于小便短赤、灼热涩痛、口舌生疮、心胃有热等。

Q：甘草有哪些种类？如何选购？

A： 甘草分为甘草、胀果甘草、光果甘草三种。甘草根呈圆柱形，长25~100厘米，直径0.6~3.5厘米，外皮松紧不一，表面红棕或灰棕色，有明显纵沟纹及细根痕，质坚实，断面略显纤维性，黄白色，具粉性；胀果甘草根及根茎木质粗壮，多有分支，灰色或灰褐色，质坚硬，木质纤维多，粉性小；光果甘草根及根茎质地较坚实，有分支，外皮不粗糙，多灰棕色。

在挑选甘草时，以身干、皮细而紧，外皮颜色微红棕色，横断面黄白色，质地坚硬，体重，粉性足者为佳。

Q：如果出现甘草中毒，应如何解救？

A：①立即停用甘草及其制剂。②水肿时，可酌情用利尿剂如双氢克尿噻，每日3次，25毫克/次；血钾低时，口服氯化钾1~2克，每日3次，必要时静脉滴注氯化钾，也可用八正散煎服。③血压过高时，服用降压剂，如利舍平0.25毫克/次，每日2~3次，并给服氯化钾。④肌无力者，应吃高蛋白饮食，适当补充钙和维生素D。⑤神经系统症状，可用维生素B_1、维生素B_6，加兰他敏。⑥发生过敏时，给抗组胺药物如氯苯那敏、异丙嗪等；如有过敏性休克，应立即皮下注射肾上腺素，补充血容量，静脉滴注氢化可的松或塞米松。具体情况请送医，遵医嘱。

Q：甘草有什么实用的小药方吗？

A：甘草的实用简方：

对应症	配方
腹泻	炙甘草10克，砂仁6克，生姜5克，水煎服
慢性咽炎	生甘草、胖大海各10克，泡水后代茶饮
肢体疼痛	炙甘草10克，芍药15克，水煎服
热嗽	甘草60克，猪胆汁浸5日，滴出炙香，捣为末，炼蜜和丸如绿豆大小，每日15丸，饭后用薄荷汤调服

Q：甘草通常与哪些药材配伍？功效如何？

A：甘草的常见配伍与功效如下：

配伍	功效
人参	补气生津、健脾养心，适用于气虚脾弱所致食少乏力、腹泻便溏等
白芍	敛阴养血、缓急止痛，适用于气血不和所致腹痛、筋脉挛急等
蒲公英	清热解毒，适用于疮痈肿毒，内服、外洗均有疗效
附子	补肾助阳，适用于阳气衰微、阴寒内盛，或大汗、大吐、大下后的虚脱等
生地黄	清热解毒、凉血，适用于心火移热小肠所致溲赤涩痛等
阿胶	益气滋阴、养血复脉，适用于心气不足等
桑叶	润肺止咳，适用于燥热伤肺所致干咳少痰
干姜	温肺化痰、止咳平喘，适用于寒邪犯肺所致咳嗽气喘等症
金银花	清热解毒、消肿散痈，适用于热毒疮痛

粥品

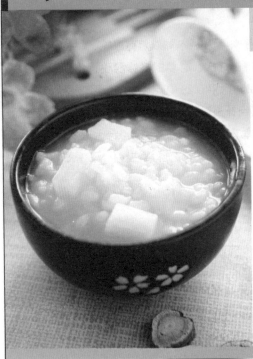

◎甘草淮山玉米粥◎

功效：补气养胃。

材料：鲜淮山 150 克，大米 100 克，玉米粒 50 克，甘草 10 克，冰糖适量。

做法：

❶ 甘草清洗干净，放入煮锅中，加适量水，小火煎煮 20 分钟，过网筛隔去药渣，留取药汁备用。

❷ 鲜淮山清洗干净，刮去外皮，切成小块；玉米粒洗净，放入榨汁机中搅打成玉米浆；大米淘洗干净，用清水浸泡 1 小时，过网筛沥干备用。

❸ 取一只砂锅，将大米和鲜淮山一并放入锅中，加足量水，大火煮沸后转小火熬煮 30 分钟，至淮山软糯，放入玉米浆继续熬煮成糊状。

❹ 放入步骤 1 的甘草汁和适量冰糖，继续煮 5 分钟即可。

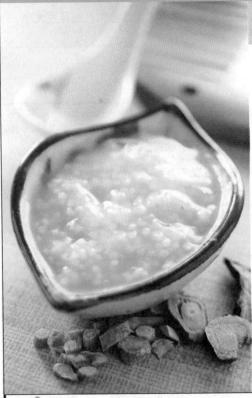

◎黄芪甘草小米粥◎

功效：补气和胃。

材料：小米 100 克，黄芪片、甘草片各 10 克，冰糖适量。

做法：

❶ 小米淘洗干净，用清水浸泡 30 分钟，捞出沥干水分；黄芪片、甘草片分别清洗干净。

❷ 取一只煮锅，将黄芪片、甘草片一并放入锅中，加入 2 大碗水，小火煎煮 20 分钟，过网筛滤去药渣，留取药汁备用。

❸ 取一只砂锅，将小米放入锅中，倒入步骤 2 中煎煮好的药汁，大火煮沸，转小火熬煮 30 分钟至粥黏稠时，依个人口味调入适量冰溶化，拌匀即可。

小贴士	优质的小米应具有以下特点：米粒大小匀称，颜色均匀，呈乳白色、黄色或金黄色，有光泽，很少有碎米，无虫，无杂质。

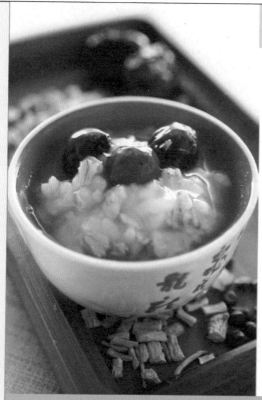

◎ 归脾麦片粥 ◎

功效：健脾养心，益气补血。

材料：麦片 60 克，党参、黄芪各 15 克，当归、枣仁、甘草各 10 克，丹参 12 克，桂枝 5 克，桂圆肉 20 克，大枣 5 枚。

做法：

❶ 党参、黄芪、当归、枣仁、甘草、丹参、桂枝分别清洗干净，放入清水中浸泡 1 小时，捞出沥干水分。

❷ 将步骤 1 中浸好的 7 种药材一并放入锅中，加入 3 大碗水，小火煎煮 30 分钟，过网筛滤去药渣，留取药汁备用。

❸ 桂圆肉、红枣分别清洗干净，红枣切开，取出枣核。

❹ 取一只砂锅，将麦片、桂圆肉、红枣一并放入锅中，加入步骤 2 的药汁，大火煮沸后转小火煮至麦片熟透、粥浓稠即可。

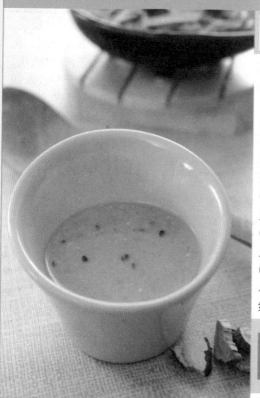

◎ 黑芝麻杏仁米粥 ◎

功效：润肠通便，降糖。

材料：黑芝麻 150 克，杏仁 100 克，大米 100 克，生甘草 5 克。

做法：

❶ 生甘草清洗干净，用温水略浸软后切成小段，放入锅中，加少量水，小火煎煮 10 分钟，过网筛滤去药渣，留取药汁备用。

❷ 黑芝麻、杏仁、大米分别淘洗干净，大米用清水浸泡 2 小时，过网筛沥干。

❸ 将黑芝麻、杏仁、大米和约 1 碗水一并放入搅拌机内搅成糊状。

❹ 取一只砂锅，将步骤 3 的米糊放入锅中，小火熬煮至微沸，倒入甘草药汁，搅匀，继续用小火熬煮 10 分钟即可。

小贴士
大米浸泡时间长一些更容易熬熟，在搅拌米糊的时候如果有较粗的颗粒，可以多搅拌两次，这样做出的米粥口感才会更黏糯、顺滑。

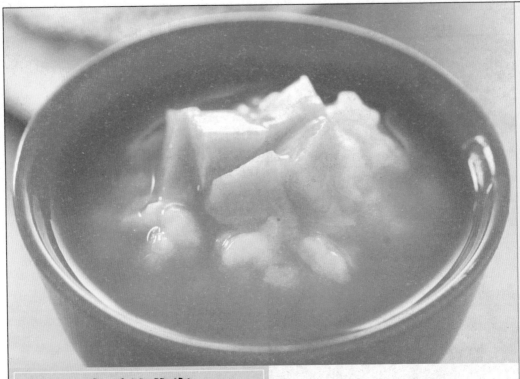

◎ 南瓜甘草粥 ◎

功效：润肺益气。

材料：糯米 50 克，南瓜 150 克，甘草 10 克，冰糖适量。

做法：

❶甘草清洗干净，用温水略微浸软后切小段，放入煮锅中，加入 2 碗水，小火煎煮 20 分钟，过细网筛滤去药渣，留取药汁备用。

❷糯米淘洗干净，用清水浸泡 2 小时，捞出沥干水分；南瓜洗净，去皮、去瓤，切大块。

❸取一只砂锅，将糯米和南瓜一并放入锅中，加适量水大火煮沸后转小火熬煮至黏稠成粥，放入甘草药汁、冰糖，续煮 5 分钟即可。

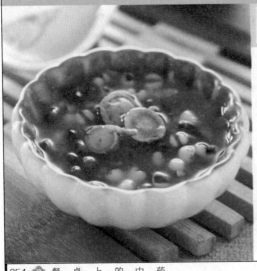

◎ 绿豆薏仁甘草粥 ◎

功效：清热利湿，祛斑美白。

材料：绿豆 50 克，薏仁 30 克，甘草片 5 克。

做法：

❶绿豆、薏仁、甘草片分别淘洗干净。

❷绿豆、薏仁分别用清水浸泡 30 分钟，过网筛沥干水分备用。

❸取一只砂锅，将绿豆放入锅中，加入足量水至砂锅 3/4 处，大火煮沸，放入薏仁，转小火炖煮 40 分钟。

❹待绿豆开花、薏仁熟软后，放入甘草片，继续用小火熬煮 15 分钟即可。

小菜

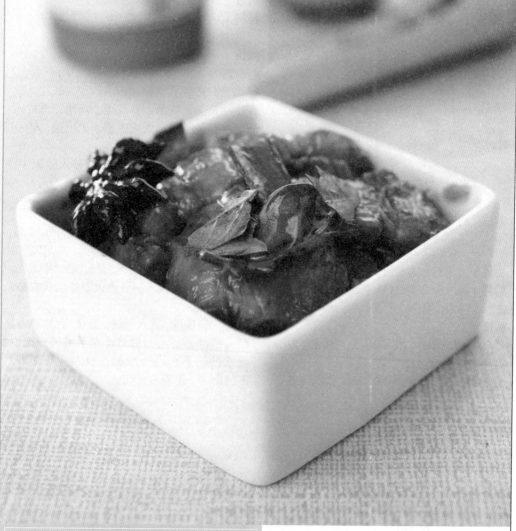

◎ 秘制甘草红烧肉 ◎

功效：补脾益气。

材料：带皮猪五花肉 400 克，甘草片 10 克，八角、肉桂各 1 块，香叶 2 片，生抽、老抽、蚝油、冰糖、酒、盐各适量。

做法：

❶ 五花肉洗净，放入锅中煮至半熟，捞出切块；甘草片、八角、肉桂、香叶分别擦干净。

❷ 净锅放入五花肉，中火翻炒至五花肉出油，盛出备用。

❸ 锅内留底油，放入八角、肉桂炒香，放入冰糖炒至溶化冒泡，下五花肉大火爆炒均匀上糖色。

❹ 倒入两大碗开水，放甘草片、香叶、生抽 2 勺、老抽 1 勺、蚝油 1 勺、酒适量，大火煮沸。

❺ 盖上锅盖，转小火焖煮 2 小时，转大火收汁，下盐调味即可。

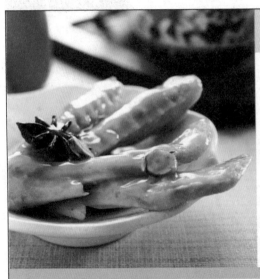

◎ 甘草罗汉果盐水鸭翅 ◎

功效：补中益气，清肺利咽。

材料：鸭翅 500 克，甘草 10 克，罗汉果半个，八角 1 个，生抽、盐各适量。

做法：

❶ 鸭翅放入沸水中焯至半熟，捞出沥干水分。

❷ 取一只砂锅，将鸭翅放入砂锅，放盐、少许生抽，加入甘草、罗汉果、八角，再放入适量水漫过鸭翅，大火煮沸，盖上盖，转小火炖煮 1 小时。

❸ 将煮好的鸭翅连同汤汁一并移入炒锅中，再次放少量盐，大火翻炒收汁即可。

◎ 甘草肝尖 ◎

功效：滋阴养血，补肝明目。

材料：猪肝 150 克，甘草片 12 克，葱、姜、蒜、生粉、料酒、高汤、酱油、盐、麻油各适量。

做法：

❶ 猪肝切成薄片，放入碗中，加料酒、生粉、盐拌匀腌制 20 分钟。

❷ 甘草片用开水浸泡 30 分钟，留药汁备用；葱、姜、蒜分别洗净，葱切段，姜、蒜切片。

❸ 烧热油锅，放入猪肝大火爆炒至八成熟，盛出，沥油。

❹ 锅内留底油，放入葱段、姜片、蒜片炒香，倒入酱油、高汤、甘草汁煮至沸腾，加少量水淀粉炒至汤汁浓稠，放入猪肝翻炒，下盐调匀，淋麻油即可。

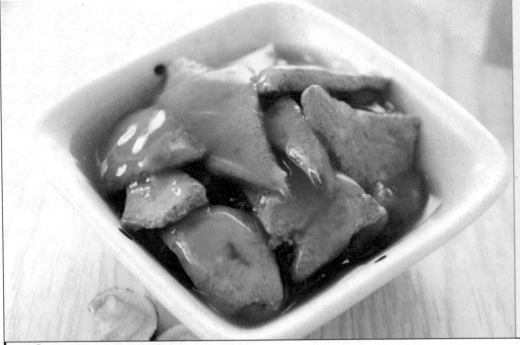

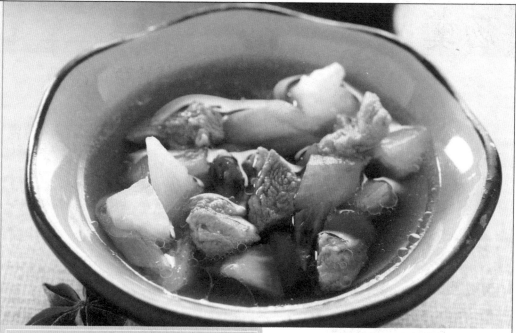

◎ 甘草焖羊腿 ◎

功效：补中益气。

材料：羊腿肉 500 克，白萝卜 150 克，胡萝卜 100 克，甘草片、枸杞各 10 克，八角、草果各 2 颗，肉桂、香叶、干辣椒、花椒、葱、姜、蒜、酒、老抽、盐各适量。

做法：

① 羊腿肉焯去血沫，捞出沥干。

② 白萝卜、胡萝卜分别洗净去皮，切块；葱、姜、蒜洗净拍裂；将甘草片、八角、草果、肉桂、香叶、花椒一并用纱布袋包好。

③ 烧热油锅，放葱、姜、蒜、干辣椒爆香，放入羊肉，加入酒、老抽翻炒片刻，注入开水，大火煮沸。

④ 将羊肉连汤倒入砂锅中，放纱布袋和枸杞，小火炖 2 小时，放入白萝卜、胡萝卜块，继续炖煮 30 分钟，下盐调味即可。

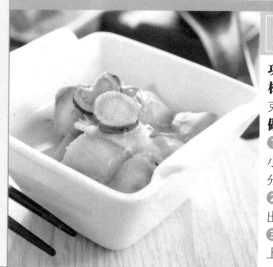

◎ 甘草大蒜烧茄子 ◎

功效：清热和血，消肿止痛。

材料：茄子 100 克，甘草片 6 克，大蒜 15 克，葱、姜、盐、上汤各适量。

做法：

① 茄子清洗干净，去蒂，切成 3 厘米见方的小块；大蒜洗净拍裂；甘草片洗净；葱、姜分别清洗干净，葱切段，姜切片。

② 烧热油锅，放入葱段、姜片、蒜瓣爆炒至出香味，放入茄子继续翻炒 3 分钟至熟软。

③ 锅中倒入上汤，放甘草片，大火煮沸，盖上盖，小火焖煮 20 分钟，适量盐，转大火收汁。

汤羹

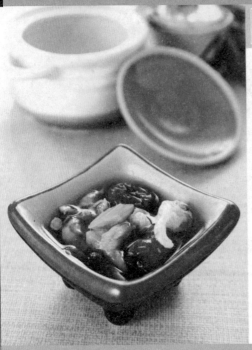

◎ 黄芪甘草鱼汤 ◎

功效：补气血，壮元阳。

材料：虱目鱼肚 200 克，芹菜 30 克，黄芪 15 克，白术 10 克，甘草、防风各 5 克，红枣 3 颗，盐、生粉各适量。

做法：

❶ 虱目鱼肚清洗干净，切成薄片，放入碗中，加少许生粉和盐拌匀腌制 20 分钟。

❷ 芹菜清洗干净，去除根和老叶，切成 3 厘米左右的小段；黄芪、白术、甘草、防风、红枣分别清洗干净，红枣切开，去除枣核。

❸ 取一只砂锅，放入适量水，大火煮沸，加入虱目鱼肚、黄芪、白术、甘草、防风、红枣，转小火炖煮 30 分钟。

❹ 待所有材料煮至熟透时，放入芹菜，加盐调味即可。

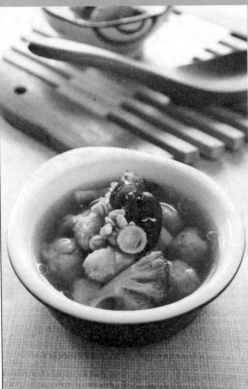

◎ 麦枣甘草肉丸汤 ◎

功效：益气养血，养心安神。

材料：猪瘦肉 250 克，西蓝花 150 克，甘草片、小麦各 15 克，红枣 10 颗，芝麻油、盐、料酒、生粉各适量。

做法：

❶ 猪瘦肉洗净，剁成肉末，放入碗中，加适量盐、料酒、生粉、芝麻香油调匀，顺同方向搅至上劲，用虎口挤成肉丸备用。

❷ 甘草片、红枣、西蓝花分别洗净，红枣去核，西蓝花分成小朵。

❸ 将甘草片、小麦放入锅中，加入适量水大火煮沸，转小火炖煮 20 分钟，放入红枣，盖上盖煮 20 分钟；开盖，逐个下入肉丸，转大火煮沸 10 分钟，放入西蓝花，续煮 5 分钟，下盐调味。

小贴士：如果西蓝花在种植的过程中喷洒过农药，则花球表面可能会有残留，清洗的时候可以把西蓝花放入盐水中浸泡几分钟，能尽量去除残留农药。

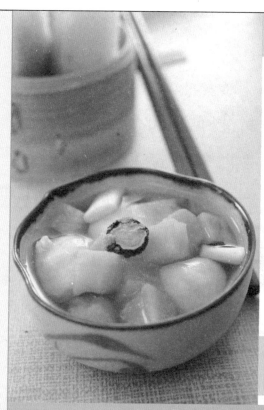

◎ 甘草鱼丸红薯汤 ◎

功效：清热解毒，止咳祛痰。

材料：鱼丸 200 克，红薯 100 克，甘草片 20 克，葱、姜、盐各适量。

做法：

❶ 红薯清洗干净，刮去外皮，切滚刀块；甘草片清洗干净；葱、姜分别清洗干净，葱切段，姜切片。

❷ 取一只砂锅，将红薯、甘草片和姜片一并放入锅中，一次性加入足量水至砂锅 3/4 处，大火煮沸，盖上盖，转小火炖煮 20 分钟。

❸ 待红薯块熟软时，往砂锅内放入鱼丸和葱段，转大火再次煮沸，再改为小火炖煮 15 分钟，依据个人口味放适量盐调味即可。

小贴士　鱼丸可以自制，即将鱼肉剁成泥，放入碗中加盐、葱姜汁、湿淀粉、蛋清搅打上劲，用虎口挤出丸子即可。

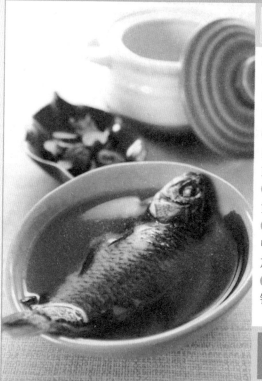

◎ 砂仁甘草鲫鱼汤 ◎

功效：健脾开胃，利湿止呕。

材料：鲫鱼 300 克，砂仁、甘草各 5 克，姜、料酒、粗盐各适量。

做法：

❶ 鲫鱼去鳞、鳃、内脏，洗净，沥干水分；姜洗净切片；砂仁、甘草分别清洗干净，烘干，放入料理机中研成细末。

❷ 烧热油锅，将鲫鱼放进锅内，炸至两面金黄，捞出沥干，用厨房纸吸去表面油分。

❸ 将砂仁末、甘草末与粗盐拌匀，塞入鱼腹中，用线缝合；将鱼放入炖盅内，放入姜片，加适量温开水漫过所有材料，盖上盖。

❹ 外锅内放适量水，大火煮沸，将炖盅放入锅内，转小火隔水炖 1 小时，挑去缝合线即可。

小贴士　粗盐是未经加工的天然盐结晶，购回后需要贮藏在干燥的地方，常食粗盐，可以补充人体所需的多种矿物质。

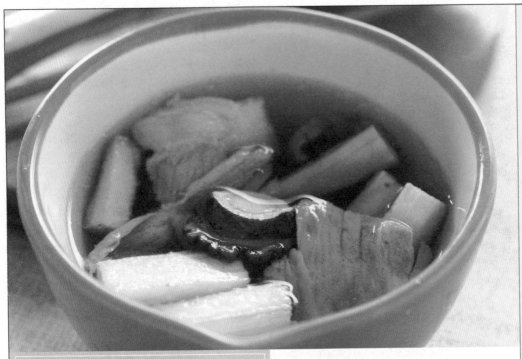

◎ 甘草丝瓜汤 ◎

功效：清热利湿。

材料：猪瘦肉200克，丝瓜150克，甘草片10克，上汤、盐各适量。

做法：

① 猪瘦肉清洗干净，放入沸水中焯去血污，捞出冲洗干净，沥干水分，切厚片。

② 丝瓜刮去外皮，清洗干净，切滚刀块；甘草片清洗干净。

③ 取一只砂锅，将猪肉片和甘草片一并放入锅中，加入适量上汤漫过所有材料，大火煮沸，盖上盖，转小火炖煮30分钟。

④ 至猪肉熟烂、汤色发白时，放入丝瓜，用小火继续炖煮15分钟，依个人口味放入适量盐调味即可。

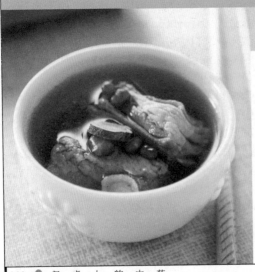

◎ 甘草绿豆炖排骨 ◎

功效：清热祛湿。

材料：猪排骨500克，绿豆150克，甘草片20克，姜、盐各适量。

做法：

① 猪排骨斩段，焯去血污，捞出沥干。

② 绿豆用清水中浸泡1小时，沥干；姜切片。

③ 取一只砂锅，一次性加入足量水，大火煮沸，放入猪排骨、姜片、甘草片，盖上盖，转小火炖煮1小时。至排骨熟软、汤色变白时，放入绿豆，继续用小火炖煮1小时至绿豆开花，依个人口味放适量盐调味即可。

茶饮糖水

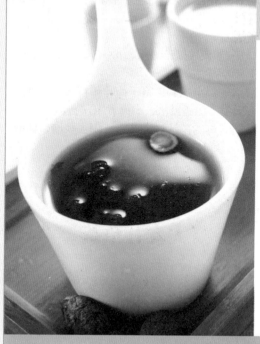

◎ 胖大海甘草茶 ◎

功效：清热润肺，止咳祛痰。

材料：甘草片5克，胖大海2粒，冰糖适量。

做法：

❶ 甘草片、胖大海分别用温水冲洗干净，沥干水分，备用。

❷ 取一只花茶壶，将甘草片和胖大海一并放入壶中，倒入适量开水冲泡，盖上壶盖。

❸ 闷泡10分钟，待胖大海完全泡发、茶汤变色的时候，依据个人口味放入适量冰糖，溶化调匀即可饮用。

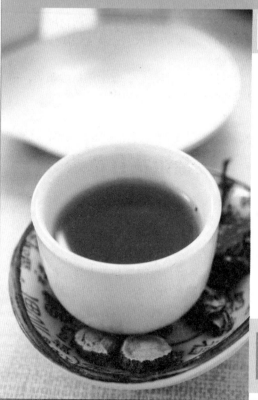

◎ 甘草薄荷冰糖饮 ◎

功效：清热消暑，缓解疲劳。

材料：干薄荷5克，甘草片3克，冰糖适量。

做法：

❶ 干薄荷、甘草片分别用温水冲洗干净，沥干水分备用。

❷ 取一只小煮锅，将干薄荷、甘草片一并放入锅中，加入约2碗清水，小火煮沸后，继续滚煮3分钟，依个人口味加入适量冰糖。

❸ 冰糖完全溶化后，过细网筛隔去药渣，滤出药茶到杯中，将杯子放入冰箱冷藏2小时即可饮用。

小贴士

薄荷除了泡茶、入药以外，还可以作为香料使用，平常炖煮牛羊肉时放入少许薄荷，可以使汤味更鲜甜，还能中和牛羊肉的热性。

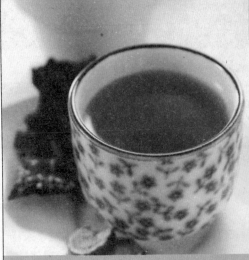

◎ 甘草荷叶饮 ◎

功效：清热降火，降脂减肥。

材料：干荷叶 5 克，甘草片 3 克。

做法：

❶ 干荷叶、甘草片分别清洗干净，沥干水分；干荷叶撕成碎块。

❷ 取一只小煮锅，将干荷叶和甘草片一并放入锅中，加适量水，小火煮 10 分钟。

❸ 将煮好的药汁过细网筛，隔去药渣，留取药茶，静置稍凉后即可饮用。

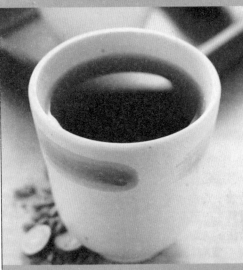

◎ 大麦甘草茶 ◎

功效：健脾益气。

材料：大麦 20 克，甘草片 3 克，冰糖适量。

做法：

❶ 将大麦和甘草片分别淘洗干净，沥干水分，放入纱布袋中，封口。

❷ 取一只煮锅，将步骤 1 中的药材纱布袋放入锅中，加入适量水，小火煮 10 分钟，放入冰糖。

❸ 待冰糖完全溶化后，取出药材纱布袋，待药茶放置至温凉即可饮用。

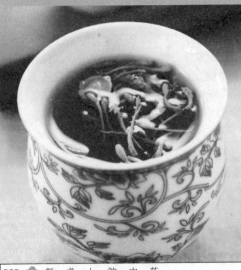

◎ 金银花甘草茶 ◎

功效：清热解毒，健脾化湿。

材料：甘草片、金银花各 6 克，冰糖适量。

做法：

❶ 甘草片、金银花分别清洗干净，放入清水中浸泡 5 分钟，过网筛沥干水分，备用。

❷ 取一只花茶壶，将甘草片和金银花一并放入茶壶中，加入沸水冲泡，盖上盖。

❸ 闷泡 10 分钟左右，放入冰糖，待冰糖完全溶化，调匀即可饮用。

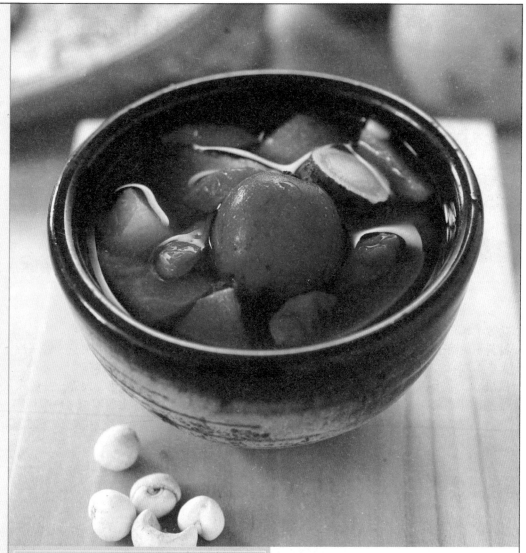

◎ 止咳糖水 ◎

功效：开胃清火，止咳化痰。

材料：雪梨 1 个，川贝母、甘草片、山楂、枸杞各 5 克，蜂蜜适量。

做法：

❶ 雪梨洗净，去蒂、去核，切成大块备用。

❷ 川贝母、甘草片、山楂、枸杞分别洗净、沥干；川贝母碾碎；山楂去核；枸杞、甘草片分别用清水浸泡 5 分钟，过网筛沥干水分。

❸ 将川贝母碎、枸杞、甘草片、山楂一并放入锅中，加适量水煮沸，转小火炖煮 10 分钟。

❹ 放入雪梨，用小火继续煮 5 分钟，离火稍凉后调入蜂蜜即可。

小贴士 脾胃虚寒、寒痰、湿痰者不宜单独服用川贝母。

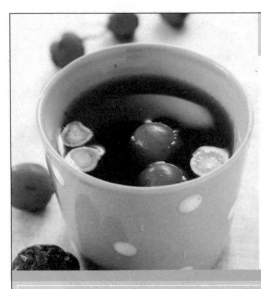

◎ 清凉夏日酸梅汤 ◎

功效： 清热解暑，祛痰止咳。

材料： 乌梅 30 克，山楂 20 克，甘草片 10 克，冰糖适量。

做法：

❶ 山楂切开，去核。

❷ 将乌梅、山楂、甘草片一并放入煮锅中，加适量水，大火煮沸后转小火炖煮 40 分钟。

❸ 离火调入冰糖，至冰溶化后，将乌梅和山楂捣碎。

❹ 将汤汁盛入容器密封，放入冰箱冷藏即可。

◎ 甘草明目茶 ◎

功效： 养肝明目，补血安神。

材料： 决明子、菊花各 3 克，甘草片 2 克，大枣 1 颗。

做法：

❶ 决明子、菊花、甘草片、大枣分别淘洗干净，沥干水分。

❷ 大枣切开，掏去枣核；决明子、甘草片放入清水中浸泡 5 分钟，过网筛沥干水分。

❸ 将决明子、甘草、菊花、大枣一并放入茶壶中，加沸水冲泡，上盖闷 15 分钟即可。

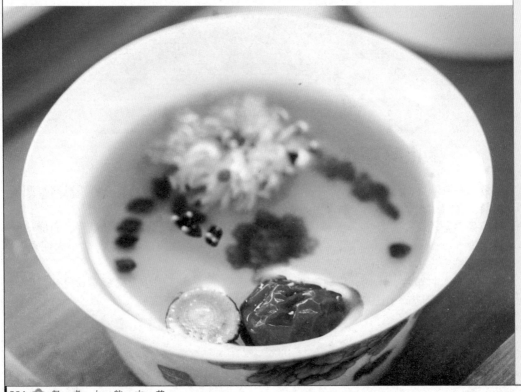

甜品小吃

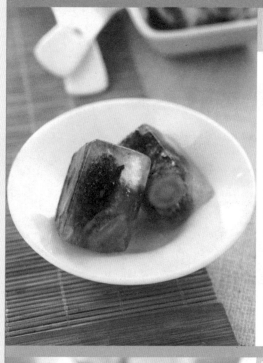

◎ 甘草乌梅冰 ◎

功效：清凉解暑，缓解疲劳。

材料：甘草片 50 克，乌梅 40 克，冰糖、蜂蜜各适量。

做法：

❶ 甘草片、乌梅分别淘洗干净，沥干水分备用。

❷ 取一只煮锅，将甘草片、乌梅放入锅中，加 1000 毫升水，大火煮沸后转小火煮 30 分钟，放入冰糖，至冰糖完全溶化后调匀盛出。

❸ 将煮好的甘草乌梅汤放凉，转入冰格中放入冰箱内冷冻 2 小时以上至完全成冰块。

❹ 食用时将冰格整个取出，可以将甘草乌梅冰直接作为夏日饮品的冰块使用，也可以单独打碎后淋蜂蜜食用。

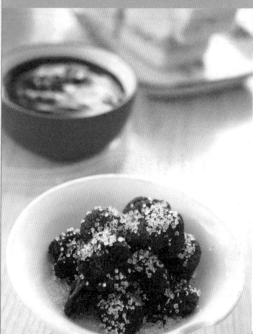

◎ 甘草杨梅干 ◎

功效：生津止渴，健脾开胃。

材料：新鲜杨梅 500 克，甘草片 10 克，白糖 100 克。

做法：

❶ 新鲜杨梅清洗干净、沥干水分；甘草片洗净，沥干水分，研成碎末；白糖分成两份。

❷ 将杨梅、甘草末、一份白糖放入锅中，加一碗水，小火熬炒至收干水分。

❸ 将炒好的杨梅放入盘中，置微波炉内，高火烤制 5 分钟，取出，表面撒余下白糖，拌匀装罐，密封即可。

小贴士

选购杨梅的时候，应以色泽鲜红、表面干燥、果肉软硬适中、肉粒凸起明显饱满的为佳。

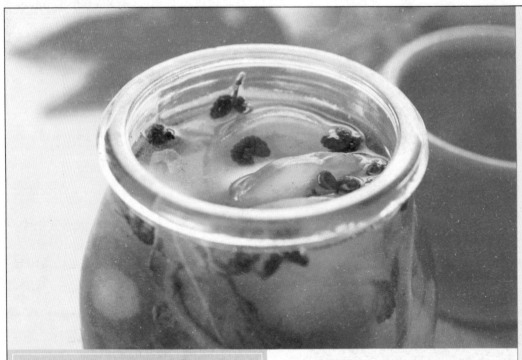

◎ 甘草橘皮泡樱桃萝卜 ◎

功效： 消食解暑，理气化痰。

材料： 樱桃萝卜 250 克，橘皮 50 克，甘草片 10 克，花椒 5 克，香叶 2 片，冰糖、盐各适量。

做法：

❶ 将樱桃萝卜洗净，去蒂、去根须，用蓑衣切法切制好，撒盐腌至变软，挤干水分，放入密封盒中。

❷ 橘皮用盐搓洗干净，切丝；甘草片洗净。

❸ 将橘皮、甘草片、香叶、花椒一并放入锅中，加适量水，大火煮沸后加入冰糖，转小火煮 20 分钟。

❹ 离火放凉后倒入盛有樱桃萝卜的密封盒密封，置于冰箱内冷藏 2 小时即可。

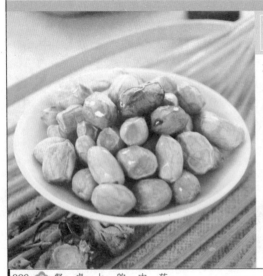

◎ 甘草薄荷花生 ◎

功效： 补脾益气。

材料： 新鲜花生 500 克，甘草片 20 克，干薄荷 10 克。

做法：

❶ 新鲜花生刷洗干净，沥干水分；甘草片、干薄荷分别用温水清洗干净，沥干水分。

❷ 取一只煮锅，一次性加入足量水约至煮锅过半处，放入花生、甘草片、干薄荷，大火煮沸后，盖上盖，转中火炖煮 1 小时。

❸ 至花生熟透时，用筷子将甘草、薄荷叶挑出弃去，捞出花生沥干即可。

食材档案

《本草纲目》记载："其药《本草》无名，因何首乌见藤夜交，便即采食有功，因以采人为名尔。汉武时，有马肝石能乌人发，故后人隐此名，亦曰马肝石。"

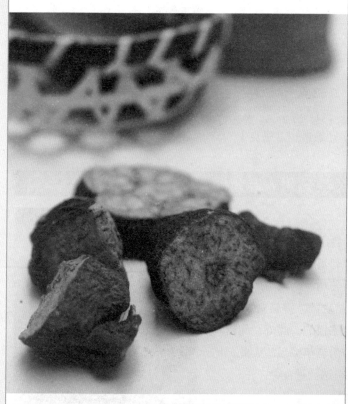

【别名】首乌，地精，赤敛，山翁，山首乌，马肝石等。

【科目】蓼科多年生缠绕藤本植物。

【药用部位】何首乌的干燥块根。

【性味归经】制首乌味苦、涩，性微温，无毒；归肝、肾经。生首乌味甘、苦、性平；归心、肝、大肠经。

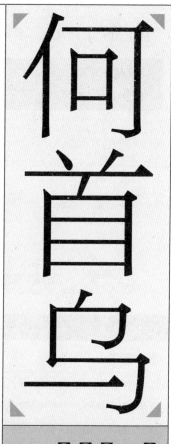

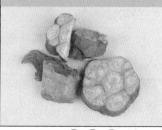

【中医功效与主治】

制首乌补精益血，乌发强筋，护肝补肾。主治肝肾不足，精血亏虚，头晕眼花，腰膝酸软，须发早白等症，常与补养精血药同服。生首乌解毒润肠，截疟消痈，用于疮疡、瘰疬、久疟体虚，气血两亏，肠燥便秘等。

【现代医学药理作用】

增强机体免疫力，延缓衰老，抗肝损伤，降血脂，抗动脉粥样硬化，抑菌等。

营养价值

何首乌嫩茎叶的营养成分	含量（每100克）	何首乌嫩茎叶的营养成分	含量（每100克）
◎水分	84.1克	◎粗蛋白	4.67克
◎粗脂肪	0.57克	◎膳食纤维	1.92克
◎灰分	1.75克	◎还原糖	0.54克
◎总糖	0.65克	◎碳水化合物	6.99克
◎总酸	0.53克	◎总黄酮	296毫克
◎叶绿素	203毫克（其中叶绿素a141毫克，叶绿素b62毫克）	◎单宁	42.96毫克

适用人群分析

◎中老年人

中老年人随着年龄增长，会出现抵抗力下降、器官衰退等现象，常服何首乌有利于对抗这些问题。何首乌能明显提高巨噬细胞的吞噬功能，以增加人体抵抗力，还可以提高中枢神经系统功能，提高机体活力，清除自由基，以达到延缓衰老的目的。此外，何首乌还可以有效对抗骨质疏松，防治老年痴呆。因此，何首乌是保健养生、益寿延年的首选药膳食材。

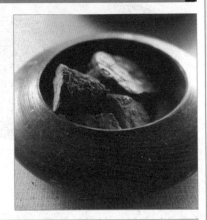

◎应考生

家中有应考生的，可以经常使用何首乌炖煮一些膳食供考生进补。何首乌中的何首乌多糖能明显提高学习记忆能力，降低脑内脂褐质含量，提高脑内抗氧化酶的活性。何首乌能修复脑神经的损伤，保护脑神经，不仅能提高记忆力，还能有效缓解脑疲劳。对于应考生来说，进补何首乌对缓解学习压力、改善睡眠质量、提高学习效率等也有帮助。

◎经常性便秘的人群

生何首乌具有润肠通便的作用。由于不合理的饮食、肠胃功能受损或年老导致便秘的人，可以经常食用何首乌及含有何首乌的药膳。何首乌中含有大黄酚，大黄酚可有效促进肠管运动，增强胃肠功能，从而达到通便的功效。需要注意的是，制何首乌由于成分发生改变，并不具备这一作用。

◎ "少白头" 人群

　　"少白头"是少年白发的俗称，指的是青少年头发过早变白。中医认为"少白头"是由于肾气虚弱、气血衰弱等导致的。经常进补何首乌，可以有效缓解和辅助治疗"少白头"的症状。何首乌含有蒽醌类物质，可以促进黑色素的形成，同时，何首乌所含的卵磷脂也具备加强黑色素形成的功效，这些都使何首乌具备了乌发养发的能力。制首乌由于使用了黑豆汁炮制，其乌发作用更强，建议"少白头"人群将制首乌作为食疗的首选药材。

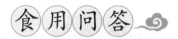

Q：何首乌有规格品种之分吗？如何选购？

A：现在市场所售何首乌多为统装。传统上以大小分级，200克以上的为一等品，称"首乌王"，又有二等品"提首乌"和三等品"统首乌"。

　　选购何首乌时，以个大，质坚实而重，里红褐外黑，断面淡黄棕色、云锦纹明显、粉性足，味道苦而干涩者为佳。

Q：白首乌与何首乌有何异同？

A：何首乌古时有赤、白之分，赤首乌即何首乌，来源于蓼科植物，白首乌则有多种植物来源，其中以萝摩科植物耳叶牛皮消的块根最为常见，又称为耳叶白首乌。

　　白首乌与何首乌功效相似，均有补益精血的功效，皆治疗精血亏虚、腰膝酸软、眩晕耳鸣等症。不同之处在于，白首乌性质平和，滋补之力较弱，适用于病情较轻者，且无截疟解毒、润肠通便的功效。何首乌生品可以截疟解毒、润肠通便，主治血虚萎黄乏力、头晕目眩、肝肾精亏之腰膝酸软、须发早白、遗精、崩漏等，制品又具滋补能力而不腻滞。

Q：何首乌如何食用？有什么实用简方吗？

A：何首乌通常可以单味或与其他药材一并煎饮，泡茶、泡酒，也可入馔、炖汤、煮粥等，或可与黑芝麻、核桃等一并磨粉调糊服食，有乌发强身的功效。

　　实用简方如下：

主治	配方
慢性肝炎	何首乌、广东刘寄奴各30克，水煎，分3次温服
慢性肾炎水肿	何首乌20克，猫须草30克，地桃花根15克，瘦肉60克，水煎1小时，饮汤食肉，5日为1疗程
腰膝酸软	何首乌12克，石斛、杜仲、牛膝各15克，水煎服，或炖猪脚食用
腰酸头昏、须发早白	何首乌、黄精、枸杞子各30克，泡酒常服
高脂血症	何首乌12克，绞股蓝、山楂各15克，水煎服，或代茶饮

Q：什么是制首乌？有何功效？

A：制首乌是使用生首乌制成的：取生首乌片或丁，用黑豆汁拌匀，置于容器内隔水炖至汁液被吸净；或用黑豆拌匀，闷透后，置木甑或蒸笼内蒸至棕黑色，取出干燥而成。

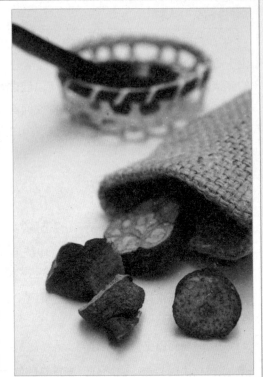

生首乌具有解毒、消痈、润肠通便的功效，多用于瘰疬疮痈、风疹瘙痒、肠燥便秘等症。

制首乌具有补肝肾、益精血、乌须发、强筋骨的功能，用于血虚萎黄、眩晕耳鸣、须发早白、腰膝酸软、肢体麻木、崩漏带下、久疟体虚等症。

Q：何首乌是否有毒副作用？什么人不适宜？

A：过量服用何首乌（尤其是生首乌）会出现不良反应，如腹泻、腹痛、肠鸣、恶心、呕吐，重者可见痉挛、抽搐、躁动、呼吸麻痹等，少数人会出现药物性皮疹、发炎。常规用量下短期服何首乌是安全的，因此，临床使用务必遵医嘱，一旦出现上述状况要及时就医。

有肝病史、大便溏泄或湿痰者慎服何首乌，其他严重疾病遵医嘱。

注意：何首乌忌用铁器煮食。

Q：何首乌通常与哪些药材配伍？功效如何？

A：何首乌常见药材配伍与功效如下：

配伍	保健功效
熟地黄	滋阴养血，适用于肝肾不足、血虚气衰及各种贫血
连翘	解毒散结，多用于瘰疬疮肿等
苦参	养血燥湿、祛风止痒，适用于风疹瘙痒
人参	补肝养血、益气健脾，适用于气血两虚诸症。
桑寄生	滋肾柔肝、益精养血，适用于肝肾亏损所致腰膝酸软、耳鸣耳聋、头晕眼花等
白蒺藜	益肾平肝、疏风散热，适用于肾虚肝郁所致的头疼、失眠等
怀牛膝	补肝益肾、益精养血、强身壮骨，适用于肝血不足所致头晕目眩、肢体麻木等

粥品

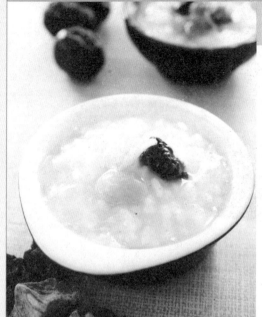

◎ 首乌百合粥 ◎

功效：健脾养胃。

材料：大米 100 克，干百合、何首乌、黄精各 20 克，白果 10 克，红枣 3 颗，糖适量。

做法：

❶ 大米淘洗干净，用清水浸泡 1 小时，过网筛沥干水分备用。

❷ 干百合、何首乌、黄精、白果、红枣分别清洗干净；干百合放入沸水中焯至断生；何首乌、黄精放入纱布袋中，封口；白果去壳、去衣、去心；红枣切开，去枣核。

❸ 取一只砂锅，将大米放入锅中，加入适量水，大火煮沸后放入百合、白果、红枣和步骤 2 的药材纱布袋，转小火熬煮 1 小时。

❹ 至大米开花、粥黏稠时，取出纱布袋，放糖调匀即可。

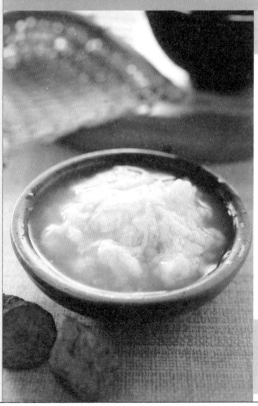

◎ 何首乌鸡蛋小米粥 ◎

功效：补气养血，乌发美容。

材料：小米 50 克，何首乌 30 克，鸡蛋 3 个，白糖适量。

做法：

❶ 何首乌清洗干净，用水略浸软后切片；小米淘洗干净，用清水浸泡 30 分钟，过网筛沥干备用。

❷ 将何首乌片放入锅中，加水煎煮 10 分钟，滤出药汁；再次加入水煎煮 10 分钟，滤出药汁，将两次煎煮的药汁均匀混合备用。

❸ 取一只砂锅，将粳米放入锅中，加入何首乌药汁，大火煮沸后，小火熬煮 30 分钟。

❹ 将鸡蛋打入粥内搅散，调匀后续煮片刻，加入白糖拌匀即可。

小贴士

儿童、孕妇、乳母和运动量大的人，对蛋白质的需求量高于常人，可以每天吃 1~2 个鸡蛋；正常的成年人、老年人，每天吃 1 个鸡蛋即可。

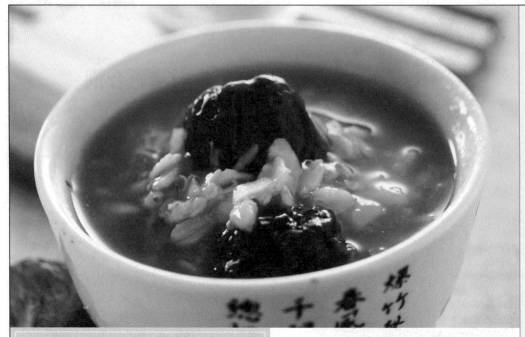

◎ 首乌麦片粥 ◎

功效：养血益肝，固精补肾。

材料：燕麦片 60 克，大米 30 克，何首乌 6 克，红枣 5 颗，红糖适量。

做法：

❶ 何首乌清洗干净，用温水略浸软后切片；红枣清洗干净，切开，取出枣核。

❷ 大米淘洗干净，用清水浸泡 30 分钟，沥干水分备用。

❸ 取一只煮锅，将何首乌片放入锅中，加适量水煎煮 20 分钟，过细网筛滤去药渣，留取药汁备用。

❹ 取砂锅，放入大米和适量水烧沸后小火煮成粥，将燕麦片和红枣一并放入粥中，加入步骤 2 中煎煮好的何首乌汁，大火煮沸，转小火熬煮 10 分钟。

❺ 待燕麦片完全熟软，放红糖调匀即可。

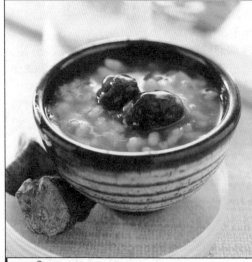

◎ 首乌桂圆大枣粥 ◎

功效：补气安神，乌发养颜。

材料：粳米 100 克，桂圆、大枣各 10 颗，何首乌 15 克，红糖适量。

做法：

❶ 大枣去核；粳米用清水浸泡 30 分钟，沥干。

❷ 将何首乌放入锅中，加 5 碗水大火煮沸，转小火炖煮 15 分钟，去渣留汁。

❸ 取一只砂锅，将粳米、桂圆和大枣一并放入锅中，加入何首乌汁大火煮沸，转小火熬煮 30 分钟至大米开花、粥黏稠时，放入红糖调匀即可。

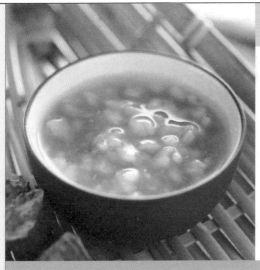

◎ 首乌粳米粥 ◎

功效：乌发强身。

材料：粳米 100 克，何首乌 50 克，红糖适量。

做法：

① 何首乌清洗干净，用温水略微浸软后切成薄片备用；粳米淘洗干净，用清水浸泡 1 小时，过网筛沥干水分。

② 煮锅内放何首乌片，加适量水煎煮 1 小时，过网筛滤去药渣，留取药汁备用。

③ 砂锅中放入粳米，加入步骤 2 煎煮好的何首乌汁，大火煮沸，转文火熬煮 30 分钟，至大米开花、粥黏稠时，下适量红糖调味即可。

◎ 芹菜首乌瘦肉粥 ◎

功效：平肝降脂，清热利湿。

材料：粳米 100 克，芹菜 150 克，猪瘦肉 50 克，何首乌 30 克，盐适量。

做法：

① 何首乌清洗干净，晾干或烘干，放入料理机中研成细末；芹菜洗净，去除根和老叶，切成粗末备用。

② 猪瘦肉清洗干净，沥干水分，剁成肉末；

粳米淘洗干净，用清水浸泡 1 小时，过网筛沥干。

③ 取一只砂锅，将粳米放入锅中，加适量水，大火煮沸，转小火熬煮 30 分钟。

④ 待大米开花、粥黏稠时，放入猪肉末、何首乌末、芹菜末继续熬煮 20 分钟，下盐调味即可。

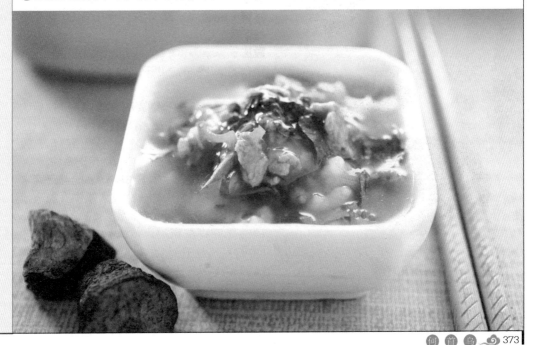

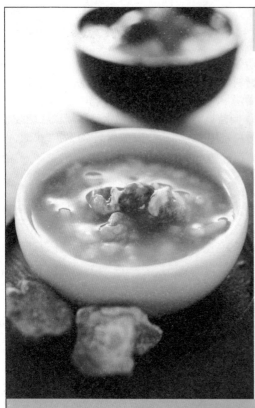

◎ 首乌核桃粥 ◎

功效：补血降脂，补肾乌发。

材料：粳米 100 克，核桃仁 50 克，何首乌 10 克，盐适量。

做法：

① 将何首乌清洗干净，用温水略微浸软后切片；核桃仁清洗干净，沥干水分，切成小块备用。

② 粳米淘洗干净，用清水浸泡 1 小时，捞出沥干水分。

③ 取一只煮锅，将首乌片放入锅中，加 5 碗水大火煮沸，转小火煎煮 15 分钟，过网筛滤去药渣，留取药汁备用。

④ 取一只砂锅，把粳米放入锅中，加入步骤 2 中煎煮好的何首乌药汁，大火煮沸，转小火熬煮 30 分钟。

⑤ 至粳米开花、粥黏稠时，放入核桃仁，继续用小火熬煮 10 分钟，下盐调味即可。

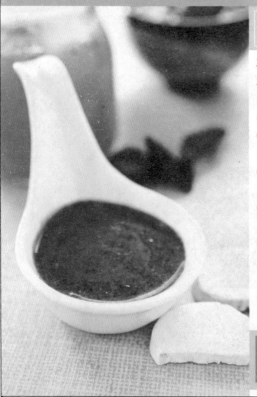

◎ 首乌黑芝麻糊 ◎

功效：补血乌发。

材料：制首乌、黑芝麻、淮山各 50 克，砂糖适量。

做法：

① 黑芝麻洗净，烘干，放入料理机中研成细末。

② 制首乌、淮山分别清洗干净，略浸软后切片，晒干或烘干，放入料理机中研成细末。

③ 取一只干净无水的炒锅，小火烧热后，放入黑芝麻粉末慢慢翻炒 5 分钟至出香味。

④ 取一只砂锅，将步骤 3 中炒好的黑芝麻末及制首乌末、淮山末一并放入锅中，加适量水搅匀，呈稀糊状，小火熬煮 15 分钟。

⑤ 待芝麻糊浓稠时，放入砂糖，搅拌均匀即可。

小贴士 在炒黑芝麻粉的过程中，如果会粘挂在炒锅内壁上，则说明还有水汽，需要继续翻炒，直到完全松散。

小菜

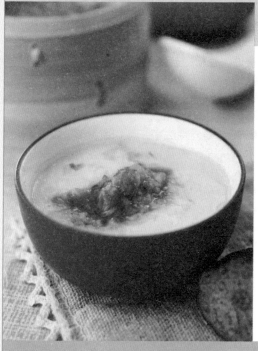

◎ 首乌炖蛋 ◎

功效：补气安神。

材料：鸡蛋2个，鸡肉150克，首乌15克，姜、盐、黄酒各适量。

做法：

❶ 首乌清洗干净，用温水略微浸软后切成细丝，用纱布袋包好备用；鸡肉洗净，沥干，剁成肉末；姜洗净，剁蓉；鸡蛋打入碗中，搅散成蛋液。

❷ 取一只煮锅，将步骤1中的首乌纱布袋放入锅中，加500毫升清水，文火煎煮1小时，取出纱布袋，留取药汁备用。

❸ 待步骤2的首乌药汁静置至温凉时候，与鸡肉末、姜末一并倒入蛋液中，加入盐、黄酒打匀。

❹ 蒸锅内放足量水，大火煮沸，将蛋液置于蒸架上，盖上盖，大火隔水炖5分钟即可。

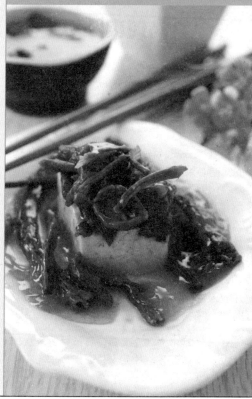

◎ 药膳冷豆腐 ◎

功效：补肝益肾。

材料：嫩豆腐250克，秋葵50克，纳豆30克，何首乌20克，白芝麻10克，西洋参5克，葱、姜、蒜、郫县豆瓣、酱油、糖、麻油、绍酒、盐各适量。

做法：

❶ 嫩豆腐、秋葵洗净，入沸水焯一下捞出，沥干；豆腐盛入盘中；秋葵切小段备用。

❷ 将何首乌、西洋参洗净，放入锅中，加适量水煎煮20分钟，隔渣取汁；葱、姜、蒜洗净切蓉；纳豆切碎。

❸ 油锅烧热，下纳豆碎、葱蓉、姜蓉、蒜蓉、郫县豆瓣炒香，放入绍酒、酱油、少量糖及步骤2的药汁煮沸，下盐调匀，淋麻油成酱汁。

❹ 将秋葵段摆放在豆腐上方，淋上酱汁即可。

| 小贴士 | 烹制秋葵忌用铁器、铜器，否则会使秋葵很快就氧化变色。 |

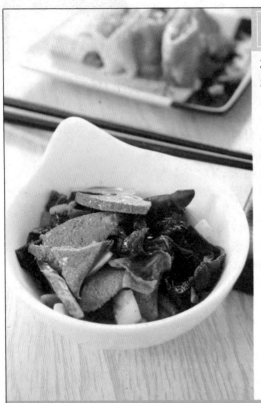

◎ 首乌肝片 ◎

功效：补肝益肾，养血祛风。

材料：猪肝 300 克，小白菜 50 克，水发木耳 25 克，何首乌片 15 克，姜、葱、蒜、酒、酱油、生粉、盐各适量。

做法：

❶ 猪肝洗净，切薄片，用生粉、盐、酱油、酒拌匀腌 20 分钟。

❷ 葱、姜、蒜洗净，葱切段，姜、蒜拍块；木耳洗净，去蒂，撕成小块；小白菜洗净，切大片。

❸ 何首乌片洗净，小火煎煮药汁三次，并把三次药汁混匀。

❹ 油锅烧热，下入猪肝翻炒至断生，盛出。

❺ 锅内留底油，放入葱、姜、蒜爆香，下木耳、小白菜翻炒片刻，倒入首乌药汁，加适量水淀粉熬炒至汤汁收浓，放入猪肝片拌匀，下盐调味即可。

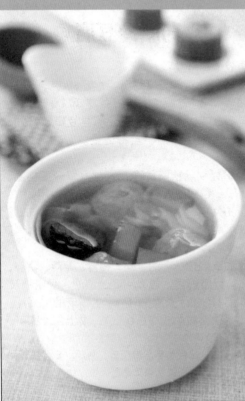

◎ 首乌炖肉圆 ◎

功效：补肝益肾。

材料：猪五花肉 300 克，洋葱、卷心菜各 100 克，胡萝卜 50 克，制首乌 12 克，葱、淀粉、酱油、盐各适量。

做法：

❶ 猪五花肉去皮，洗净，剁成肉末；洋葱、胡萝卜、卷心菜洗净，胡萝卜去皮，三种蔬菜均切大块，沥干；制首乌洗净沥干；葱洗净，剁蓉。

❷ 将猪肉末放入碗中，加入葱蓉、淀粉、酱油、盐顺一个方向搅打上劲，做成数个大肉圆。

❸ 烧热油锅，中火下肉圆，炸至表面金黄，捞出沥干。

❹ 将洋葱、卷心菜、胡萝卜、肉圆及何首乌一并放入锅中，加适量水，小火炖煮 40 分钟，至肉圆入味，下盐调匀，捞出摆盘即可。

小贴士 洋葱不宜过量食用，因为它易产生挥发性气体，过量食用会产生胀气和排气过多。

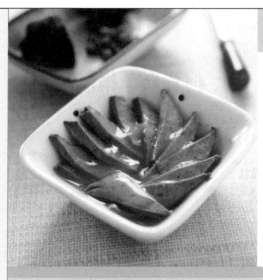

◎ 首乌盐水猪肝 ◎

功效：平补肝肾，益精乌发。

材料：猪肝 300 克，何首乌 15 克，八角 1 粒，花椒、盐各适量。

做法：

❶ 猪肝洗净，去白膜，放入沸水中焯透血污，切成大块，在表面划几道以便入味。

❷ 取一只砂锅，将猪肝、何首乌、花椒、八角一并放入锅中，加足量水漫过所有材料，大火煮沸后放入盐，转中火煮至猪肝完全熟透。

❸ 关火后将猪肝浸在汤汁内 2~3 小时，充分入味，捞出切薄片，淋上少量汤汁即可。

◎ 首乌鸡丁 ◎

功效：养血止眩，益气补虚。

材料：公鸡肉 300 克，何首乌 20 克，冬笋、青椒各 15 克，酱油、料酒、淀粉、盐各适量。

做法：

❶ 何首乌洗净，放入小锅中加适量水，煎煮 30 分钟，隔渣取汁备用。

❷ 公鸡肉洗净，去皮，切丁，放入碗中，加酱油、料酒、淀粉、少量盐腌 20 分钟；冬笋去皮，青椒去蒂、去子，洗净，切丁。

❸ 大火烧热油锅，下腌好的鸡丁稍炸至七成熟，捞出沥干。

❹ 锅内留底油，放入青椒丁、冬笋丁翻炒片刻，加入首乌汁，大火煮沸后加入鸡丁，转中火熬炒收汁，下盐调味即可。

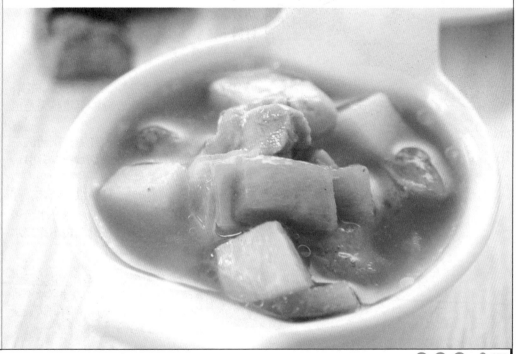

汤羹

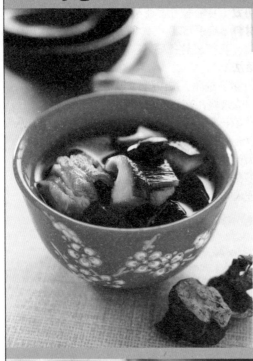

◎ 何首乌羊排汤 ◎

功效：温中益气。

材料：羊排 500 克，海带 100 克，黑豆 30 克，首乌 20 克，香菇 2 朵，姜、盐各适量。

做法：

❶ 羊排剔除边骨，斩成小段，放入沸水中充分焯去血污，捞出洗净，沥干水分。

❷ 黑豆淘洗干净，提前用清水浸泡 3 小时，过网筛沥干水分备用；香菇去蒂，清洗干净，表面切十字花刀；海带冲洗干净，切块；首乌洗净，用温水略微浸软后切片；姜洗净，切片。

❸ 取一只瓦煲，放入足量清水，大火煮沸，放入羊排、黑豆、海带、首乌、姜、香菇，上盖，转小火炖煮 3 小时。

❹ 至羊肉熟软、黑豆开花时，依个人口味放适量盐调味即可。

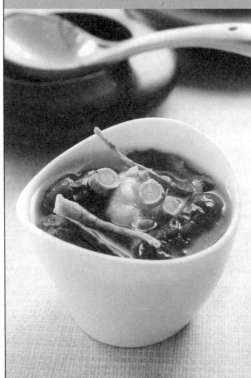

◎ 何首乌猪脑汤 ◎

功效：安神补脑，补血乌发。

材料：猪脑 2 个，何首乌 30 克，黄芪 10 克，红参须 3 克，红枣 4 颗，盐适量。

做法：

❶ 猪脑在清水中浸泡洗净，去除红筋和白膜，放入沸水中焯烫，滚煮 5 分钟至猪脑完全定型，取出沥干。

❷ 何首乌、黄芪、红参须、红枣分别清洗干净；红参须、何首乌略浸软后切片；红枣切开，去除枣核。

❸ 取一只炖盅，将猪脑、何首乌、黄芪、红参须、红枣一并放入炖盅，加适量开水，盖上盖，放入外锅内，大火煮沸后转小火隔水炖煮 1 小时，下盐调味即可。

小贴士 高胆固醇者及冠心病患者、高血压或动脉硬化所致的头晕头痛者不宜食用猪脑；另外，有性功能障碍的人应该忌食，男性最好少食。

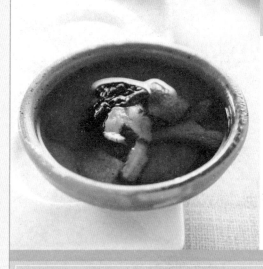

◎ 首乌肝片汤 ◎

功效：护肝补血。

材料：猪肝 150 克，何首乌 25 克，当归 10 克，盐适量。

做法：

① 猪肝切薄片，焯至半熟，捞出沥干。

② 何首乌、当归用温水略微浸软后切片备用。

③ 取一只瓦煲，将猪肝片、何首乌、当归一并放入瓦煲内，加入足量开水至瓦煲 3/4 处，大火煮沸，撇去浮沫。

④ 盖上盖，转小火炖煮 2 小时，依据个人口味下适量盐调味即可。

◎ 何首乌鲤鱼汤 ◎

功效：缓解疲劳。

材料：活鲤鱼一条（约 350 克），何首乌 10 克，生姜、盐各适量。

做法：

① 何首乌清洗干净，放入小锅中，加入适量水，文火煎煮 1 小时，过细网筛滤去药渣，留取药汁备用。

② 鲤鱼去鳞、鳃、内脏，清洗干净，沥干水分；生姜洗净，切片。

③ 烧热油锅，放入料理好的鲤鱼炸至两面金黄，捞出沥干，用厨房用纸吸去表面油分，备用。

④ 取一只瓦煲，将煎好的鲤鱼和生姜片一并放入煲内，倒入步骤 1 的何首乌药汁，再加入足量开水，大火煮沸，转小火煲 30 分钟，下盐调味即可。

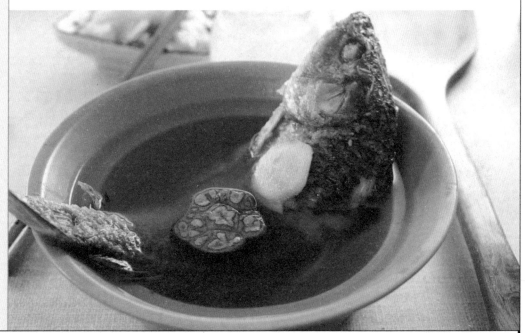

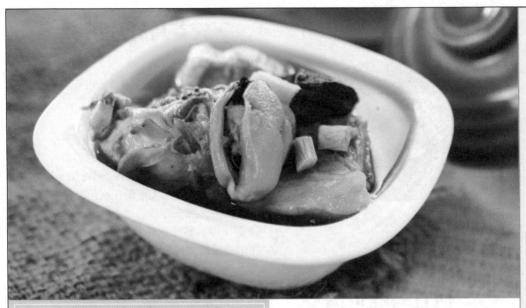

◎ 何首乌煲母鸡 ◎

功效：补气益虚，滋阴养血。

材料：老母鸡 1 只，猪瘦肉 100 克，何首乌 15 克，党参、淡菜各 5 克，姜、盐各适量。

做法：

❶ 老母鸡去除内脏、指甲，洗净后斩块，放入沸水中焯透血污，捞出沥干水分备用；猪瘦肉洗净，放入沸水中焯透血污，捞出切成大块。

❷ 何首乌、党参、淡菜分别清洗干净；姜洗净，拍块。

❸ 锅内放入适量水，大火煮沸后放入鸡肉、猪瘦肉、姜块，稍煮 5 分钟后放入何首乌、党参、淡菜，盖上盖，转小火炖煮 3 小时，下盐调味即可。

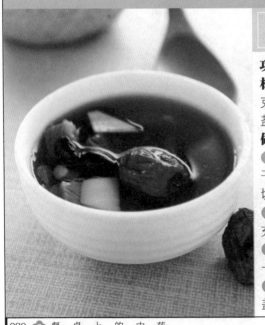

◎ 何首乌牛肉汤 ◎

功效：补气养血，乌发养身。

材料：牛腩 250 克，黑豆 150 克，竹笋 50 克，何首乌 25 克，桂圆肉、红枣各 10 颗，姜、盐各适量。

做法：

❶ 黑豆清洗干净，提前浸泡一夜，过网筛沥干水分备用；竹笋去壳洗净，切片；姜洗净，切片；何首乌、桂圆、红枣分别洗净，红枣去核。

❷ 牛腩肉清水洗净，切成小块，放入沸水中充分焯去血污，捞出冲洗干净，沥干。

❸ 取一只瓦煲，将牛肉、竹笋、姜片、黑豆一并放入瓦煲中，加入沸水，大火滚煮 10 分钟。

❹ 待汤色渐浓时，放入何首乌、桂圆肉、红枣，盖上盖，转小火炖煮 2 小时 30 分钟，下盐调味。

茶酒

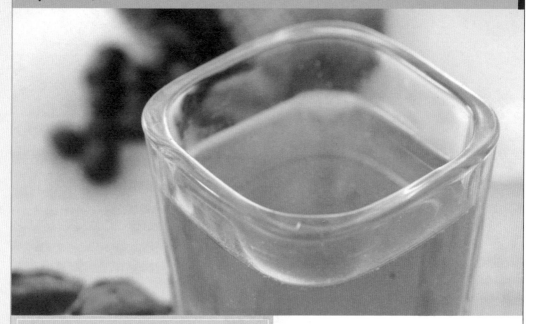

◎ 广西首乌酒 ◎

功效：补肝养肾，行气活血。

材料：金樱子肉、黑豆（炒）各 100 克，何首乌、红枣、黄精各 40 克，白酒 6000 毫升。

做法：

❶ 何首乌、红枣、黄精、金樱子肉分别清洗干净，晒干或烘干，切成碎块。

❷ 取干净无水的玻璃罐作为泡酒容器，将金樱子肉、何首乌、红枣、黄精、黑豆（炒）一并放入罐中，加入白酒，密封。

❸ 将密封好的泡酒罐置于阴凉干燥处，静置浸泡 30 日以上，用细网筛滤去药渣即可饮用。

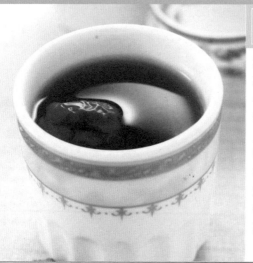

◎ 首乌红枣茶 ◎

功效：乌发美容。

材料：何首乌 50 克，红枣 10 颗。

做法：

❶ 何首乌、红枣分别清洗干净；何首乌用温水略微浸软后切片，红枣切开，去除枣核。

❷ 取一只煮锅，将何首乌和红枣一并放入锅中，加入 6 碗水，大火煮沸，后转小火煎煮 20 分钟。

❸ 至水煮至蒸发一半左右的时候，静置至稍凉即可饮用。